冠脉介入球囊与导引导丝的临床应用进展

刘 斌 主编　　霍 勇 主审

科学技术文献出版社
SCIENTIFIC AND TECHNICAL DOCUMENTATION PRESS
·北京·

图书在版编目（CIP）数据

冠脉介入球囊与导引导丝的临床应用进展 / 刘斌主编. —北京：科学技术文献出版社，2016.9（2022.3重印）

ISBN 978-7-5189-1826-3

Ⅰ.①冠… Ⅱ.①刘… Ⅲ.①冠心病—导管治疗 Ⅳ.① R541.405

中国版本图书馆 CIP 数据核字（2016）第 204049 号

冠脉介入球囊与导引导丝的临床应用进展

策划编辑：孔荣华 责任编辑：孔荣华 王云晶 责任校对：赵 瑷 责任出版：张志平

出 版 者	科学技术文献出版社	
地 址	北京市复兴路15号 邮编 100038	
编 务 部	(010) 58882938，58882087（传真）	
发 行 部	(010) 58882868，58882870（传真）	
邮 购 部	(010) 58882873	
官 方 网 址	www.stdp.com.cn	
发 行 者	科学技术文献出版社发行 全国各地新华书店经销	
印 刷 者	北京虎彩文化传播有限公司	
版 次	2016 年 9 月第 1 版 2022 年 3 月第 9 次印刷	
开 本	787×1092 1/16	
字 数	381千	
印 张	20	
书 号	ISBN 978-7-5189-1826-3	
定 价	88.00元	

编委会

作者简介

刘斌，主任医师，医学博士，博士生导师，现任吉林大学第二医院心血管中心主任。

兼任吉林省医学会心血管病学分会主任委员、吉林省医师协会心脏病介入医师分会主任委员、中国医师协会心血管内科分会常务委员、中华医学会心血管病学分会委员、中华医学会心电生理与起搏分会委员、国家心血管病专家委员会委员、中国生物工程学会心律分会委员、吉林省信息学会远程心电学分会主任委员、国家自然科学基金委评审专家、欧洲心脏病学会会员、APHA亚太心脏协会成员、亚太地区冠心病介入治疗专家组主席团成员。

迄今为止发表核心期刊论文100余篇，其中被SCI收录20余篇，主编著作7部，作为课题第一负责人承担国家自然科学基金3项，教育部博士点基金1项，吴阶平基金会项目3项，承担国家"十二五"子课题4项，承担省部级科研项目10余项，获省科学技术进步二等奖3项，省级科技成果奖5项，吉林大学医疗成果奖7项；获得研究专利8项。

序

XU

我国心脑血管疾病的发病率和病死率持续攀升，已成为危害人类健康的第一杀手。自 1977 年 Gruentzig 医生成功地完成了世界上第 1 例经皮腔内冠状动脉成形术（percutaneous transluminal coronary angioplasty，PTCA），冠状动脉粥样硬化性心脏病介入治疗已有 39 年的历史。从第 1 例 PTCA 到第 1 例支架植入，再到药物洗脱支架的应用，伴随介入新技术、新器械的推广应用，国内诊疗水平已与国外的诊疗水平发展基本同步，越来越多的患者从中获益。更为重要的是，手术的质量也在不断提高，如果以治疗的病变类型以及手术的成功率和并发症发生率来评价，这些指标与国外的差距已微乎其微。

选择正确的病例、合适的手术器械以及术者熟练的操作技巧是保证经皮冠状动脉介入治疗手术成功的三大关键因素。心脏介入医生对器械性能、特点及适用范围的熟悉情况越来越重要。目前，随着心脏病介入治疗的普及，从事心脏病介入治疗的医疗工作者不断增加，越来越多的介入医生缺乏对介入治疗器械性能的了解及掌握。

冠脉介入球囊导管与导引导丝是冠状动脉介入治疗最为重要的手术器械之一。临床上应用的球囊导管及导丝种类繁多，不同的球囊导管和导丝具有不同的结构特点及性能，对于其结构及性能的熟练掌握，是提高手术成功率的关键。目前临床上关于冠状动脉粥样硬化性心脏病介入治疗领域的书籍中，尚缺乏全面深入介绍球囊导管及导引导丝的书籍。

本书组织国内多年从事冠状动脉粥样硬化性心脏病介入治疗，且具有丰富临床经验的专家学者，结合国内外相关领域的最新研究进展撰写而成，较为全面地介绍了冠状动脉粥样硬化性心脏病介入球囊导管和导引导丝的结构特点、性能、规范操作方法及具体技巧要领、不同临床特征患者和特殊病变类型的介入治疗球囊导管和导引导丝选择策略等，部分内容结合实例，一方面帮助读者更好地理解和掌握书中的内容，另一方面又有助于解决临床工作中的具体问题。

全书分为上下篇，球囊导管篇、导引导丝篇。本书内容系统、全面，理论和实践相结合，可供从事心脏病介入治疗的医生参考阅读。本书可作为从事冠心病介入治疗但尚缺乏临床经验的医生的实用教材，对未从事该领域诊疗工作的医生也将是一本更新知识、拓宽视野的参考读物。

参编专家为此书的问世付出了极大辛劳，他们旁征博引、字斟句酌，方使该书内容翔实，图文并茂，极富可读性，愿此书能使读者获益，既可成为冠心病介入治疗中临床实践的参考书，又可成为规范并普及介入治疗技术的有力帮手。

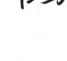

前言
QIANYAN

冠状动脉的介入治疗是心血管疾病诊疗技术发展中的里程碑。从最初的单纯经皮腔内冠状动脉成形术（percutaneous transluminal coronary angioplasty，PTCA）发展至裸支架、药物涂层支架、可降解支架，手术成功率越来越高，再狭窄率越来越低，使更多的患者从这种治疗手段的发展中获益。随着介入心脏病学的发展，心脏病介入治疗新技术及新器械日新月异。而在心脏病介入治疗的器械中，球囊导管及导引导丝的作用极为重要，合适的球囊导管及导引导丝常常成为手术成败的关键。球囊导管及导引导丝从问世到现在发展极为迅速，从单纯的预扩张球囊，发展至高压球囊、切割球囊、OTW 球囊等，球囊的各项性能逐渐提升，可满足更多复杂的病变需要。对于导引导丝，从最初单一的导引导丝，发展至不同结构特点、不同亲水涂层、不同头端硬度的各种类型的导丝，使攻克各种类型的病变（如分叉病变、慢性闭塞病变）成为现实。

在临床实践中我们发现，目前临床上球囊导管及导引导丝种类繁多，性能各异。很多从事冠状动脉粥样硬化性心脏病介入治疗的医生对于球囊导管及导引导丝的选择应用，更多地是依靠习惯或经验，对于不同球囊导管及导引导丝结构和性能的差异缺乏了解。在复杂疑难冠状动脉病变介入治疗中，除术者熟练的操作技巧外，如何选择合适的球囊导管和导引导丝是提高手术成功率、降低并发症发生率的关键。目前关于专门介绍球囊导管和导引导丝的专业书籍较少，临床医生查阅或了解球囊导管及导引导丝的结构、参数及性能等相关内容比较困难。

基于上述原因，我们邀请了国内从事冠心病介入治疗、具有丰富临床经验的专家学者编写了此书。本书详尽地讲解了球囊导管及导引导丝的相关内容，包含球囊导管及导引导丝的结构、参数、性能、不同特点、操作技巧、不同临床特征患者和特殊病变类型的介入治疗球囊导管和导引导丝选择策略、研究进展等，并有许多国内知名专家的临床应用经验。

　　本书的问世得到了众多专家学者的鼎力相助，在此谨向他们表示衷心的感谢。尽管在编撰中力求精益求精，但由于所涉内容浩繁且多为新知，亦由于参编专家较多且综合背景不一，故很难在内容取舍和章节结构的严谨性上、在文字叙述和写作风格等方面做到和谐统一，致书中定存多方遗憾，敬请读者不吝赐教，多予斧正。

　　希望此书对于从事冠状动脉粥样硬化性心脏病介入治疗的医生，尤其是进阶者有所帮助，谢谢！

刘斌

目 录
CONTENTS

下篇　导引导丝篇

上 篇

球囊导管篇

第一章 冠脉介入球囊导管的进展

第一节 冠脉介入球囊导管

事实上，任何发明创造都是为了满足实际工作的需要，近五年来，冠脉介入球囊导管的进展程度不大，其主要原因是目前应用于临床的球囊导管的性能基本上满足了冠状动脉介入治疗的需要。尽管如此，球囊导管在跟踪性、推送性、灵活性、顺应性等方面依然有提高的空间，但是，上述各种性能之间往往不可兼顾，互相制约，寻找各种性能的最佳平衡点，也是将来球囊导管研究的方向。另外，针对特殊的冠状动脉病变设计生产的球囊导管也有所进展。球囊的进步主要表现为制造球囊导管材料和性能的改进、结构和形状的改进。

一、球囊导管材料和性能的改进

用于制造球囊导管的有机高分子材料多达数十种，可以用于人体的医学材料需要满足以下几个条件：①物理稳定性：具有耐高温或射线等消毒需要；②化学稳定性：抗氧化和耐腐蚀、与血液接触不发生化学变化；③抗凝特性：无促凝作用；④安全性：无致癌及致过敏反应的性质。符合以上条件的材料为热塑性聚合物，如聚氨酯、聚四氟乙烯、聚乙烯、聚丙烯、聚对苯二甲酸乙二醇酯、尼龙等。新的球囊材料主要是上述材料的共聚物或共混物，共聚物多为刚性链段和柔性链段共聚而成，通过调节刚性链段和柔性链段的比例来调节材料的强度和柔软度，而共混物则是具有相容性的两种聚合物的简单混合，以此调节球囊的性能，在强度和柔软度之间寻找平衡。

1. 小直径球囊导管

近年来随着经皮冠状动脉介入治疗（percutaneous coronary intervention, PCI）适应证的扩展，慢性闭塞病变（chronic coronary total occlusions, CTO）PCI比例逐渐升高，要求球囊直径越来越小。极小直径（1.25mm或1.0mm）的球囊可以成功穿透CTO病变完成手术。还有专门为CTO病变设计的既细又短的球囊（1.25×6mm Sprinter球囊）。直

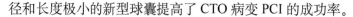

径和长度极小的新型球囊提高了 CTO 病变 PCI 的成功率。

2. 超高压球囊导管

有些冠状动脉病变在造影下的钙化并不明显，但是支架植入后发现支架膨胀不良，通常应用的高压球囊、"buddy"导丝技术、刻痕和切割球囊等常规技术都无法充分扩张支架。这种病变如果强行提高扩张压力，会有冠状动脉穿孔，且球囊爆裂的风险。应用新型的非顺应性超高压力球囊 [the OPN NC® High-Pressure PTCA Balloon（SIS Medical AG；Winterthur，Switzerland）] 处理这类病变则成功率和安全性大大提高。José F. Díaz 及其同事应用这种超高压球囊处理了 8 例其他非顺应性球囊扩张失败的病变，成功率达到 75%，没有明显的并发症。OPN NC® 球囊的设计为双层结构，可以耐受 40atm 的超高压力。通常非顺应性球囊的爆破压为 24atm 左右，而 OPN NC® 球囊爆破压高达 40atm，可见用于制造这种球囊的材料具有优异的抗高压性能。极高爆破压的非顺应性球囊可以安全地扩张普通高压球囊无法充分扩张的冠脉病变。

3. 细推送杆球囊导管

如今，经桡动脉途径已成为绝大多数 PCI 的入路，由于桡动脉直径的限制只能应用 6F 以下的导引导管。在处理复杂病变时，对球囊导管的推送杆的外径要求是越小越好，以兼容 6F 以下的导引导管。Medtronic 公司生产的 Sprinter 系列和 Neich 公司生产的 Sapphire 系列的球囊都可以满足在 6F 导引导管中同时应用两个球囊的要求。在不影响球囊回抽速度的前提下，球囊整体外径的减小使手术过程更为安全、顺利、微创。

随着化工材料学领域的研究进展，将来一定会有各种性能更加优良的高分子材料用于制造球囊导管。

二、球囊导管结构和形状的改进

近年来，关于球囊导管的结构和形状改进及其临床应用的报道较少，仅见 AngioSculpt 球囊导管、带侧孔球囊导管、斜坡螺旋的抗打结球囊导管、方便涂药的"磨砂"球囊导管、软尖球囊导管和变径球囊导管等。这些球囊有些已经应用于临床，有些仅取得了专利还未广泛应用，其效果亟待验证。

1. AngioSculpt 球囊导管

对斑块具有切割作用的球囊有切割球囊和双导丝球囊。AngioSculpt 球囊是在上述球囊基础上的改进产品，它属于半顺应性球囊，三条镍钛合金丝包绕球囊表面形成一个笼子（图 1-1）。笼子的金属丝在球囊表面产生轴向力量切割冠状动脉斑块，使管腔扩大。球囊扩张时螺旋形的金属丝滑动和旋转，线性切割斑块，在斑块表面产生划痕。AngioSculpt 球囊可以在低压力下有效扩张病变并且不产生球囊滑动。球囊回吸后，笼子回缩变为原来紧缩的形状。AngioSculpt 球囊的刀片长度是双导丝球囊的 2 倍，是切割球囊的 1.5 倍。这种球囊直径范围为 2.5～3.5mm，长度规格有三种：16mm、18mm 和 20mm，可以与 0.014 指引导丝和 6F 导引导管兼容。

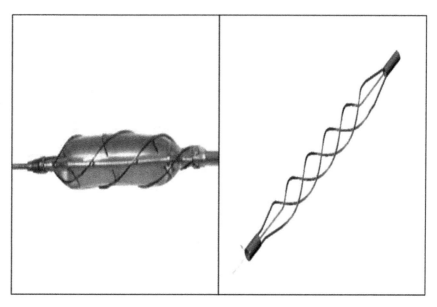

图 1-1　AngioSculpt 球囊

2. 带侧孔球囊导管

部分冠状动脉病变不能耐受长时间的球囊扩张，如左主干或右冠开口病变。应用球囊处理冠状动脉穿孔时则需要长时间封堵冠状动脉，如果应用普通球囊处理则可能造成心肌梗死，甚至更严重的并发症。针对上述的临床需要发明了灌注球囊。近年来又发明了一种带侧孔的冠状动脉球囊扩张导管，球囊导管侧壁上设置有若干个侧孔，在球囊封堵相应冠状动脉时，球囊近端的动脉血可经导管侧壁上的许多小孔流入导管内，经导管流到球囊的远端。这样，冠状动脉狭窄处远端所支配的心肌缺血会完全或很大限度上缓解。从而减少室性心律失常，如室速、室颤的发生，同时减轻甚至消除患者的心肌缺血症状。带侧孔的球囊可以使不能耐受长时间缺血患者的 PCI 过程更为安全、顺利。

3. 抗打结球囊导管

现有球囊的导丝出口附近都有柔软段，推送力往往因为柔软段的存在而有所下降，并且在强力推送时产生打结或扭曲。最近公开了一种实用新型球囊扩张导管的专利，这种新型球囊导管包括依次连通的近端管段、远端管段以及可扩张球囊。近端管段的末端设置于所述远端管段之中，近端管段位于远端管段中的部分，包括位于末端的斜坡部分以及与斜坡部分相邻的螺旋部分；斜坡部分向其末端渐细，螺旋部分设有贯穿管壁的螺旋状通槽，螺旋状通槽的螺距沿着靠近所述斜坡部分的方向递减。因此，导丝通道的出口附近的远端管段可以由斜坡部分支撑，螺旋部分的螺距逐渐减小，导管的硬度逐渐变化，有效避免了导管在使用中的打结或弯曲，使推送力可以较为顺畅地传递。

4."磨砂"球囊导管

近年来药物洗脱球囊华丽转身，重新进入心血管临床医生的视野。现有球囊的表面多为光滑设计，目的是提高其通过狭窄血管段的能力，然而，如果要求球囊携带更高剂量抗再狭窄的治疗药物，光滑的球囊表面则变成劣势。何桂福发明了一种药物球囊导管的制备方法。该方法采用紫外激光磨削球囊外表面，使球囊外表面形成具有凹凸的非平面结构；所述非平面结构之间形成的间隙构成药物的贮藏层；所述紫外激光的波长范围为 10 ~ 400nm；所述药物球囊导管的球囊壁厚度为 15 ~ 25μm，非平面结构的厚度为 8 ~ 12μm。该方法制备的药物球囊导管由于球囊外壁表面具有凹凸的非平面结构，类似磨砂玻璃。此类球囊对药物吸附贮存能力得到根本性的改善，一是吸附药物的量得到极大地增加，二是球囊吸附好药物在血管中通过到达病变部位的过程中，能够尽可能地保持吸附在球囊外壁的药物不会被血管中的血液冲洗损失，能够有效地通过球囊输送到病变部位，起到有效的治疗作用。该药物球囊导管不仅可应用于冠心病，也可适用于其他器官组织血管狭窄的疾病，如下肢动脉狭窄和闭塞。

此外，还有通过其他原理，如涂布抗增殖剂、免疫抑制剂、抗血管生成剂、消炎剂、杀真菌剂和（或）抗血栓形成剂和运输介体或运输介体混合物而设计的球囊导管。

5.软尖球囊导管

普通球囊在通过极度迂曲的冠状动脉血管时可能对病变近段的血管壁产生损伤，造成夹层甚至穿孔。应用非顺应球囊后扩张支架时，部分病例可能因为球囊的尖端卡在支架近端的金属梁上而出现支架纵向压缩的现象。为克服硬尖端球囊的上述缺陷而设计出一种设置软质包覆尖端的球囊扩张导管。其球囊导管尖端上披覆较球囊材料软的尖端包覆层，由球囊远端延伸形成导管尖端，内腔材质较硬，因此硬度较高的尖端内层加上内层亲水涂层可以有效地减少导丝抱死现象，外层披覆较球囊材料软的尖端包覆层，球囊在血管中推进过程中，尖端在接触血管壁时对血管壁的损伤减少到最小，不会对患者的心血管造成再次损害，保证手术顺畅进行，可以减少上述现象发生。

6.变径球囊导管

随着球囊应用范围不断扩展，对其性能及结构的要求越来越高，不同的应用目的对球囊的分类也越来越细。目前新结构的球囊热点之一即变径球囊，变径球囊分为台阶球囊和锥度球囊，是指球囊的工作段有不同直径，一个球囊可能有两种甚至三种不同的直径。台阶球囊最初是针对分叉病变而设计的，采用变径球囊设计，减少对吻扩张处两个球囊重叠的直径，减少重叠部分过度扩张、损伤主支血管壁，减少术后再狭窄。锥度球囊是指球囊工作段是一个圆锥体而不是圆柱体，主要是针对超长球囊和支架设计，可以减少血管远段过度扩张、近段扩张不足。

三、球囊导管改进的展望

1. 预设分叉球囊导管

针对冠状动脉分叉病变的角度与长度预设分叉球囊的角度和长度，使其更加符合血管解剖，最大限度地减少正常血管节段的损伤。更为理想的是符合这种设计理念的药物洗脱球囊，应用这种球囊处理分叉病变，既能完全扩张病变血管节段，使药物作用完全，又能避免损伤正常血管节段。

2. 微孔注射球囊导管

随着基础及临床研究的进展，越来越多的生物制剂应用于血管疾病的治疗，如新型药物、抗体、信息链抑制剂、基因片段等。如果将这些制剂局部应用于靶血管节段，微孔注射球囊导管是一种理想的工具。

3. 新型药物洗脱球囊

研发新型抑制血管介入治疗后再狭窄的试验不断地进行着，如果这些试验取得成功，新型的药物洗脱球囊必将伴随其而诞生。

哈尔滨医科大学附属第四医院 李学奇

第二节 冠脉介入球囊

自世界上首例经皮冠状动脉介入治疗（percutaneous coronary intervention，PCI）以来，各种新型介入治疗器械层出不穷。球囊是 PCI 治疗的必备器械，从早期的固定导丝球囊，发展到球囊沿导丝推进系统、快速交换系统及单轨系统，以及近年来新问世的切割球囊、双导丝球囊及药物涂层球囊、灌注球囊，推动了 PCI 的发展。

一、球囊的常用分类

根据球囊材料特点可分为顺应性、半顺应性及非顺应性球囊；根据其设计特点可分为普通球囊、切割球囊、双导丝球囊、药物涂层球囊等。

二、球囊的结构

目前临床上比较常用球囊导管整体交换系统、快速交换系统结构。
整体交换系统结构分为三部分：导管尖端、球囊、推送杆；快速交换系统除上述三大部分外，还包括球囊与推送杆的连接段。

三、球囊性能的评价

评价球囊导管整体性能，主要包括以下参数：球囊导管通过外径、灵活性、跟踪性、推送性及顺应性。下面将以快速交换球囊为例分别介绍各部分结构改进是如何影响球囊整体性能的。

1. 球囊尖端

（1）尖端通过外径：取决于外形由直头→圆弧→锥形的改进和材料。长软头利于引导球囊通过扭曲血管，短硬头利于通过严重狭窄病变。

（2）尖端与球囊的连接方式的改进：由高性能胶水粘接→热焊接→激光焊接的改进，直接改善了球囊力的传导及通过性。

2. 球囊

（1）球囊材料决定其柔软性、回卷性及通过病变的性能。球囊材料有尼龙、特殊的聚乙烯，厚度超薄且低顺应性、耐高压。低顺应性可防止球囊两端过度膨胀造成血管撕裂，但低顺应材料塑型较差，因此目前多采用尼龙材质的半顺应性球囊，以往的高顺应性球囊已几乎淘汰，非顺应性球囊主要用于输送支架的球囊。

（2）折叠方式：三翼折叠易于回卷，方便扩张后撤回，对血管内膜损伤小，如 Maverick、Adante 球囊，另有低折叠方式可降低球囊的通过外径，如 Crosssail 球囊。

（3）标记方式：中央标记球囊（多在 2.0mm 以下）易于通过严重狭窄病变，但不利于测量病变长度；双标记球囊较常用（多在 2.5mm 以上）。标记嵌入技术改善球囊的通过外径。

（4）球囊肩角度：使球囊与尖端平滑过渡，防止"台阶"现象，利于球囊通过。

（5）球囊与中心杆的连接技术与材料决定其通过扭曲血管的能力。

（6）球囊形态：为了减少球囊两端扩张时撕裂的发生，使球囊中间大两端小（如中间为 3.0mm，两端为 2.0mm）形成梭形，如 CVD 球囊。

（7）球囊表面涂层物质：主要是亲水膜层，使球囊的通过能力增强，但支架球囊为防止支架脱落均未加亲水涂层。

3. 连接段

该部分体现球囊的推送性、灵活性、同轴性、抗折能力、导丝腔与球囊腔关系：向心分布（同轴性好）、并列分布。

（1）连接段组成：早期单纯高分子材料（易折曲），加入中心导丝增加支持力。

（2）抗折性能改善，如 Viva 球囊无中心导丝支持，而 Adantek、Maverick 球囊有中心导丝。

（3）导引导丝出口端与推送杆的关系：决定其推送力及推送方向的同轴性。

4. 推送杆

材料分为外壳高分子材料中心钢丝加强及钢管推送杆两大类，前者推送力差，但因外带亲水涂层而摩擦力小；后者推送力强但易折断且摩擦力大，目前两种推送杆并存。

5. 球囊材料、顺应性

球囊顺应性定义为充气时每个大气压球囊直径的变化，是球囊拉伸能力的一个指标。主要分为顺应性、半顺应性、非顺应性球囊。顺应性球囊有很大的延展性，随着充盈压力的增加，直径增加的倾向最大，因其扩张时遇较硬病变，会出现"狗骨头"现象，即扩张时球囊中部没有充分扩张，而两侧过度膨胀可致血管损伤，临床上已较少应用。半顺应性球囊直径的增加趋势降低，其通过性及跟踪性较好，球囊外径小且柔软，多用于单纯球囊扩张和病变处支架植入前的预扩张处理，并可辅助测量病变的长度、直径和病变的形态。非顺应性球囊随着充盈压力的增加而直径增加的倾向最小，具有较高的爆破压，扩张病变时无"狗骨头"现象，主要用于支架植入后的后扩张和钙化较重病变的预处理。

6. 扩张压

需要获得标签标识的充气球囊直径所需要的压力，一般 3～10atm，扩张压定义为99%的球囊均不会破裂的压力。爆破压是产品标签上一个重要的内容，为术者提供一个安全的充气压力范围。

三、球囊的分类

整体交换球囊（OTW 球囊）系列：OTW 系统目前主要用于慢性完全闭塞病变或需要交换导丝的情形下或室间隔化学消融及经中心腔测压或取血。目前常用的 OTW 球囊有 Boston 的 Maverick/Ranger 及 Cordis 的 Ninja。

快速交换球囊：快速交换球囊占有绝大市场份额。与 OTW 球囊对比，快速交换球囊有更小的外形，更适合于一个术者操作。缺点是跟踪性较差。目前常用的快速交换球囊有 Boston 的 Maverick，ACS 的 Crossail，Cordis 的 Aqua T3，Medtronic 的 Sprinter 等。

固定导丝系列："ballon on a wire"系列，这些装置不允许导丝和球囊单独运动。尽管固定导丝装置在所有球囊导管中的外形总是最小，明显的限制是不能更换球囊或导丝。如行激光、旋切及支架术，还需要另外一根导丝，因此目前已不再使用。

1. 切割球囊

（1）切割球囊的构造及特点：切割球囊是一种特殊球囊，它将微切割手术与球囊扩张机制完美地结合在一起。其球囊表面有 3～4 枚、高度为 0.2～0.33mm 的刀片，刀片纵行镶嵌在非顺应性球囊壁上。球囊开始扩张时，球囊未完全打开，这时刀片逐渐露出于球囊表面，切割球囊上的刀片预先沿血管纵轴方向辐射状切开纤维帽、弹力纤维和平滑肌，形成一个扩开的几何模型，使球囊成型完全扩张时，球囊扩张充盈压力降低，降低血管弹性回缩程度，减少严重撕裂的发生，从而减少单纯球囊经皮冠状动脉腔内血管成形术时所致的血管损伤，降低再狭窄的发生率。Tsuchikane 等通过血管内超声证实切割球囊通过扩张使斑块压缩来实现管腔扩大的目的，而非血管的被动扩张，证明了切割球囊较普通球囊减少了对血管中层与内膜的损伤。

切割球囊的低压扩张减轻血管弹性回缩，血管内膜损伤较轻，使其在处理冠状动脉开口病变时较普通球囊有较高的成功率，且降低了急性心血管事件发生率及再狭窄率。

（2）支架内再狭窄中的应用：处理支架内再狭窄时，切割球囊扩张时易在支架内固定，不像普通球囊易滑动，减少了对正常血管壁的损伤。

（3）小血管病变的应用：小血管病变大多比较复杂，多表现为硬斑块，需高压扩张，常常导致冠状动脉撕裂，发生血管急性闭塞。应用切割球囊治疗小血管病变时，应用低压扩张可取得良好的效果。由于刀片的切割作用，减少血管内、中膜的无序撕裂。这些均可增加手术的安全性，降低再狭窄率。Ergene 等的研究表明，在对直径 < 3.0mm 的小血管介入治疗中，切割球囊组较普通球囊组具有更低的内膜撕裂发生率、半年再狭窄发生率和 9 个月临床事件发生率。

（4）器械的选择：选择切割球囊时，切割球囊大小与血管直径比应为 1.1∶1。由于切割球囊的外形轮廓较大，因此应选择支撑力较好的导引导管及导丝，以方便到达病变部位并防止血管损伤。由于其结构上的特点，切割球囊在钙化病变及高度屈曲病变的处理上，操作难度较大，因此应注意根据病变特点来选择应用。

2. 双导丝球囊

（1）双导丝球囊的构造及特点：双导丝球囊是一种新型的球囊导管，其球囊外径与普通球囊类似，囊外表面有一条与球囊平行的固有钢丝，在球囊末端有一个长 12mm、供导引钢丝走行的内腔，导引钢丝与球囊表面的固有钢丝位于球囊两侧呈 180°，低压扩张时，两条钢丝向两侧推移、挤压，对腔内粥样硬化斑块或新生内膜增生组织产生较大的纵向挤压力，使扩张后的内膜较为规则。这款球囊同时具备了切割球囊和普通球囊的优点，即在规则切开斑块组织、对内膜的损伤较小的同时，球囊的设计使其具有良好的柔顺性及通过性：固定在球囊外侧的 0.011″ 导丝有效协助球囊通过成角病变；标准 0.014″ 导引导丝协助球囊到达目标病变。扩张病变时，双导丝球囊的 0.011″ 固有导丝和标准导丝在小压力的状态下联合使用，明显促进斑块断裂，同时又保证球囊在扩张时不移位。这样的特点使其适用于 ISR、分叉病变、钙化病变、小血管病变、弥漫性病变、开口病变及预扩张。

（2）支架内再狭窄的应用：在应用于 ISR 时，其可使支架内增生内膜组织更易挤压入支架网眼之间，冠状动脉损伤程度轻，可能在预防冠状动脉介入并发症及支架内再狭窄中发挥一定作用。

（3）分叉病变的应用：在处理分叉病变时，双导丝球囊对边支斑块局部塑性能力较好，减少了斑块的移位及回缩，有效避免了边支血管受累；球囊外导丝对斑块局部产生高压，减轻了普通球囊高压力扩张时对斑块的全面压迫；同时双导丝球囊扩张压力低，减少边支夹层的发生率，但尽量避免在边支植入支架。

3. 灌注球囊

在球囊远端、近端有多个测孔，球囊充气后血液仍可通过测孔进入远端，常用于冠状动脉穿孔等并发症中。

4. 药物涂层球囊

药物涂层球囊是近年来出现的新型球囊，即将控制细胞增殖的紫杉醇和雷帕霉素等涂层药物置于球囊的皱褶中，当球囊扩张后，药物可从球囊上快速转运到血管壁上。涂层药物在送入冠状动脉循环系统扩张前仅丢失 6%，扩张后大约 80% 的药物快速从球囊传递至血管壁。Scheller 等在药物涂层球囊预防支架内再狭窄的研究中证明紫杉醇药物涂层球囊与血管壁接触 1 分钟即可显著降低支架内再狭窄率。

目前广泛应用的药物涂层支架通过涂层的紫杉醇和雷帕霉素等药物抑制血管炎性反应及内皮细胞增殖，从而降低支架内再狭窄发生率。但支架骨骼处与骨骼相交处药物释放的不均衡性、药物耗竭后载体聚合物对血管壁的刺激使支架内再狭窄率增加。药物涂层球囊由于无金属骨架，避免了药物释放的不均衡性，使特定血管壁区域药物均匀分布，同时可保存血管原有的解剖形态，在处理小血管病变和分叉病变时避免对血流模式的影响；在处理支架内狭窄时避免了双层支架减小血管管腔。药物涂层球囊无多聚物载体，可减少慢性炎症反应和晚期血栓形成。

吉林市中心医院　李双斌

第二章　球囊导管的设计及结构

1977年，人类第一次使用球囊扩张出现狭窄的血管，开创了介入心脏病学的新纪元。1986年，第一枚金属支架应用于人体，支架时代开始，支架内再狭窄的问题也随之而来，同时刺激了生物医学工程技术的改进和发展，药物涂层球囊应运而生。

药物涂层球囊的设计理念是将抗血管内膜增生的药物涂置于球囊表面，当球囊到达病变血管壁并被撑开扩张，与血管壁内膜接触时，通过撕裂血管内膜并加压快速释放转移药物到局部血管壁内，药物在局部起到抗血管内膜增生的作用，从而预防血管介入术后再狭窄。

其实，早在1991年，即有学者提出应用药物涂层球囊来预防球囊扩张术后再狭窄问题。但由于释放方法学及药物等原因，前期研究的效果不稳定，故该技术一直徘徊不前，使用的药物也仅限于抗凝药物及抗血小板药。几年前，由于生物医学领域的可扩张球囊、冠状动脉内支架技术的进步及抗血管内膜增生药物的成功应用，才使球囊局部药物释放技术重见曙光，在动物实验生物学、生物医学工程学、临床研究等诸多方面齐头并进，甚至有可望成为近年热门的药物涂层支架（drug eluting stents，DES）的替代技术。

DES的金属网仅仅覆盖支架段血管壁约15%的面积，该区域药物浓度较高，而其余85%未被支架金属网覆盖的区域药物浓度较低。因此，必须有多聚物涂层来控制药物的缓慢释放。而多聚物涂层诱发炎症，延迟血管内皮化，增加晚期血栓及心血管事件。Scheller等的实验结果显示紫杉醇洗脱球囊与血管壁接触1分钟，血管壁中紫杉醇的浓度即可达到抗细胞增殖的浓度，新生内膜面积减少63%，在显著降低再狭窄发生率的同时使支架内皮化保持完整，并未发生支架内血栓。据此，Ulrich Speck和Bruno Scheller等提出了药物球囊设计新理念：短时间释放药物，快速吸收，长时间保有。药物涂层球囊的出现正是基于两个理论：①脂溶性的紫杉醇或西罗莫司能迅速被血管组织摄取，抗增殖药物的持续释放对抑制再狭窄的炎性反应进程来说并非必要；②药物短期暴露即可明显阻断早期的增生启动因子。

药物球囊，不是简单地将药物涂在球囊上释放的问题，而是在导管药物种类、涂层技术、释放技术等多方面具有不同于常规球囊技术的特点，在生物学技术方法学、药物代谢动力学方面都具有其特殊性，药物涂层球囊技术的关键是以单剂量的抗组织增生药物涂置在球囊表面，在球囊扩张极短时间内快速均一足量转移释放入血管壁而发挥长时间生物活性，从而起到抑制血管内膜增生的作用。虽然目前药物涂层球囊种类繁多，但其设计原理基本类似，即球囊+涂层+抗增殖药物。球囊作为抗增殖药物的载体，与普通球囊相比，需具备以下特点：球囊导管要求具有在膨胀时更理想的与血管壁良好接触性能和利于释放药物；要求在导管传递过程中球囊膨胀时抗增殖药物丢失量最少，生物利用度最大。最初多采用多孔球囊或双球囊进行药物释放，但目前上市的药物涂层球囊均采用了普通球囊作为药物的载体。

如何避免球囊表面的药物被快速冲洗掉，并使之能够被局部血管壁有效摄取是药物球囊的关键所在。药物涂层作为球囊表面的被衣，需具备以下技术要求：①涂层厚薄均匀一致；②整个涂层表面所含药物浓度均匀；③对比药物或药物载体浓度在合适范围内；④球囊膨胀时涂层要能够被裂解为微囊以下大小的离子。为了达到这些要求，制作工艺上要使用到多聚物技术、囊泡技术、涂层表面修饰的蚀刻技术等现代生物医学工程技术。

目前涂层结构的设计方法主要有两种：无基质涂层技术和采用基质涂层的方法。无基质涂层的药物涂层球囊主要有 3 种：Dior、Elutax 和 Genie。Dior 球囊是将硫酸二甲酯处理后的紫杉醇微晶覆盖于球囊表面的纤微孔内，含量为 $3\mu g/mm^2$。球囊折叠后可防止表面的药物在手术操作过程中被冲洗掉。球囊扩张后局部组织内的药物浓度可达到 $0.3\sim0.5\mu mol/L$（单次用药的有效剂量）。以命名压扩张球囊，充气时间 $45\sim60$ 秒，在此期间 $30\%\sim45\%$ 的紫杉醇释放到血管壁上。

采用基质涂层（均不含有聚合物"polymer"）的药物涂层球囊有两种：SeQuent Please 和 IN.PACT.Falcon。SeQuent Please 采用了 Paccocath 技术，该涂层（紫杉醇含量 $3\mu g/mm^2$）为紫杉醇和碘普罗胺的一种分散相，碘普罗胺作为一种隔离物使涂层变得疏松多孔，同时也使紫杉醇变为生物可利用，碘普罗胺的亲水特性和紫杉醇的亲脂特性使药物可以从球囊表面释放并快速进入血管壁。扩张球囊仅需 30 秒，基质涂层即可黏附在血管壁上。单次释放紫杉醇后 24 小时，血管壁内紫杉醇的浓度即降至最低值，但对细胞增殖的抑制作用可持续 $2\sim4$ 周。Scheller 等观察了紫杉醇药物涂层球囊对猪冠状动脉置入 BMS 后再狭窄的防治效果。球囊充气扩张前紫杉醇丢失仅为总量的 6%，球囊充气扩张过程中（1 分钟）约 80% 的紫杉醇从球囊表面迅速转移到血管壁，紫杉醇药物球囊组支架内再狭窄减少 63%。药物球囊既没有增加局部炎症，也没有影响血管内皮化。

药物涂层球囊与 DES 一样，均为以导管为基础的局部药物输送装置，通过携带抗增殖药物抑制内膜增生。但与 DES 相比，药物涂层球囊携带的药物在球囊膨胀瞬间（通常不超过 30 秒）便迅速释放并弥散至血管壁组织，不存在缓慢洗脱过程，避免了局部血管壁长时间暴露在抗增殖药物的作用下，致使血管内皮化延迟；此外，无论是使用碘普罗胺作为载体的 SeQuent Please 球囊系统，还是应用无载体技术的 Dior 球囊系统，均不会引起血管局部的过敏性炎症反应。

抗增生药物的特性要求：①涂层表面被覆的抗血管内膜增生的药物，其化学结构特点是要求亲脂性大于亲水性，以便促进与血管壁吸附接触并传递到管壁，起到较长期的抗增生作用；②没有局部毒性或体循环毒性，而又能抑制局部内膜增生所致再狭窄；③理化结构和特性易于均匀与载体混合分散在球囊表面，最小的操作损失（打包消毒运送操作过程中）；④药物生物效应能够长期维持其浓度在药物代谢动力学毫克分子级别水平仍然有效。

在药物涂层球囊诞生之初，之所以选择紫杉醇而没有选择雷帕霉素，是因为紫杉醇在单次接触后，血管壁对其的摄取及生物利用度明显高于雷帕霉素。2004 年，Schelle 等开始设想将球囊作为紫杉醇的载体，并成功地进行了动物实验。他们将造影剂与药物混合后，均匀涂抹于普通球囊上。造影剂增加了紫杉醇药物的溶解度，也使药物更容易释放进入血管壁细胞。结果显示：5 周以后，均没有发生急性或亚急性支架内血栓；在 PCI 术前及术后，通过心电图血压等检测也没有发现重大意义的心血管相关事件发生；该实验结果表明，将球囊作为药物载体可在短时间内有效地释放药物，并且不同的药物浓度似乎会影响药物球囊的作用。鉴于以上发现，Cremers 等又进行了一项动物实验，目的在于揭示药物球囊的抑制内膜增生作用与药物浓度的关系。实验结果显示：在浓度为 $3\mu g/mm^2$ 时，可有效抑制冠状动脉内膜增生，但此作用并没有随着药物浓度的进一步增大而增加，该实验提示 $3\mu g/mm^2$ 或许是最佳的药物浓度，这也是目前药物球囊紫杉醇药物浓度选择 $3\mu g/mm^2$ 的原因。

药物涂层球囊是基于均一药物释放和无聚合物的全新理念而设计的新器械，可减少或避免 DES 引起的支架内血栓，减少抗血小板药物的使用时间及其出血风险。而且对于不适于或不能够植入支架的支架内再狭窄病变、分叉病变、小血管病变和严重弯曲钙化病变等提供了新的选择，弥补 DES 的不足。但药物涂层球囊技术尚不完善，如其不能对抗血管壁的弹性回缩、不能解决血管撕裂夹层及由此带来的急性血栓，尚不明确药物涂层球囊是否会像 DES 一样引起冠脉动脉瘤形成或冠状动脉扩张、是否会引起类似 DES 的边缘效应。球囊涂层技术的安全性也需要整体充分评估，但药物涂层球囊初步临床试验的结果令人振奋。球囊设计结构的改进，有可能对冠状动脉粥样硬化性心脏病介入治疗的理念和效果产生重大影响，我们拭目以待。

吉林大学第二医院　王智慧

第三章 球囊导管的分类与特性

第一节 不同球囊导管的特点

冠状动脉介入治疗（以下简称冠脉介入治疗）开展以来，冠脉介入治疗相关的技术和设备得到了不断的提高和发展，球囊导管在经皮腔内冠状动脉成形术（percutaneous transluminal coronary angloplasty，PTCA）治疗过程中起到了至关重要的作用。随着血管内超声、光学相干断层成像等技术的发展，对冠状动脉粥样硬化病变有了更确切的认识，然而，根据冠状动脉病变特点的不同，在冠脉介入治疗过程中需选择不同特点的球囊导管。球囊导管性能主要包括顺应性、推送力、跟踪性、灵活性和回收性等，针对这些特性及不同病变的需要，球囊导管在不断地革新，并出现了一些特定功能的球囊导管。

目前，根据球囊导管的设计特点可分为快速交换球囊、整体交换球囊（OTW 球囊）、头端固定导丝球囊、切割球囊、双导丝球囊、乳突球囊、药物涂层球囊、侧孔球囊等，而根据球囊材料特点可分为顺应性、半顺应性及非顺应性球囊。下面针对不同球囊的特点进行简单介绍。

1. 快速交换球囊

快速交换球囊在目前 PTCA 治疗中应用最广泛，球囊导管远端（长度 15～30cm）具有内腔可沿指引导丝滑行移动，而近端推送杆部分无导丝通过的内腔，配合使用标准长度的 180～195cm 导丝，其操作过程简便快捷，缺点为无法交换导丝，复杂病变时对导丝支撑相对较弱。通过球囊扩张，可以使斑块压缩移位，冠状动脉管腔扩张，血栓贴壁。快速交换球囊常用于普通病变的 PTCA 治疗、支架植入前的预扩张、病变长度直径及程度的判定、术中导丝支撑、支架后高压扩张等。

顺应性球囊的延展性很大，随着充盈压力的增大，遇到钙化类硬病变时，易出现硬病变两端局部过分扩张，影像上表现为"狗骨头"现象，导致病变部位扩张不良，而两侧部位由于过分扩张而损伤冠脉血管，故此类球囊在目前临床上已不常见。半顺应性球囊目前应用较为广泛，临床上常用的 Sapphire、Voyager RX、Sprinter、Maverick、

Ryujin、Apex 等系列球囊，球囊导管外径小，材质柔软，具有良好的通过性、跟踪性和回收性，主要用于普通狭窄病变的预扩张。对于耐高压球囊扩张导管（商品名：CTO）或严重狭窄病变，Sprinter、Voyager、Apex 系列生产外径更小、长度更短的球囊，提高球囊导管在 CTO 等严重狭窄病变中的通过性，达到治疗目的。非顺应性球囊通常所指的高压球囊，材料较坚硬，随充盈压力的增加球囊呈均匀扩张，无"狗骨头"现象，具有较高的爆破压，常用的包括 Sapphire NC、Voyager NC、Sprinter NC、Dura Star、Kongou 等系列球囊，主要用于较硬钙化病变、支架内残余狭窄、支架内再狭窄的扩张处理，其缺点是通过性、跟踪性和回收性较差。

2. 整体交换球囊（OTW 球囊）

OTW 球囊导管全程具有内腔，球囊外径及推送杆略粗，配合使用 300cm 指引导丝，亦可应用于标准 175～195cm 导丝或指引导丝延长技术，操作相对复杂，需要两名术者协作。OTW 球囊可用于 CTO 病变，方便交换指引导丝，为提供指引导丝支撑力，具有较好的推送力，但是部分功能已被性能更好的微导管取代。由于其腔内注射药物及回抽血液，临床上主要应用于肥厚型梗阻性心肌病的化学消融治疗等。

3. 切割球囊

切割球囊是一种特殊功能的球囊，表面有 3～4 枚高度为 0.2～0.33mm 的纵向平行的刀片，球囊开始扩张时，球囊未完全充盈时刀片先露出于球囊表面，纵向切割冠状动脉血管上的纤维帽、弹力纤维和平滑肌等，随着球囊的逐渐充盈，造成局部的形状规则和深度可控制的内膜撕裂，减少内膜损伤、环形应力和弹性回缩，降低再狭窄的发生。主要用于支架内再狭窄病变、分叉病变、开口病变、小血管病变、弥漫病变和支架前预扩张等，而不适用于高度成角和极度扭曲病变、严重钙化病变、完全闭塞病变和高度狭窄病变的首次预扩张。

4. 双导丝球囊

双导丝球囊是一种特殊的半顺应性球囊，球囊外径与快速交换球囊相似，内径较小，具有较好的通过性，在球囊最前端有一长度 12mm 的内腔，指引导丝经内腔走行，用于指引球囊导管方向，球囊表面固有导丝与指引导丝分别位于球囊两侧，呈 180°分布，球囊在较低充盈压力时使两侧导丝产生较高压力的切力，同时球囊扩张时不易移位，能够规则切开斑块组织，并且对血管内膜损伤较小。常用于支架内再狭窄、中度钙化病变、开口病变、分叉病变、小血管病变及弥漫病变的预扩张治疗，临床上常见的为国内企业研制的 Scoreflex 球囊。然而，类似于双导丝球囊的 AngioSculpt 球囊在 Scoreflex 球囊基础上进行了技术改进，是一种新型的半顺应性球囊，3 条镍钛合金金丝包绕球囊表面形成一个笼子样结构，球囊扩张时螺旋形的金属丝滑动和旋转，线性切割斑块，所以 AngioSculpt 球囊可以在低充盈压力下有效扩张病变并且球囊稳定不滑动，球囊回吸后，笼子回缩变为原来紧缩的形态，较双导丝球囊及切割球囊具有更长的线性切割能力。

5. 乳突球囊

乳突球囊是一种特殊的快速交换球囊，临床常见的是 GRIP™ 球囊，球囊表面无亲水涂层，表面有 4 排纵向排列的乳突，提供了防滑作用，利于精确定位，避免出现"挤西瓜子"现象损伤正常血管，球囊采用 PA 材质，顺应性低，耐受高压。目前临床上常用于钙化病变、支架扩张不良病变、支架内再狭窄病变的扩张治疗。

6. 药物涂层球囊

药物涂层球囊是一种新型的球囊，以普通球囊为载体，利用基质涂层等技术将紫杉醇或雷帕霉素类药物涂于球囊载体表面，送至血管病变处扩张 20 ～ 60 秒，使药物在球囊接触的血管壁上局部迅速释放，起到抑制细胞增殖的作用，减少血管再狭窄的发生。目前主要应用于支架内再狭窄病变、小血管病变及分叉病变。目前常见的有 Sequent Please 球囊、Dior 球囊以及 Cotavance 球囊等。

此外，还有一些特殊功能的新型球囊导管，比如：带侧孔的球囊、抗打结球囊、变径球囊等，具有特殊的功能特点，目前还没有广泛地应用于临床，可能为冠脉介入治疗带来更好的效果，但还有待于验证。

吉林大学中日联谊医院　杨红亮　杨　萍

第二节　球囊导管的性能

球囊导管的性能需通过多项指标综合评定，主要包括：①顺应性，即随充气压力的增加球囊直径增加或拉长的能力。球囊外径、球囊直径和长度：球囊外径即球囊标记部位或通过的最小外径，是 PCI 选择球囊型号的标准。②推送力：球囊到达病变的能力。③跟踪性：是沿导引导丝通过靶病变的能力。④灵活性：或称柔顺性，它决定通过迂曲病变的能力。⑤回收性：指球囊扩张后回复其初始状态的能力。

1. 顺应性

球囊顺应性是指充气时每增加一个大气压球囊直径的变化，是球囊拉伸能力的一个评价标准。球囊根据材料可分为高顺应性、中度顺应性和低顺应性。高顺应性球囊扩张后球囊两端可因发生过度膨胀而使血管夹层的风险大大增加，因此目前已很少应用。中度顺应性球囊目前多用于病变的扩张和支架的输送，其主要由尼龙制成。而低顺应性球囊目前主要用于支架的后扩张及钙化病变的处理。球囊顺应性为 0.095 ～ 0.010mm/atm。球囊的型号精确可以减少夹层急性闭塞和缺血并发症的发生。不同的病变对球囊顺应性

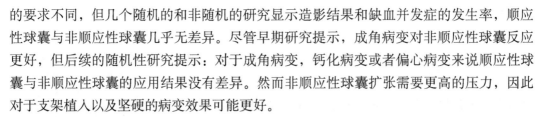

的要求不同，但几个随机的和非随机的研究显示造影结果和缺血并发症的发生率，顺应性球囊与非顺应性球囊几乎无差异。尽管早期研究提示，成角病变对非顺应性球囊反应更好，但后续的随机性研究提示：对于成角病变，钙化病变或者偏心病变来说顺应性球囊与非顺应性球囊的应用结果没有差异。然而非顺应性球囊扩张需要更高的压力，因此对于支架植入以及坚硬的病变效果可能更好。

2. 扩张压和爆破压

需要达到标签标识的充气球囊直径所需要的压力，一般 3 ～ 10atm，扩张压定义为 99% 的球囊均不会破裂的压力。爆破压是产品标签上一个重要的内容，为术者提供一个安全的充气压力范围，通常是 6 ～ 16atm。平均爆破压，则是 50% 的球囊会破裂的压力。

3. 外径、直径及长度

未扩张球囊外径是指对未扩张状态球囊和远段导管外径的测量获得的，目前以球囊通过的最小外径为标准，一般指测量球囊标记部位的外径，经过近 10 年的发展，球囊外径越来越小，所以，球囊外径对球囊整体性能的影响已远不如跟踪性及推送力重要。球囊初次扩张后回卷外径的大小直接影响球囊再次通过血管和病变的能力。无顺应性的聚对苯二甲酸乙二醇酯（PET）材料因其不能很好回卷而不再使用。球囊直径和长度：直径范围为 1.5 ～ 4.5mm，每 0.5mm 递增，常用直径是 2.0 ～ 2.5mm。长度范围 9 ～ 30mm，常用 10 ～ 20mm，短病变、开口或分叉病变建议选择短球囊。

4. 推送力和跟踪性

推送力指推送球囊达病变的能力，这种能力主要取决于球囊推送杆的材料和连接段的设计以及其近端和远端推送杆的过渡。它们只能在体内试验获得检测，是决定手术是否成功的关键性能。跟踪性是指球囊在指引导丝指引下到达靶病变的能力，是决定球囊导管整体性能的关键指标，影响跟踪性的主要因素包括球囊导管材料、涂层、柔韧性、远端推送杆外径等。

5. 灵活性

球囊导管顺应弯曲血管的能力，它主要取决于球囊推送杆的材料和连接段的设计。球囊的材料最早为软质聚氯乙烯制成，但由于其壁厚且耐压力低而被交联聚乙烯及 PET 取代，但二者的硬度太大，使球囊无法顺利通过复杂的血管而到达病变部位，因此 20 世纪 80 年代末期开始，尼龙和聚亚安酯开始用于球囊的制作，尽管尼龙和聚亚安酯的形状保持能力较交联聚乙烯及 PET 差，但也完全可满足医用球囊的要求，而且其较之前的材料柔软，通过复杂血管的能力强，因此成为球囊制作的主要材料，最新球囊多为上述材料的共聚物，通过调节不同材料的比列来调节强度和柔软度的平衡。

6. 回收性

球囊扩张后回复其最初状态的能力。与球囊的材料和折叠方式有关，目前的球囊多为三翼折叠方式，此方式最有利于球囊的回复且方便扩张后的回撤，对血管的内膜损伤小。

吉林大学第二医院 李淑梅 刘一航

第三节 球囊扩张导管的特性

球囊扩张导管已广泛用于心血管疾病的诊断、治疗，回顾球囊扩张导管技术的发展历程，对我们现在及以后的工作有很多启迪。

血管扩张成形术始于周围血管。在美国 Oregon 医院的血管试验室，Dotter 医师等人在做经股动脉血管造影术时，注意到造影导管通过了一个几乎完全闭塞的髂动脉。这个意外的巧合触发了他大胆的设想，血管扩张术应运而生。他在尸体的研究发现，如果用一根有同心轴的导管系统经过病变区，可以将粥样硬化狭窄的血管部分扩张。

1964 年 1 月 16 日，Dotter 及 Judkins 为一位老年女患者做了世界上首例介入性血管扩张成形术。该患者三个脚趾坏疽，休息时仍感疼痛，但她多次拒绝医师劝告，不接受截肢的建议。血管造影显示股动脉重度狭窄。Dotter 及 Judkins 选择了一根有同心轴的聚乙烯导管，在导引钢丝的指引下通过了狭窄部位，成功地扩张了该部位狭窄的动脉，远端血流恢复，患者可以自由地走来走去。截至 1964 年 11 月，Dotter 及 Judkins 治疗了 9 例有严重周围动脉狭窄、肢体有缺血病变的患者，结果 6 例症状改善，4 例避免了截肢。

在欧洲，这项技术很快被接受并应用于临床。但是在美国，这项技术很晚才被接受。Dotter 医师回忆说："最初，患者十分少，绝大部分患者被转到血管外科……"实际上，Dotter 和 Judkins 已经意识到，这种技术将可以用于肾动脉、颈动脉、脊柱动脉等血管的扩张。他们也预测到：冠状动脉近端的严重狭窄也能用此法治疗。1971 年 Zeitler 及同事报告了 161 例经皮血管成形术的临床效果，这些患者患有髂动脉、股动脉或腘动脉的狭窄，50% 的患者在随访时疗效仍然很好。

为避免球囊导管对血管的损伤，并继发血栓形成，1974 年 Gruentzig 发明了一种香肠形球囊，球囊位于导管头部，球囊较硬，充分膨胀时，对周围血管壁可产生 3 ~ 5 个大气压的压力，对血管的损伤减少。

1977 年，Gruentzig 报道了应用这种球囊导管治疗 136 例股、腘动脉狭窄及 41 例有髂动脉狭窄患者的结果，临床疗效很满意。1979 年，在美国因单侧髂动脉狭窄需做外科手术的患者，大约一半的人选择了球囊血管扩张术治疗。

也是在 1977 年，Gruentzig 描述了世界首例冠状动脉成形术："周围血管经球囊扩张术应用 7 年后，我们进行了大量的动物实验、尸体检查及术中扩张，并准备将这一技术用于人体的冠状动脉扩张。……这是 1977 年的 9 月，我们为 1 例 37 岁做保险生意的患者做冠状动脉造影，这位患者有严重的劳累性心绞痛。冠状动脉造影显示左前降支的第一对角支动脉分出之前有狭窄。将导引导管放在左冠状动脉的开口处后，扩张导管随之插入。我们已做好了随时进行冠状动脉灌流的准备。尽管狭窄相当严重，但球囊扩张导管经前降支主干毫无阻力地通过了狭窄部位。球囊被注入的造影剂膨胀后，我们在场的所有人都十分惊奇，心电图上没有 ST 段的抬高，没有室颤，甚至连室性期前收缩都没有，患者亦无胸痛。第一次球囊扩张后，狭窄远端的冠状动脉压力升高。被这种惊人的效果所鼓舞，我们又扩张了第 2 次，减轻了狭窄部位残留的压力阶差。整个扩张过程的轻松实施以及显著效果，使在场的每个人都感到十分惊讶。我立刻意识到，多年的梦想已变成现实。"

1978 年，Gruentzig 曾预言："如果在长期随访中证实了这种技术是成功的话，则可放宽冠脉球囊成形术的适应证，这将为心绞痛患者提供又一种治疗方法。"截至 1979 年 1 月，他做了 50 例经皮冠状动脉成形术，成功率达 60%。

Gruentzig 在他的一本书中这样写道："当 PTCA 这种治疗方法变成现实时，我在医学上留下了自己的足迹。Forssmann 证实了他可以成功地将一根导管送到自己的心脏，Mason Sones 研究成功地选择了冠状动脉造影术而无很高的死亡率。我现在已证实了人们可以在冠状动脉内进行治疗性工作，手术时面对的是谈笑自如而不感十分痛苦的患者。"

一、球囊扩张导管的分类

在实际的 PCI 过程中，球囊扩张导管的选择似乎远不如导引导管和导引导丝复杂和重要。但是，如果选择不当、使用失误，会损伤血管，轻则损伤血管内膜，重则形成血管血肿、夹层、破裂，引起严重后果，因而正确选择球囊扩张导管不容忽视。根据结构，目前常用球囊扩张导管基本分为快速交换型、整体交换型、固定导丝球囊、灌注球囊扩张导管四大类型。根据功能特点分为高顺应性球囊、半顺应性球囊、低顺应性球囊和非顺应性球囊扩张导管。另外还有特殊类型的球囊扩张导管，如双导丝球囊、切割球囊扩张导管等。大部分球囊扩张导管标准使用长度是 135cm 左右，更长的球囊扩张导管适用于扩张远端血管或桥血管病变。

1. 单轨球囊扩张导管

单轨球囊扩张导管为快速交换型球囊扩张导管，外形较 OTW 球囊小，是目前 PCI 治疗中应用最为广泛的球囊扩张导管（图 3-1）。在距球囊顶端 25cm 处有一侧孔，导丝尾端经球囊顶端插入而从该侧孔穿出，更换球囊扩张导管时不用延长导丝。其设计特点极大地方便了一位术者的操作，可节省大量时间，也减少了 X 线照射时间。快速交换球囊的结构与其他类型球囊的区别还在于，快速交换球囊包括一个球囊与推送杆的连接段，偶尔有断裂情况的发生。球囊和导丝均由术者一人操作，显影效果理想。

缺点：如不退出整套球囊系统，就无法更换导丝，如不使用延长导丝，就不能更换至 OTW 球囊，推送力有所降低，跟踪性稍差。

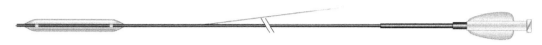

图 3-1　单轨球囊扩张导管

2. OTW 球囊扩张导管

OTW 球囊扩张导管即整体交换型球囊扩张导管，1982 年始用于 PTCA（图 3-2）。慢性完全闭塞病变或需要交换导丝的情形下或室间隔化学消融及经中心腔测压、取血时可选用。目前临床上常用快速交换型球囊扩张导管，而 OTW 球囊扩张导管很少用。OTW 球囊扩张导管具有易于交换导丝和跟踪性好等优点。在导丝难以通过闭塞病变时可利用 OTW 球囊提供额外的支持力，类似于微导管，如果导丝仍无法通过病变，可将 OTW 球囊扩张导管作为传输导管交换其他导丝。在导丝通过病变后，还可利用 OTW 球囊扩张导管进行远端造影以利于判断导丝是否位于真腔。因此 OTW 球囊扩张导管在处理 CTO 病变时仍具有一定的优势。

缺点：球囊尺寸稍大，钢丝长度 300cm，要求两位术者配合操作，可能延长手术时间。

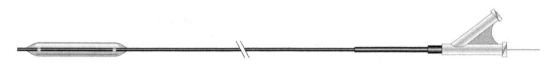

图 3-2　OTW 球囊扩张导管

3. 固定导丝球囊扩张导管

球囊扩张导管顶端固定有一段长 2cm 的可塑型软导丝，在目前常用的球囊扩张导管中其外形最小，因而病变跨越率增高，显影效果理想，只需单人操作。但要注意，导管进入靶血管时需在双向旋转的同时推进，导管较易折损。适用于远端高度狭窄病变，在双球囊技术中也用于扩张血管分叉处病变。

固定导丝球囊扩张导管导丝与球囊同步前进，不能单独运动，不能交换导丝，目前临床上基本不再使用。

4. 灌注球囊扩张导管

灌注球囊扩张导管的设计特点是在其近远端具有多个侧孔，因此在球囊充气时，血流仍可通过球囊进入病变远端。当平均主动脉压为 80mmHg 时，其远端血流仍可达

40 ～ 60ml/min。在处理冠状动脉穿孔等并发症需要应用球囊持续加压时，选用灌注球囊扩张导管具有一定的优势。

主要缺点是导管相对较粗，跨越病变能力较差。

二、球囊扩张导管的结构和性能

本节以目前临床上最为常用的快速交换型球囊扩张导管为例，简介球囊扩张导管的基本结构和性能。

1. 球囊扩张导管的基本结构

（1）球囊扩张导管尖端：尖端的外径、硬度及长度均可影响球囊通过病变的能力。锥形的尖端设计有利于减小球囊尖端的外径，增强球囊扩张导管的跟踪性。激光焊接技术等的应用，有利于提供更小尖端外径的球囊扩张导管。通常来讲，短硬头的球囊扩张导管更容易通过严重狭窄病变，而长软头的球囊扩张导管则更适用于迂曲病变的处理（图3-3）。

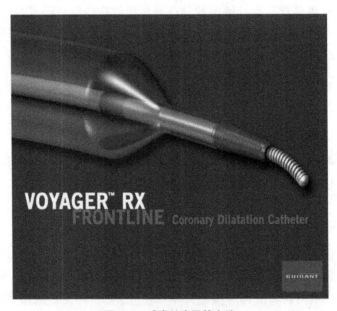

图 3-3　球囊扩张导管尖端

（2）球囊：球囊的顺应性在很大程度上取决于不同的球囊材料，如 PET 材料的球囊顺应性较小，而 POC（polyolefin copolymer）材料的球囊顺应性较大。目前临床上常用的半顺应性球囊多采用尼龙材料。另外球囊材料也是影响球囊通过能力和回卷性的重要因素。球囊回卷性是指球囊扩张回吸后球囊直径的恢复能力，是决定球囊再次通过病变能力的重要指标。

　　球囊的折叠方式是影响球囊通过外径的重要因素。低折叠球囊的通过外径较小，如1.5mm Sprinter 球囊采用双折叠的方式，通过外径仅为 0.021"，相比于二层折叠方式的球囊，球囊通过外径明显减小（图 3-4）。

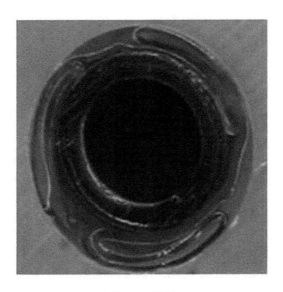

图 3-4　球囊

　　球囊表面的涂层材料可以降低球囊通过病变时的摩擦力，增强球囊通过病变的能力。现在球囊表面所采用的多为亲水涂层材料，如 Aqua T3 采用亲水 Aqua SLX 涂层，提高了球囊通过病变的能力。

　　（3）连接段：作为联系球囊和推送杆之间的纽带，连接段在很大程度上决定了球囊的推送性和抗折能力。目前多数球囊的连接段均加入了中心钢丝以增强支持力，使球囊具有更出色的推送性和抗折能力。

　　（4）推送杆：目前常用的球囊扩张导管推送杆材料有两种类型：采用高分子材料外壳结合中心钢丝，球囊推送杆的摩擦力较小，但推送性较差；采用金属推送杆，球囊扩张导管的推送性较好，但摩擦力较大。在需要同时送入两支球囊扩张导管处理病变，如分叉病变时，还应考虑球囊推送杆外径与导引导管内径之间的关系。

　　2. 球囊扩张导管的性能及常用参数

　　球囊扩张导管整体性能主要包括：通过外径、弯曲性、跟踪性、推送性及顺应性。反映球囊性能的常用参数有球囊的通过外径、命名压和爆破压等。

　　（1）球囊大小：球囊直径一般 1.5 ～ 4.0mm，以 0.25mm 递增，长度一般为1.0 ～ 2.0cm，适用于多数病变。长度 3.0cm 以上的球囊称长球囊，用于长度＞ 2.0cm 的病变。长度 1.5cm 以下的球囊称短球囊，用于长度＜5mm 的病变、冠状动脉口病变和无法保护分支的血管分叉处病变。直径 1.5mm 和 2.0mm 的球囊常用于高度狭窄病变的预扩张。

（2）球囊外径：球囊外径包括多项指标，如：球囊的通过外径、推送杆外径、球囊的尖端外径以及尖端病变入口外径等。其中球囊的通过外径是评价球囊性能的常用指标，通常是指在球囊未扩张状态下测量球囊标记部位的外径。球囊一经充盈一般无法恢复其原来外径，球囊直径相同而其外径可能相差甚远。超薄型球囊的外径可减少30%～50%，使其病变跨越成功率明显提高。

球囊通过外径的大小与球囊的材质、制作工艺、球囊的折叠方式以及标记技术等均有一定的关系。球囊的折叠层数越少，球囊的通过外径越小，而嵌入式的标记技术有利于降低球囊的通过外径。随着球囊制作工艺的明显改进，大多数球囊均具有较小的通过外径，如 1.5mm Sprinter 球囊的通过外径为 0.021"，Maverick 球囊的通过外径仅为 0.017"。因此对于一般的冠状动脉病变，多数球囊的通过外径均足以满足通过病变的需求，但对于严重狭窄、钙化病变，应选择通过外径小的单标记球囊，更容易通过严重狭窄病变。

（3）导管杆外径：导管杆外径小，则球囊推送容易，但显影效果差；导管杆外径大，则球囊推送难，但显影效果好。

（4）球囊标志：球囊标志是一不透 X 线的微小标记，短小球囊的标志位于球囊正中，而在长球囊则位于球囊两端各一。可视性好的球囊扩张导管利于精确判断球囊位置（图3-5）。

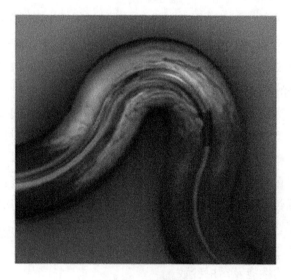

图 3-5　球囊标志

（5）球囊顶端形状：有些球囊顶端逐渐变细呈圆锥状，如 Voyager 球囊扩张导管，有的不变细。

（6）可适用的导丝直径：大多数球囊只适用 0.356mm 导丝，少数则适用 0.457mm 导丝。

（7）球囊的命名压和破裂压：命名压指球囊达到预定直径时的压力。破裂压指球囊被充盈破裂时的压力，球囊破裂压是根据体外测试的结果，最少 99.9% 的球囊（95% 的可信区间）不会发生破裂的最大压力。球囊命名压和球囊破裂压是反映球囊性能的重要参数，决定了球囊扩张时的安全压力范围。各产品的命名压和破裂压均不同，使用前应心中有数。在扩张坚硬、钙化病变时应该选择耐高压的非顺应性球囊。

（8）球囊的顺应性：球囊顺应性是指充气时每增加一个大气压球囊直径相应发生的变化。球囊的顺应性主要取决于球囊的材料。顺应性球囊实际直径随充盈压增高而明显加大，由于顺应性球囊有导致球囊两端过度膨胀引发支架两端出现夹层的风险，目前已很少使用。目前临床上常用的是用尼龙材料制成的半顺应性球囊。非顺应性球囊的实际直径随充盈压增高而变化不大，主要用于支架植入后扩张和钙化病变的处理。

（9）球囊扩张导管的灵活性：球囊扩张导管的灵活性主要体现在球囊扩张导管顺应弯曲血管的能力，远端导管的材料、外径和连接段的设计在很大限度上决定了球囊扩张导管的灵活性。

（10）球囊扩张导管的跟踪性和推送性：球囊扩张导管的跟踪性是指球囊在导丝指引下到达靶病变的能力，是决定球囊扩张导管整体性能的关键指标。影响球囊扩张导管跟踪性的因素主要有球囊扩张导管的材料、柔韧性、远端推送杆外径和亲水涂层等方面：如 Cordis 公司的 Aqua T3 球囊，其远端推送杆及采用柔软材料外加亲水涂层的设计球囊，使球囊扩张导管与导丝的相互作用很小，因而具有优越的跟踪性，使球囊更容易通过扭曲血管到达病变部位。

球囊扩张导管的推送性是指球囊扩张导管推送球囊前行的能力。推送性能越大越好，球囊的推送性主要取决于球囊推送杆的材料和连接段的设计，如：Maverick 球囊的推送杆采用金属杆，有利于增强球囊扩张导管的推送力，另外，连接段加入中心导丝的设计进一步提高了球囊扩张导管的推送力。

另外，球囊扩张导管的扩张集中及再通过能力也是评价其性能的重要指标。

三、常用球囊扩张导管的性能简介

各公司对球囊扩张导管各部分设计结构的不同直接影响上述各参数。目前临床上常用的整体性能较好的球囊扩张导管有：Sprinter、Ryujin、Maverick、Aqua T3、Sequent、Crossail、Runner、Hyatte 和 Hypro 等。

球囊扩张导管的主要作用是预扩张、后扩张、对吻和支撑导丝，特殊情况下，亦可通过球囊扩张导管注射给药。球囊扩张导管的选择应根据病变特点，选择直径和长度合适的球囊。扭曲和重度狭窄的病变要考虑球囊扩张导管的弯曲性、跟踪性和推送性。对于硬病变则推荐选择高压和低顺应性球囊扩张导管。对于闭塞病变，1.25mm 直径的球囊扩张导管具有很大帮助。此外在可能的条件下，球囊扩张导管的选择也要考虑经济因素。

1. 半顺应性球囊扩张导管

（1）Maverick 2 球囊扩张导管：Maverick 2 球囊扩张导管是由 Boston 公司开发研制的，为半顺应性快速交换球囊扩张导管，该产品导管末端部分为同轴双腔设计，外层管腔用于对球囊进行膨胀处理，导引钢丝腔适用于直径≤ 0.014"/0.36mm 的导引钢丝，球囊材料为 7033Pebax/6333Pebax。

其特点是具有较强的通过病变的能力，球囊部分采用 Soft leap/leap 半顺应性材料，通过外径为 0.017"，球囊的命名压为 6atm，破裂压为 12 ～ 14atm。球囊直径变化范围为 2.0 ～ 5.0mm 共 11 种，长度设计为 8mm、12mm、15mm、20mm、30mm 共 5 种。球囊连接段加入中心钢丝，改善了球囊扩张导管的推送性和抗折断能力。推送杆采用金属杆设计，在增强球囊推送性的同时缩小了推送杆的外径，以 2.0mm 球囊为例，近端推送杆为 1.8F，远端外径为 2.0F，极大地方便了在 6.0F 导引导管中完成球囊对吻扩张的操作。

（2）Sprinter 球囊扩张导管：Medtronic 公司的 Sprinter 球囊，目前冠脉介入治疗中常用的半顺应性快速交换球囊扩张导管。球囊的设计兼顾了跟踪性和灵活性的要求，因此具有较好的通过病变的能力。球囊尖端的短头设计同时良好地兼顾了钢丝至球囊头部的过渡，使球囊更容易通过严重狭窄病变，另外 Sprinter 球囊将具头端、推送杆、球囊部分分别激光融合在两个区域，头端外径为 0.016"，从而使球囊具有较好的头端穿越性，比较适合球囊穿越支架网眼的操作；独特的 1.5mm 小球囊设计采用双折叠的设计，使球囊具有 0.021" 较小的通过外径，适用于 CTO 病变的处理。Sprinter 球囊另一优势是推送杆的外径较小，直径为 1.5 ～ 3.5mm 的 Sprinter 球囊远端推送杆外径为 2.6F，因此可以满足任意两个 1.5 ～ 3.5mm Sprinter 球囊在大腔 6F 导引导管中进行球囊对吻扩张的要求。球囊的材料为 Pebax7033（尺寸为 1.5 ～ 4.0mm 的球囊）或 Pellethane 2363（尺寸为 1.25mm 的球囊）。

（3）CrossSail 球囊扩张导管：具有较好的病变通过能力是 CrossSail™ 球囊扩张导管的优点，超柔软、柔韧性的头端提供 0.019" 入门外径，通过外径为 0.024"，渐细的尖端设计更有利于球囊通过病变。球囊选用 XCELONTM 材料，具有较好的回卷性和再次通过病变的能力。采用 Flexipush™ 轴心钢丝，在提高球囊扩张导管推送性和抗折能力的同时，降低了近端推送杆外径，球囊的近段推送杆外径为 2.4F，远段推送杆外径为 2.6F。

（4）Voyager 球囊扩张导管：雅培（Abbott）Voyager 球囊尖端选用新型聚氨酯材料结合锥形尖端的设计，提高了球囊尖端的灵活性，头端病变入口直径为 0.017"，球囊尖端通过病变的能力较强。球囊部分采用半顺应性的 XCECON 材料，球囊上有不透射线标记，顺应性与 CrossSail 球囊相当。Voyager NC 球囊扩张导管推送杆为单腔杆和双腔杆的组合，一个腔用于输送造影剂以扩张球囊；位于远段推送杆的第二个腔可容纳导引导丝，后者帮助推送扩张导管到达并通过狭窄部位进行扩张。扩张导管涂有 hydrocoat 亲水涂层。小外径推送杆结合 GDT 支撑轴的设计，提高了球囊的推送性，同时使 Voyager 球囊具有更强的通过病变的能力。

Voyager™ NC 球囊扩张导管具备高压性能，旨在血管重建术过程中改善对冠状动脉粥样硬化性心脏病患者的治疗。该型 Voyager NC 系统采用雅培的专有技术，可应用于预扩张和后扩张阶段。医生可在植入支架前利用 Voyager NC 导入曲折的体内并扩张病变区域，还能在置入后将支架更准确地延展到血管壁。该款球囊扩张导管有各种直径（2.0 ～ 5.0mm），长度 6.0 ～ 25mm。

Voyager™ RX 球囊扩张导管，头端设计独特，外径小，聚亚胺酯材料具有出色的柔软性和耐用性。特殊设计，从球囊至远侧头端，硬度逐渐下降，圆润的锥形末端，导管与导丝之间过渡更自然。头端的特殊设计有效避免"鱼嘴 / 喇叭口"现象。

由钨和 pebax 聚合物组成柔软的标记，可弯曲，球囊标记的柔软度增加，降低通过困难病变的难度。

中段推送杆加固设计，提高抗折能力和推送性。尼龙护套提供额外支撑力。渐细的金属支撑轴，使支撑力和柔软度达到平衡，确保推送力从推送杆的近端到远端均匀传递，避免推送杆打折（图 3-6）。

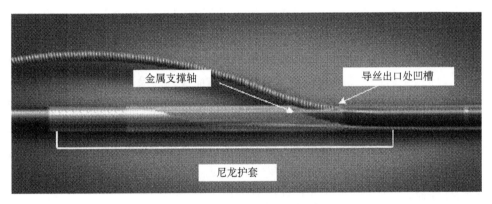

图 3-6　中段推送杆加固设计

三层管壁结构，HDPE 内层管壁厚度增加，可有效防止管腔塌陷，确保管腔完整性。小外径推送杆，使得 Voyager™ RX 可以在 6F 导引导管中进行对吻，满足医师治疗挑战性病变的技术需求（图 3-7）。

加强型 LoFold® 折叠技术：使用柔软的 XCELON S® 为球囊材料，自动化整理和折叠过程使球囊的折叠和再折叠更紧密，降低球囊通过外径，提高通过 / 再通过能力。

因为短椎体设计，确保扩张精确度。标记中点与球囊肩部对齐，精确提示球囊工作长度。球囊扩张导管直径 1.5 ～ 4.0mm，长度 8 ～ 30mm，型号齐全，共 56 个规格，提供更大选择空间，提供半号球囊，扩张更精确。命名压 8atm，破裂压 14atm。

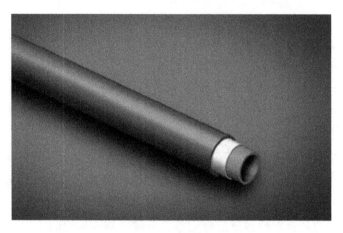

图 3-7　三层管壁结构

（5）TREK 和 MINI TREK 球囊扩张导管：通过动脉模型模拟器测试和临床实践发现 TREK 的输送性能优于 Maverick 2。TREK 的通过外径是 0.021"，Maverick 2 球囊扩张导管的通过外径是 0.028"，极小的球囊外径利于球囊通过病变，出色的球囊再包裹性能利于再次通过病变。其有更为宽泛的型号，包括了 MINI TREK 直径 1.20 ～ 5.0mm，长度 6 ～ 30mm，共 77 种型号，其中有 22 种型号是 Maverick 2 所没有的。

（6）Ryujin 球囊扩张导管：Terumo 公司的 Ryujin 半顺应性球囊扩张导管综合性能也较为出色，球囊尖端是由特殊弹性塑料聚合物制作而成，确保了球囊尖端到球囊的平滑过渡，从而使球囊具有较好的通过性，病变入口外径为 0.017"，适合用于 CTO 等复杂冠状动脉病变的处理。薄性酰胺聚合物球囊具有良好的通过病变的能力。作为连接前端轴管与推送杆的 FC（Flexible Corrugate）型轴管在保证球囊具有较强推送性的同时，提高了球囊扩张导管整体的灵活性。球囊直径的变化范围为 1.25 ～ 4.0mm，共 11 种型号，远端推送杆外径为 2.5F，近端推送杆外径为 2.0F。

轴管材料为尼龙 12- 聚四甲基醚二醇共聚物与尼龙 12 的混合物、不锈钢、加入碳黑的聚四氟乙烯涂层，球囊材料为尼龙 12- 聚四甲基醚二醇共聚物，导管远端涂有亲水性涂层，套节材料为聚碳酸酯。

（7）Pantera 球囊扩张导管：Pantera 半顺应性球囊扩张导管在各个方面都有优良品质，具有优异的推送性、追踪性及通过性。激光切割技术打造柔软头端，对血管损伤小。内置铂铱标记，在保证低通过外径的前提下，有极佳的可视性。增强推送力传导杆，赋予 Pantera 球囊扩张导管良好的推送性能、通过迂曲血管功能及抗弯折力。

病变通过外径 0.017"，推送杆尺寸近端：2.0F；远端：2.4F、2.5F、2.6F。推荐导管尺寸 5F。命名压 7atm，破裂压 14atm。

（8）Hoper 球囊扩张导管：目前市场上第一款国产半顺应性球囊扩张导管。短头端锥形设计，紧密包裹导丝，更易通过复杂病变。短肩部设计，集中扩张病变，避免损伤正常血管。特殊的 Marker 工艺，兼顾可视性和通过性。球囊和推送杆涂布专利涂层材料 Hydrosurf™，提供了良好的推送力及跨越病变的能力。而且 Hydrosurf™ 具有极好的牢固性。三方向记忆折装，进一步减小球囊外形尺寸，可多次扩张的同时具有极强的回撤能力。推送杆近端涂覆 Teflon 涂层，增强导丝的推送力。

导管有效长度 1380mm，远端杆长度 11cm，有 2 个铂金凹陷标记。球囊材料为 Nylon 12，通过外径 0.025"，进入外径 0.018"，头端长度 2.1mm，最小导引导管内径 5F，最大导引导丝直径 0.014"，命名压 8atm，破裂压 1.5～3.75mm 为 16atm，4.0mm 和 4.5mm 为 14atm。

2. 低顺应性球囊扩张导管

（1）Aqua T3 球囊扩张导管：Cordis 公司的 Aqua T3 球囊扩张导管具较好的整体性能，锥形的头端设计有利于球囊扩张导管通过严重狭窄、钙化的病变，在球囊通过血管弯曲段时头端的"鱼嘴效应"（头端内侧到导引导丝间的距离）较小，病变入口外径仅为 0.0017"，使球囊更易通过迂曲血管段。球囊部分采用 Duralyn™ 低顺应性材料，因此球囊扩张时对动脉壁的损伤较小，减少了夹层出现的风险；同时球囊的回卷性较好，球囊再次通过病变的性能优越；TrackFlex 节段采用柔性材料制成使球囊的远端推送杆具有高度易曲的特点，提高了球囊柔顺性，推送杆表面覆以亲水涂层结构，使球囊更容易通过迂曲血管，极大地提高了球囊扩张导管的跟踪性；同时远端推送杆采用先进的 Transeal 焊接技术，使球囊扩张导管具有较好的推送性。

（2）Powersail 球囊扩张导管：Guidant 公司 Powersail 球囊为低顺应性球囊，柔软的锥形头端设计使球囊尖端更容易通过扭曲血管，头端的入口直径为 0.019"，且在通过弯曲血管段时头端与导丝的一致性较好，适合穿越迂曲的病变；球囊采用低顺应性的 PLATEAU™ 材料制成，球囊的通过外径为 0.026"，在高压扩张的情况下仍能保持精确的球囊外径，球囊命名压为 10atm，破裂压为 18atm。同时球囊的回卷性较好，因此有较强的再次通过病变的能力。球囊的推送杆和连接段加入 Flexipush™ 钢丝明显增强了导丝的推送性。

（3）Pantera Leo 球囊扩张导管：Pantera Leo 球囊是一款经过特殊设计，使用特殊材料精心打造的专用于支架后扩张及硬病变预扩张的非顺应性球囊。命名压 14atm，破裂压 20atm，用于坚硬病变的预扩张及支架术后扩张。直径为 4.5mm 及 5.0mm 的球囊爆破压为 18atm。

Pantera Leo 球囊的特殊设计保证其在低压向高压状态转变时，直径变化慢而可控，避免"狗骨"效应。其超短的球囊肩部保证精确扩张，降低纵向扩张，避免其带来血管损伤。病变通过外径 0.018"，导管长度 145cm，近端推送杆尺寸 2.0F，近端推送杆尺寸 2.6F、2.7F，导管尺寸 5F。

（4）ACROSS CTO RX 球囊扩张导管：ACROSS CTO RX 是专业生产球囊公司瑞士 Acrostak 公司研发的新一代球囊产品，产品设计与生产工艺均具备创新性。

ACROSS CTO™ RX 是一款专门为完全闭塞病变设计的、新型快速交换式 PTCA 球囊，可协助医师轻松应对最具挑战性的病变，为患者提供 CTO 病变的血运重建治疗。

ACROSS CTO RX 球囊的外径最小，可顺利通过严重狭窄的病变，强韧的球囊材料使其在钙化病变中可耐受高压扩张，同轴系统使其在迂曲病变中拥有良好的跟踪性和推送性。

ACROSS CTO RX 头端外径为 0.015"，仅比导丝直径 0.014" 宽 0.001"，为当前市场上最小的外径。头端长度为 4.0mm，为导丝提供支撑力，有助于进入更远端的闭塞病变，同时为球囊提供通路使其安全通过高度钙化的病变。头端采用锥形设计，头端与球囊之间的直径由 0.015" 平缓增至 0.020"，有助于进入病变。导丝出口角度 < 4°。

通过外径小，球囊的整体通过外径仅为 0.021"，单 marker 设计提供了更佳的柔韧性，且标记包埋处外径无变化。1.1mm 型号的球囊头端使用的材料比其他型号减少了 30%，从而提供了更佳的通过性和追踪性。具有 Hydrolubric™ 涂层的推送杆有效提高了迂曲病变中的输送性和跟踪性。

采用高度耐针刺材料，具有极高的压力承载能力，破裂压 25atm（1.1mm 球囊破裂压为 17atm）。

（5）ACROSS CTO™ 球囊扩张导管：一款专门用于治疗慢性闭塞病变的高压低顺应性球囊。头端直径、通过外径均较小，头端和球囊主体平稳过渡，头端外径为 0.015"，球囊的整体通过外径仅为 0.021"。舌形连接设计，在球囊近端与推送杆的连接处采用新型"舌形"设计，利于推送杆的力度传递，为球囊提供了卓越的推送性及灵活性，使球囊更易于通过慢性完全闭塞病变（图 3-8）。

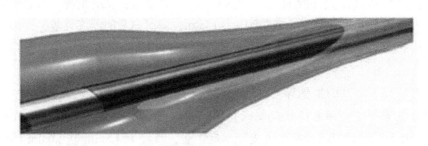

图 3-8　舌形连接设计

ACROSS CTO™ 球囊采用了独特的 P.O.P 铂金标记包埋技术，只有一个标记，既有效降低了球囊外径，又防止了球囊内杆的扭结，大大提高了球囊的推送性及灵活性，为球囊通过 CTO 病变提供了保证。整个球囊系统表面涂有 Hydrolubric™ 亲水涂层,有效降低摩擦,增强了球囊的推送力及通过 CTO 病变的能力。

体外模拟测试发现,当球囊推送杆与指引导丝出口间的夹角 < 4°时,能有效降低摩擦力,提高推送力与导丝追踪力。CTO 球囊采用的近乎平行的推送杆设计,增强了球囊与导丝的同轴性,有效提高了球囊的推送力、追踪力及跨越病变的能力。

工作长度 138cm,头端外径 0.015″,通过外径 0.021″,命名压 11atm,破裂压 25atm,具有 8 个型号供选择。

(6)GRIP 球囊扩张导管:一款带有乳突的耐高压低顺应性防滑球囊,每间隔 90°有一排乳突。乳突为实心,以保证即使球囊在没有完全扩张到位时也一样有效。8mm 球囊每排 3 个乳突,乳突间距 1mm;12 ~ 16mm 球囊每排 4 个乳突;12mm 球囊乳突间距 1.7mm;16mm 球囊乳突间距 3mm。4 排乳突设计能在安全有效扩张病变时提供卓越的稳定性。乳突设计能最小降低球囊的硬度,为通过迂曲血管及弯曲病变提供良好的追踪性及通过性(图 3-9)。

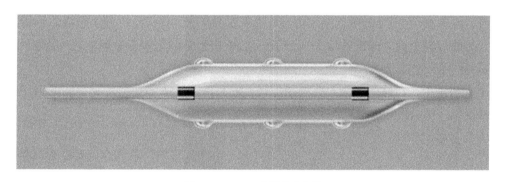

图 3-9　GRIP 球囊扩张导管

聚酰胺 Polyamide 材料,提供了耐高压性、低顺应性,自润滑性好,可降低摩擦力。

GRIP™ 乳突球囊在 20atm 下,其耐磨抗针刺效果高于其他高压球囊 30%,能更好地应对复杂病变。

Hydrolubric™ 亲水涂层,主要涂布于球囊头端及球囊后端至导丝出口处 24cm,增强了球囊的推送力及通过病变的能力。球囊表面没有亲水涂层,球囊不滑动,精准定位,不损伤正常血管管壁,减少"西瓜籽效应",提高了手术操作的安全性及有效性。

< 4°推送杆设计,近乎平行的推送杆设计,增强了球囊与导丝的同轴性,有效提高球囊的推送力、追踪力及跨越病变的能力。

总长度:138cm,头端外径 0.46mm/0.018″,通过外径 1.03mm/0.041″,推荐导丝 0.014″,命名压 11atm,破裂压 22atm,有 12 个型号供选择。

可用于复杂病变的预扩张,特别是严重钙化的左主干、分叉病变,以及需要防滑治疗的病变，可以准确定位，降低对正常血管内膜的损伤，获得治疗病变的完美疗效。也可用于后扩张，如支架植入后的贴壁不良、支架扩张不良、双药物支架的连接处等，能有效降低支架内再狭窄率及血栓发生率。也可用于支架内再狭窄，由于球囊具有乳突及高压力，对控制支架内再狭窄及防止血管内斑块的脱落有一定益处。

处理血管扭曲严重的病变时，应选择推送力较强、灵活性好的球囊扩张导管，如Sprinter、Maverick、Aqua T3等球囊扩张导管；对于严重狭窄或闭塞的病变，应选择通过外径较小、头端较尖的球囊扩张导管，此时建议选择单标记球囊，以免球囊的金属标志不能通过病变。目前由于球囊扩张导管制作技术的提高，球囊扩张导管的外径较前明显减小，如1.25mm Terumo球囊和1.5mm Sprinter球囊的通过外径均较小，其中1.5mm Sprinter球囊的通过外径仅为0.021″，极大地提高了球囊通过病变的能力，将更适用于CTO病变的治疗。在CTO病变的治疗中，OTW球囊扩张导管的应用可以增强导丝的支撑力，同时有利于快速交换导丝和判断导丝的位置，在CTO病变的治疗中可以发挥重要的作用；对于分叉病变，分支血管扩张球囊应以病变远段血管直径为参考，若血管直径相差较大分别选用不同型号的球囊；由于球囊扩张导管推送杆外径的减小，在处理分叉病变时即使在6F导引导管中也能成功进行球囊对吻扩张，极大地方便了经桡动脉的介入治疗；另外双导丝聚力球囊的应用减少了分叉病变的内膜损伤和斑块移位，有利于简化分叉病变的治疗方案选择。

随着制作工艺和新型材料、药物的发现，未来球囊扩张导管的外径将会更小、可操纵性会更好，综合性能会更高。

中国人民解放军第四六五医院　李中言

第四章　特殊球囊导管及临床应用特点

第一节　切割球囊在现代冠状动脉粥样硬化性心脏病介入治疗中的应用

　　1977 年德国医生 Gruentzig 应用球囊成功进行了世界上第一例经皮腔内冠状动脉成形术（percutaneous transluminal coronary angioplasty，PTCA），开创了介入心脏病学的新纪元。经过三十余年冠状动脉粥样硬化性心脏病（以下简称冠心病）介入技术的进步和介入器械的发展，即使在当今的药物洗脱支架年代，球囊扩张导管仍为冠心病的介入治疗成功发挥着重要的作用。

　　当前经皮冠状动脉介入治疗（percutaneous coronary intervention，PCI）的球囊导管因为介入治疗需要而种类繁多，从球囊材料特点来分有顺应性球囊、半顺应球囊和非顺应球囊；设计的特点上从早期的固定导丝球囊，发展到贯穿球囊导管全程的穿导丝球囊导管（OTW 球囊）、快速交换球囊等，并产生了一些特定功能的球囊如灌注球囊、切割球囊、药物洗脱球囊等，这些具有特定功能的球囊因功能特殊、操作也不同于普通球囊，是某些特殊、复杂冠状动脉病变取得 PCI 治疗成功的必备器械。本节主要对切割球囊的性能及适用范围等进行阐述。

一、切割球囊简介与发展

　　切割球囊是一种特殊球囊，它的设计理念是将外科的微创切开技术与介入治疗中的球囊扩张技术结合起来，以提高单纯球囊扩张术的扩张疗效，更有效地增大狭窄的冠状动脉内腔。切割球囊表面有 3 ～ 4 枚、高度为 0.2 ～ 0.33mm 的刀片，刀片纵行镶嵌在非顺应性球囊壁上。球囊开始扩张时，未完全打开，这时刀片逐渐露出于球囊表面，切割球囊上的刀片预先沿血管纵轴方向辐射状切开病变斑块，从而截断病灶部位管壁的弹性和纤维的连续性，并减少斑块的轴向迁移；这样非顺应球囊就可以在较低的应力下进行扩张，通过挤压斑块和轻度扩张血管壁来进一步扩大血管管腔，这种先切后扩的方法，不仅即时效果良好，降低了严重内膜撕裂、夹层或急性血管闭塞等的发生，而且远期腔径丢失减少，从而有效达到降低再狭窄的目的。

Tsuchikane 等通过血管内超声（intravenous ultrasound，IVUS）证实切割球囊通过切割扩张使斑块更易于压向血管壁而实现管腔扩大，而不是常规球囊单纯的被动扩张血管，并证明切割球囊较普通球囊减少对血管中层与内膜的损伤。从壁内影像学角度也论证了切割球囊的血管损伤明显小于普通球囊，扩张疗效优于普通球囊。

目前临床上应用的切割球囊主要指的是波科公司（Boston Scientific）的 Flextome™ 切割球囊导管，导管的发展与改进已经历了二十余年的历史。1989 年瑞士医生 Peter Barath 为了解决支架内再狭窄而设计了第一代切割球囊（Barath cutting balloon），并于 1991 年在美国心脏病学杂志上正式报道。1995 年波士顿科技公司收购了 Barath 切割球囊后，采用 Maverick2 输送平台，改进了切割球囊的输送性，设计了第二代切割球囊（Ultra2 cutting balloon），证明了切割球囊较普通球囊的优势，并在全球推广应用。2010 年第三代切割球囊（Flextome™ cutting balloon）采用尼龙材料对球囊作了进一步改进，顺应性更好，同时在刀片上每 5mm 设计一个连接点，使切割球囊具有更好通过性。目前临床应用的切割球囊主要为第三代产品，产品规格多个，球囊直径 2.0～4.0mm，每 0.25mm 增加一个尺寸；球囊长度分别为 6mm、10mm、15mm，其中 2～3.25mm 的切割球囊有 3 个刀片，3.50～4.0mm 的切割球囊则有 4 个刀片（图 4-1）。

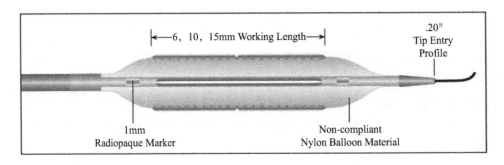

图 4-1 Flextome™ 切割球囊（Boston Scientific 公司）

有心血管专家将 AngioSculpt®、ScoreFlex® 球囊导管等也列为切割球囊的范畴。AngioSculpt® 球囊导管由两部分组成，即一个球囊和包裹在外面的主要成分为有弹性的镍铬合金的矩形螺旋支柱组合而成。AngioSculpt® 球囊导管可有效对斑块进行塑形，对于支架植入有难度的病变，如严重钙化病变、弥漫病变或分叉病变等，该球囊导管易化支架植入难度，避免滑脱或"地理丢失"。ScoreFlex® 球囊导管也称为双导丝球囊，它的设计是使用球囊外双导丝对斑块产生纵向切割力。

二、切割球囊在冠状动脉介入中的临床应用

1. 支架内再狭窄

组织学研究已证明，增生的内膜是构成支架内再狭窄的主要成分。带有大量新生内膜增生的病变对"扩张操作"的抗性往往更大，因而若采用普通球囊扩张病变易造成球囊滑脱，切割球囊先切后压的特性可使支架内增生的内膜组织更易于被挤压至支架网孔，"扩张操作"可控性高，同时能防止球囊滑脱的发生，因而可获得较常规 PTCA 更理想的扩张结果。Adamian 等将切割球囊与普通球囊的钝性随意扩张相比，切割球囊能以较低的压力扩张，达到满意效果。早期回顾性研究及几个小样本随机试验均显示切割球囊在支架内再狭窄方面存在优势，但大样本随机对照研究数据没有显示出相关优势。目前 2011 年美国 ACCF/AHA 发布的 PCI 指南及 2010ESC/EACTS 血运重建治疗指南均建议可将切割球囊作为治疗支架内再狭窄一种手段，以避免普通球囊扩张"滑脱"引起血管损伤。

2. 开口病变

血管开口处具有较丰富的弹性纤维和平滑肌环绕，因此开口病变比其他部位的冠状动脉病变更易发生弹性回缩。若开口病变的斑块致密性高，或纤维增生和钙化斑块成分较多时，应用传统的高压球囊扩张后残余狭窄重、并发症多，且再狭窄率高。支架植入虽然可以改善口部病变的 PTCA 治疗效果，但仍需要充分球囊预扩张以获得足够大的管径后植入支架，才能有效地降低支架内再狭窄率。此外，常规普通球囊扩张后的支架植入方法还易引起斑块移位，造成邻近血管的狭窄。切割球囊很好地解决了这些难题。研究表明：切割球囊可切断开口病变的弹性成分，使早期弹性回缩明显减小，术后管腔直径增大，易于植入支架，支架也能够充分理想地扩张。有研究推测早期获得的较大管径可能也是冠状动脉开口病变远期再狭窄率降低的原因之一，同时由于内膜损伤较轻微，急诊搭桥、心源性死亡等急性并发症的发生率也都降低。Nassar H 等曾对 48 例冠状动脉开口病变（36 例右冠状动脉开口病变，12 例左冠状动脉开口）应用切割球囊联合金属裸支架，随访 1 年提示治疗效果良好。宋丹等对 47 例对角支血管病变应用切割球囊扩张术，全部成功，切割球囊扩张后残余狭窄程度（20±17）%，术终残余狭窄程度（17±12）%。1 例扩张后出现明显撕裂需要安放支架。随访 3 ～ 6 个月无急性闭塞而需急诊行冠状动脉旁路移植术，无急性心肌梗死发生。

3. 分叉病变

分叉病变仍是冠状动脉介入治疗中颇具挑战性的复杂病变之一。处理分叉病变时常需考虑到球囊扩张或支架植入时斑块移位的可能，这都有可能会累及分叉血管的任一支，或分支开口弹性回缩明显致使介入治疗效果不理想等。分叉病变的手术并发症、靶血管的血运重建比率常高于其他冠状动脉病变，尤其是边支的再狭窄和闭塞是影响手术

治疗效果的重要因素之一，因此多年来有关分叉病变的介入治疗策略也常常处于争议和不断再评价中。分叉病变球囊预扩张后斑块轴向移位和支架植入后嵴部的移位是目前分叉病变治疗策略中的研究重点。在血管分叉位置处理病灶时，可以在放置支架前使用切割球囊系统对分叉部位的斑块先切后扩，不仅减少弹性回缩和斑块移位效应，还可有效地增大狭窄部位血管腔腔径，保证支架植入时的理想扩张。需要注意的是，推荐在放置支架前使用切割球囊系统，而不应从支架侧方插入切割球囊系统来处理血管分叉位置的病灶。

4. 小血管病变

小血管病变无论是采取单纯球囊成形或支架植入都易发生再狭窄，切割球囊为小血管病变提供了一个新的介入治疗方向。Ergene 等对比了切割球囊和普通球囊在直径小于3mm 的小血管介入治疗中的效果，显示两者术终管径增大的程度相似，而切割球囊扩张的内膜撕裂发生率、半年再狭窄发生率和 9 个月临床事件发生率都明显低于普通球囊。切割球囊在小血管病变的应用尚待更多的临床研究结果。

5. 钙化病变

钙化病变普遍存在于冠状动脉的病变中，中－重度钙化是介入治疗操作失败和发生急性血管闭塞、夹层等并发症的重要危险因子。对于冠状动脉的钙化病变，应用普通球囊不能充分扩张病变，容易出现血管内膜夹层撕裂，或存在支架植入困难，严重的钙化会增加支架扩张不完全、再狭窄和支架血栓的风险等，非顺应性球囊、切割球囊及旋磨等均可应用于钙化病变。对于钙化病变，切割球囊可以将扩张时的全部压力集中于很小的刀刃上，使球囊扩张压减小，对血管壁的牵张及损伤减小，术后弹性回缩也减小，并且缩短了扩张时间，提高了手术成功率。李伟杰等报道对 116 处病变行切割球囊扩张，B 型和 C 型病变占 75%，成功率为 94%。董少红等将切割球囊技术应用于非顺应性病变（僵硬或某种程度的钙化病变），总成功率达 87.9%。当传统 PTCA 失败后，与切割球囊技术相比，旋磨花费的时间多、复杂、并发症多。但切割球囊一个明显的不足是由于微型刀片的存在，致使其比传统球囊通过性差，通过近端弯曲的病变困难，从而增加手术的失败率。总的来说切割球囊适合轻度钙化而普通球囊不能扩张的病变，对高度狭窄的中、重度钙化病变，不宜使用切割球囊。

三、切割球囊应用注意事项

研究表明，切割球囊扩张后，再狭窄的发生率与患者临床特征、造影特征及扩张参数无关，只与术中残余狭窄程度有关。因此，降低术中残余狭窄程度成为降低再狭窄率的有效途径。

切割球囊与血管直径的比值与残余狭窄程度成负相关关系，所以应适当选择较大直径的球囊来取得满意的临床效果，降低残余狭窄程度，减少再狭窄率，有条件时可选用 IVUS 或 OCT 测定血管直径，指导切割球囊的选择。选择切割球囊时如果血管直径

≥3.0mm，切割球囊/动脉血管直径比不应超过 1.1∶1.0，在血管直径＜3.0mm 情况下，切割球囊/动脉血管直径比 1∶1 可能更适用，假如使用冠状动脉血管内超声检查测定，那么应当测量管腔中膜到中膜血管直径，并使球囊/动脉比维持在 1∶1。治疗支架内再狭窄时，选择切割直径的型号应略大于原先支架的直径。例如原支架直径为 3.0mm 时，应选 3.25mm 的切割球囊，扩张压力以 8～10atm 为宜。对于首次扩张的病变（De novo 病变），选择切割球囊的直径应与参考血管直径一致（即 1∶1），扩张压力最高不超过 8atm。扩张时的加压方式：每 2～3 秒缓慢加 1 个 atm 逐渐至预定扩张压力，或于小于 4atm 时迅速加压、大于或等于 4atm 时缓慢加压至预定压。到达预定压后应保持球囊于扩张状态 30～60 秒，球囊缓慢撤压后须等待刀片完全回缩后再回撤导管，以防止刀片未回缩状态下回撤导管时拉伤路经的血管壁。同部位可反复多次扩张病变或者沿病变长轴多次扩张，必要时也可以在同一个病变截面的不同方向进行多次扩张，每次进行切割球囊扩张后应进行血管造影。

远端血管的血管壁往往较薄，最好不将切割球囊用于远端病变，防止球囊通过病变困难或扩张时发生穿孔。切忌不要将切割球囊穿过支架的网眼进行扩张，以防止球囊回撤困难。切割球囊为非顺应性球囊，故扩张压力最好在 6～8atm，最大压力不要超过 12atm。不要用切割球囊行对吻扩张术，以防止球囊表面的刀片损坏另一球囊。在应用切割球囊时为保障切割球囊顺利通过病变及防止球囊回撤困难，通常需要使用支撑力较强的导引导管及应用支撑力较强的指引导丝，切割球囊较大不能被回撤至导引导管内，可连同导引导管和切割球囊一同撤出体外，以防止切割球囊过久阻塞冠状动脉开口。

四、结语

冠状动脉内切割球囊成形术是一种安全、有效的介入治疗技术，为部分特殊冠状动脉病变的介入治疗提供了一种新的思路。在支架内再狭窄病变、开口/分叉病变、小血管病变及钙化病变的介入治疗中应用的切割球囊成形术，已成为现代介入治疗的一种重要辅助治疗技术。

武汉亚洲心脏病医院　鄢　华　刘华云

第二节　切割球囊在冠状动脉介入中的应用

切割球囊是一种特殊球囊，它将微切割手术与球囊扩张机制完美地结合在了一起。相对于普通球囊，切割球囊能够利用集中的、较低的扩张压力，对血管壁进行安全、有效的切割，增加最小管腔直径、降低残余狭窄，减少并发症，在复杂冠状动脉（以下简称冠脉）病变处理中发挥重要作用。

一、组成

切割球囊是由 3～4 片尖锐金属刀片（0.25mm 高）纵向安装在非顺应性球囊表面上的装置。3.5mm、4.0mm 直径的切割球囊有 4 个微型刀片，其他尺寸球囊仅有 3 个微型刀片。在球囊未到达病变之前，刀片被紧密包绕在经过特殊折叠的球囊材料之内，不会损伤路径的正常血管。到达病变后，在扩张充盈球囊时刀片伸出球囊外面，造成血管中膜的纵形切口。切割球囊近段导管杆是一种海波管轴，提高了推送力，远端杆由一种易变形的热弹力塑料物质制成，覆盖一层亲水的膜，导丝外口距离导管尖端 24cm。

二、扩张机制

切割球囊开始扩张时，球囊未完全打开，这时刀片逐渐露出于球囊表面，切割球囊上的刀片预先沿血管纵轴方向辐射状切开纤维帽、弹力纤维和平滑肌，形成一个扩开的几何模型，当球囊成型完全扩张时，球囊扩张充盈压力降低，降低血管弹性回缩程度，减少严重撕裂的发生，从而减少单纯球囊 PTCA 时所致的血管损伤，这种先切后扩的方法，不仅即时效果良好，而且远期腔径丢失减少，从而有效达到降低再狭窄的目的。

Hara 等通过血管内超声证实，切割球囊的主要机制是随着球囊加压，附着在球囊的刀片或导丝切开病变部位的内、中膜，随着球囊的逐渐加压均衡扩张。而普通球囊的扩张机制则是由于球囊的扩张导致斑块的压缩、破裂及血管弹性扩张。与普通球囊的钝性、无序扩张相比，切割球囊能以较低的压力获得充分扩张，对血管内膜不规则撕裂小，因而对血管损伤小，有望减少反应性平滑肌细胞增殖，降低再狭窄率。

三、使用方法

切割球囊适用于直径 2～4mm 的血管，切割球囊的长度为 6mm、10mm 和 15mm。切割球囊直径选择标准为其与动脉直径之比不要超过 1.1：1，否则会造成内膜撕裂。切割球囊的外形较一般冠状动脉成形术所用球囊外型大且不易弯曲。使用时应注意：①建议切割球囊在入鞘之前在体外湿化；②尽量直接将切割球囊送至病变处，如输送困难则需使用小球囊进行预扩张；③切割球囊膨胀时缓慢释放，便于切压斑块，每 5 秒增加1atm 逐渐增加至 6～8atm，最大压力时应持续 5～10 秒，以保证球囊充分张开；④当使用切割球囊处理长病变时，首先处理靶病变的远端部分，然后应对近段重叠部分进行扩张，不建议对同一病变进行重复扩张；⑤因切割球囊扩张后球囊回缩缓慢，应延迟回撤球囊入导引导管时间。扩张完毕后，充分回吸为负压，使手术刀片完全收在球囊中，避免导管撤出过程中损伤血管。

四、适应证

多项研究已经证实使用切割球囊血管成形术的安全性与可行性，与PTCA相比使用切割球囊可以减少支架内再狭窄的发生。目前切割球囊主要用在非钙化向心性狭窄病变、小血管病变、开口病变、分叉病变、再狭窄病变。相对禁忌证为病变严重成角＞45°、严重钙化、血栓及血管严重扭曲的病变。

1. 小血管病变

一些研究观察了使用切割球囊与普通球囊在小血管病变中的治疗效果。CBASS试验比较使用切割球囊与普通球囊的安全性与有效性。最初的小型试验表明在处理小血管病变方面，使用切割球囊的效果要优于普通球囊。CAPAS试验是单中心的前瞻性、随机研究，对于血管直径小于3mm的B型或C型病变进行比较的试验。术后和随访结果发现切割球囊组的血管狭窄程度较低。3个月再狭窄率在切割球囊组较对照组显著降低。1年之后，从恶性事件中存活的患者在使用切割球囊组为72.8%，在普通球囊组为61.0%（P=0.047），靶病变重建率在使用切割球囊组为22.1%，在普通球囊组为33.9%（P=0.049）。可见切割球囊在小血管病变中的使用与普通球囊相比，能够降低再狭窄率和靶病变重建率。

2. 开口病变

对自体冠状动脉开口病变的狭窄使用普通球囊后，手术成功率低，且有较高严重并发症的风险，同时因为弹性回缩和痉挛作用而使球囊扩张不理想，再狭窄率高。使用激光或旋切技术解决上述问题常由于再狭窄的发生而得不到好的效果。冠状动脉支架植入与普通球囊相比能够减少局限性de novo病变的再狭窄，然而开口病变再狭窄，特别是小分支再狭窄病变的处理仍是问题，切割球囊与普通球囊相比，对于开口病变的处理更有益，尤其对于直径小于3mm的血管。Chung等比较了自体冠状动脉小分支使用切割球囊和直接支架植入的早期和晚期结果以及对主支血管的影响。研究结果表明，切割球囊对于小分支开口病变是可行的，而且不能引起主支血管的显著狭窄。

3. 支架内再狭窄

支架内再狭窄成分中平滑肌数量越多，球囊扩张时遇到的阻力越大，越容易回弹。Suzuki等证实使用切割球囊，63%的管腔扩大是由于对斑块的切割作用所致，37%是由于球囊对血管的膨胀作用；而使用普通球囊则27%是由于对斑块的挤压作用，73%是由于血管的膨胀。鉴于普通球囊的力学特点，球囊扩张的力转换成向圆周的剪切力可能引起多个弧状夹层，而不是放射状的缝隙。切割球囊治疗支架内再狭窄时刀片集中了球囊的扩张力量，克服狭窄造成的抵抗力。切割球囊可以切开增生的内膜平滑肌组织，与普通球囊相比，切割球囊能够更大程度挤压斑块及减少管壁的弹性回缩，改善管腔的净增加。美国 FDA 已经批准切割球囊用于治疗支架内再狭窄病变。RENO 注册研究是一项在欧洲进行的前瞻性研究，检验了对支架内再狭窄使用切割球囊和放射治疗联合应用的有效性。结果表明冠状动脉放射治疗前先使用切割球囊者能够改善 6 个月临床随访结果。

4. 钙化病变

对钙化等硬病变使用常规球囊是无法扩开的，切割球囊有可能满意扩张。当传统 PTCA 失败后，切割球囊技术用于钙化病变后比旋磨术并发症少。而旋磨花费的时间多、复杂、并发症多。但切割球囊一个明显的不足是由于微型刀片的存在，致使其比传统球囊导管硬，通过近端弯曲的病变困难，从而增加其扩张的失败率。总的来说，切割球囊适合轻度钙化、没有明显狭窄、迂曲的病变，对高度狭窄的中、重度钙化病变，不宜使用切割球囊。

5. 其他

切割球囊是短球囊，不宜用于严重成角病变。其外形轮廓较大，扩张后的球囊回撤不好，在病变近端血管严重弯曲时，扩张后回撤球囊的过程中有可能造成近端血管损伤。为避免球囊多次往返进出冠脉损伤近端血管，扩张后可将球囊保留在原位，造影确认效果满意后再将球囊回撤。对闭塞病变及切割球囊不能顺利到位的严重狭窄病变，可先用普通小球囊预扩张，预扩张球囊直径不宜大，因为使用切割球囊的目的就是减轻内膜损伤程度，并使球囊对内膜造成的损伤较小且规则，如果先用大球囊预扩张，血管内膜已有明显不规则损伤，则失去了使用切割球囊的意义。

五、安全性

切割球囊成形术较安全，这是因为正常人的冠状动脉壁厚度一般都 >1mm，冠状动脉粥样硬化性心脏病患者的冠状动脉内膜又有粥样斑块，而切割球囊的刀片高度只有 0.22mm，工作高度 0.177mm。所以只要选择大小合适的球囊，就不会造成冠状动脉穿孔。使用切割球囊的潜在并发症包括：冠状动脉穿孔、夹层、冠状动脉痉挛和切割球囊嵌顿。

哈尔滨医科大学附属第一医院　田　野

第三节　切割球囊

切割球囊是一类特殊球囊，将微切割技术和球囊扩张结合一起，由 Barath 等在 1989

年发明，并在 1991 年正式报道。1995 年波士顿科技（Boston Scientific）对其进行收购后采用 Maverick2 输送平台，改善了切割球囊的输送性，设计了第二代切割球囊（Ultra2 cutting balloon），证实了切割球囊较普通球囊的优势，并在全球推广应用。2010 年第三代切割球囊（Flextome cutting balloon）采用尼龙材料对球囊作了进一步改进，顺应性更好，同时在刀片上每 5mm 设计一个连接点，使切割球囊具有更好的通过性。目前临床应用的切割球囊主要为第三代产品。

普通球囊的扩张导致斑块的压缩、破裂及血管弹性扩张，容易出现内膜撕裂甚至急性闭塞，之后出现的弹性回缩和对损伤的增生反应也是再狭窄的重要原因。切割球囊是由 3 ～ 4 片尖锐金属刀片（0.25mm 高）纵向安装在非顺应性球囊表面。3.5mm、4.0mm 直径的切割球囊有 4 个微型刀片，其他尺寸球囊有 3 个微型刀片。在球囊未到达病变之前，刀片被紧密包绕在经过特殊折叠的球囊材料之内，不会损伤所过路径的正常血管。到达病变后，在扩张球囊时刀片伸出球囊外面，造成血管中膜的纵形切口。与普通球囊的钝性、无序扩张相比，切割球囊能以较低的压力获得充分扩张，对血管内膜不规则撕裂小，因而对血管损伤小，减少反应性平滑肌细胞增殖，降低再狭窄率。

切割球囊适用于直径 2 ～ 4mm 的血管，直径选择为其与血管直径之比不要超过 1.1，否则会造成内膜撕裂。切割球囊的外形较一般预扩球囊外型大且较硬，不易弯曲，使用时应注意几点：①切割球囊在进入导管之前需进行体外湿化，增强通过性；②应当将切割球囊直接送至病变处，如无法顺利到达病变处，需事先使用小球囊预扩；③释放切割球囊时注意缓慢加压，约每 5 秒增加 1atm 逐渐增加至 6 ～ 8atm，最大压力时应持续 5 ～ 10 秒，以保证球囊充分张开，对病变进行有效切压扩张；④因切割球囊扩张后球囊回缩缓慢，扩张完毕后，应当充分回吸为负压，使手术刀片完全收在球囊中，避免导管撤出过程中伤及血管。

多项研究已经证实使用切割球囊血管成形术的安全性与可行性，目前切割球囊主要用在支架内再狭窄病变、开口病变、分叉病变、小血管病变和钙化病变。相对禁忌证为病变严重成角（>45°）、严重钙化、血栓及血管严重扭曲的病变。

1. 支架内再狭窄病变

支架内再狭窄病变成分中平滑肌数量较多，普通球囊扩张时不易充分扩张，同时容易出现弹性回缩。由于普通球囊的力学特点，球囊扩张的力转换成向圆周的剪切力可能引起多个弧状夹层。切割球囊可以切开增生的内膜平滑肌组织，与普通球囊相比，切割球囊能够更大限度挤压斑块及减少管壁的弹性回缩，改善管腔的净增加。2011 美国 ACC/AHA 发布的 PCI 指南及 2010 ESC 血运重建治疗指南均建议可将切割球囊作为治疗支架内再狭窄的一种手段。美国 FDA 已经批准切割球囊用于治疗支架内再狭窄病变。

2. 开口病变

前降支或回旋支的开口部病变属于高危病变，一旦球囊扩张造成血管夹层撕裂致急性闭塞可危及生命。同时血管开口处具有较丰富的弹性纤维和平滑肌环绕，因此开口病变比其他部位的冠状动脉病变更易发生弹性回缩。由于损伤后增生和弹性回缩的影响，普通球囊预扩后即使植入支架，其再狭窄率较高。由于切割球囊的内膜撕裂明显少于普通球囊，扩张后所获得的血管内径也明显大于后者，故在充分扩张后植入支架可明显降低支架内再狭窄率。Nassar H 等报道对 48 例冠状动脉开口病变（36 例右冠状动脉开口病变，12 例左冠状动脉开口）应用切割球囊联合金属裸支架，随访 1 年提示治疗效果良好。

3. 分叉病变

分叉病变是冠状动脉介入治疗中的复杂病变之一，主要原因在于球囊扩张或支架植入时可能造成斑块移位，从而累及分支造成急性闭塞，或分支开口弹性回缩造成再狭窄，均是影响手术治疗效果的重要因素。分叉病变球囊预扩张后斑块轴向移位和支架植入后嵴部的移位是目前分叉病变治疗策略中的研究重点。在支架植入前使用切割球囊对分叉部位的斑块先切后扩，不仅减少斑块移位和弹性回缩，还可有效地增大狭窄部位管径，保证支架植入时充分释放。

4. 小血管病变

小血管病变无论是采取单纯球囊成形或支架植入都易发生再狭窄，处理小血管病变方面使用切割球囊的效果要优于普通球囊，切割球囊为小血管病变提供了新的治疗方向。既往研究对比了切割球囊和普通球囊在直径小于 3mm 的小血管介入治疗中的效果，显示两者术后管径增大的程度相似，而切割球囊扩张的内膜撕裂发生率、半年再狭窄发生率和 9 个月临床事件发生率都明显低于普通球囊。CAPAS 研究得出了类似结论。目前的临床处理原则是对于血管直径小于 3mm 的病变，多采用单纯切割球囊，对于直径 ≥ 3mm 的病变则宜采用切割球囊联合支架。

5. 钙化病变

钙化病变是介入治疗难点，中重度钙化是介入治疗操作失败和发生急性血管闭塞、夹层等并发症的重要危险因子。对于钙化病变，应用普通球囊不能充分扩张病变，容易出现血管内膜夹层撕裂，或存在支架植入困难，严重的钙化会增加支架扩张不完全、再狭窄和支架血栓的风险等。对于钙化病变，非顺应性球囊、切割球囊及旋磨等均可应用。切割球囊可以将扩张时的全部压力集中于很小的刀刃上，使球囊扩张压减小，对血管壁的牵张及损伤减小，术后弹性回缩也减小，并且缩短了扩张时间，提高了手术成功率。李伟杰等报道对 116 处病变行切割球囊扩张，B 型和 C 型病变占 75%，成功率为 94%。但切割球囊一个明显的不足是由于刀片的存在，致使其通过性差，通过近端弯曲的病变困难，从而增加手术的失败率。总的来说切割球囊适合轻度钙化且普通球囊不能扩张的病变，对高度狭窄的中、重度钙化病变，不宜直接使用切割球囊，可以考虑在旋磨基础上采用切割球囊进行扩张，提高手术成功率。

另外，广义的切割球囊还包括双导丝球囊、AngioSculpt 球囊和棘突球囊。双导丝球囊是一种特殊的半顺应性球囊，球囊外径与快速交换球囊相似，内径较小，具有较好的通过性，在球囊最前端有一长度 12mm 的内腔，指引导丝经内腔走行，用于指引球囊导管方向，球囊表面固有导丝与指引导丝分别位于球囊两侧，呈 180°分布，球囊在较低充盈压力时使两侧导丝产生较高压力的切力，同时球囊扩张时不易移位，能够规则切开斑块组织，并且对血管内膜损伤较小。目前临床常用的双导丝球囊为深圳业聚研制的 Scoreflex 球囊。AngioScore 公司的 AngioSculpt 球囊是在 Scoreflex 球囊基础上进行改进，3 条镍钛合金丝包绕球囊表面形成一个笼子样结构，球囊扩张时螺旋形的金属丝滑动和旋转，线性切割斑块，可有效对斑块进行塑形。对于支架植入有难度的病变，如严重钙化病变、弥漫病变或分叉病变等，该球囊导管易化支架植入难度。目前常用的棘突球囊为日本 Goodman 株式会社的 NSE 球囊，三条尼龙棘突平行分布于球囊上，在扩张时棘突突入斑块，较普通球囊有着更好的扩张效果。

中国医学科学院阜外医院　张海华　俞梦越

第四节　OTW 球囊

OTW 球囊目前主要用在慢性完全闭塞性病变、需要交换导丝的情形下、室间隔化学消融、中心腔测压或取血。大部分球囊标准使用长度是 135cm，更长的（140cm 或 145cm）球囊可用于扩张远端血管或桥血管病变。

OTW 球囊沿着 300cm 导丝滑行，全长可以通过导丝的内腔，尾部呈 Y 形，可分别进入导丝和注射造影剂（图 4-2）。该种球囊其优点：①易于交换钢丝；②因为钢丝通过整个球囊腔，推送力好。缺点主要为：①略微增大的外径和操控杆直径，通过性稍差，对血管壁损伤可能大；②需要两个术者，操作较为繁琐。常用的 OTW 球囊有 Boston 的 Maverick/Apex™ 球囊及 Cordis 的 Ninja 球囊。

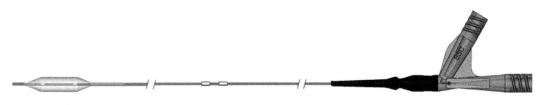

图 4-2　OTW 球囊

目前使用 OTW 球囊方法有两种：导丝球囊同步和后球囊法。前者，将导丝进入球囊尾腔至球囊顶端并通过导引导管从近端到达血管开口，然后导丝送至狭窄近端，球囊沿导丝进入病变并扩张。如果病变复杂，导丝通过困难，可将球囊导管推送至病变近端提供附加支持和力矩控制。如果病变仍不能通过，术者可将OTW放在合适的位置作为传送导管，采取不同的方式操纵导丝或更换新导丝。后一种技术包括推送导丝通过病变而不带有球囊，该技术使得在注射造影剂时可以观察的更清晰，但不能使用球囊来提高支持力，该方法一般需要300cm长导引导丝，也可使用175～195cm的钢丝加钢丝延长线技术。虽然目前OTW球囊在临床应用当中较少，但由于其特殊结构及功能，在临床中仍有其不可或缺的地位，下面向大家介绍OTW球囊在临床的主要应用。

一、OTW球囊在室间隔化学消融术中的临床应用

在肥厚型梗阻性心肌病（hypertrophic obstructive cardiomyopathy，HOCM）的患者当中，有部分患者可以通过室间隔化学消融（percutaneous transluminal septal myocardial ablation，PTSMA）闭塞间隔支血管，造成肥厚室间隔缺血、坏死、变薄，使室间隔收缩力下降或丧失，从而心室流出道增宽、梗阻减轻，达到缓解症状和预防猝死的目的。

在临床手术过程中，我们不可避免的需要一种既具有可将化学试剂直接注入靶血管的特殊功效的内腔式导管，又必须具备可防止化学试剂（通常为无水乙醇）逆流至主干血管的球囊导管。如此情况，OTW球囊恰恰满足需求而无可替代。

术中确定靶血管后，按PTCA技术操作：将导引导丝送达靶血管远端，沿导丝送入合适直径的OTW球囊至靶血管近端，加压充盈球囊阻塞该血管（通常给4～6atm），在球囊持续充盈下（保持初设值），撤出导引导丝，通过球囊中心腔缓慢均速（0.5～1ml/min）注入无水乙醇0.5～3ml（实际注入间隔支血管的量）。通过中心腔注射造影剂以观察有无造影剂通过侧支血管进入前降支或其他血管，观察该间隔支分布区域大小。球囊充盈以封闭拟消融的间隔支10～15分钟后，若患者心脏听诊杂音明确减轻或压力阶差下降，证明该血管为靶血管。必须注意的是OTW球囊通常选用直径为1.5～2.0mm，长度为10mm以下的短球囊。如果OTW球囊通过困难，可重新选择加硬导引导丝提供较好的支撑力。同时，球囊放置位置要足够深，确保注射的无水乙醇不会反流进入前降支。相反，如果球囊在间隔支内放得太深，注射的无水乙醇可能不能消融大部分间隔基底段，导致操作失败。注射无水乙醇结束，球囊撤压后不要立即撤出球囊。OTW球囊撤出体外的技巧：首先解除其内压力，并回抽加压泵呈负压状态。然后灌注残存间隔支5～10分钟后（防止无水乙醇逆流至前降支），在X线下轻柔的将球囊撤出间隔支，一旦球囊进入前降支，连接球囊尾端注射器呈负压抽吸状态快速撤离球囊到体外（图4-3）。

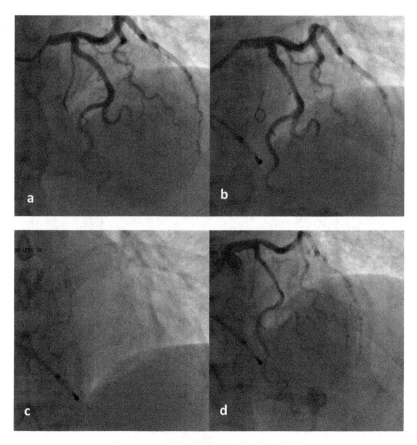

图4-3 ＯＴＷ球囊用于室间隔化学消融

图 a：确定靶血管；图 b：进入导引导丝至靶血管中段；图 c：扩张 OTW，注射无水乙醇，消融靶血管；
图 d：术后评价

二、OTW 球囊在慢性完全闭塞性病变中的临床应用

虽然 OTW 球囊同时具备交换导丝、快速扩张及可提高导丝支撑力等优点，但慢性完全闭塞性病变通常为稳定病变，术者通常更倾向单独应用具有操作方便等优点的快速交换球囊或对血管损伤较小的微导管。特别在逆行导引钢丝技术中，尽管 OTW 球囊近期也在不断改进（如 Boston 的 Apex™ PTCA 扩张导管通过新型双节段内轴杆，Monorail 球囊 TruFeel™Hypotube 及 OTW 球囊 Slope™ 外轴杆技术改进其推送力），可以为导引钢丝提供较好的支撑，提高导丝穿过病变的能力，但是与微导管相比，后者更柔软（可能导致侧支血管损伤甚至穿孔的概率较 OTW 球囊小）和更好地与导引钢丝咬合，从而更顺滑地通过侧支血管。一些新型微导管具有锥形头端，其病变通过能力明显优于 OTW

球囊和传统微导管,所以在逆行导丝技术中多采用微导管而不是 OTW 球囊通过侧支血管。即使如此,因 OTW 球囊可提供支撑,快速扩张病变,故在某些特定急重症的介入治疗中仍有特殊位置(图4-4),左冠状动脉主干(LM)末端急性血栓,严重影响回旋支,前降支开口慢性闭塞,术中生命体征不平稳,且普通导丝无法通过病变,选择 OTW 球囊支撑后导丝顺利通过病变,无须更换球囊,迅速开通病变血管,恢复血流。

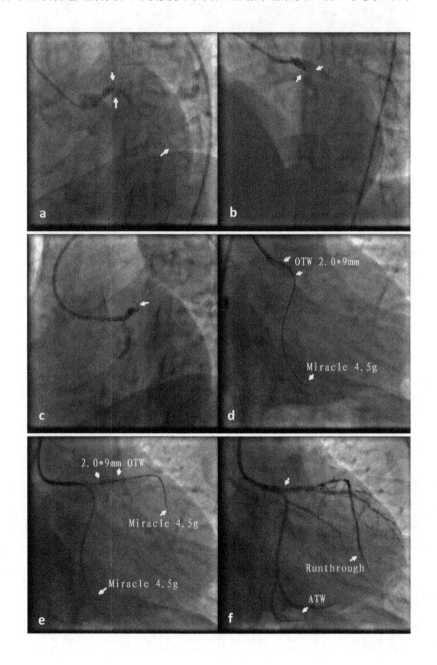

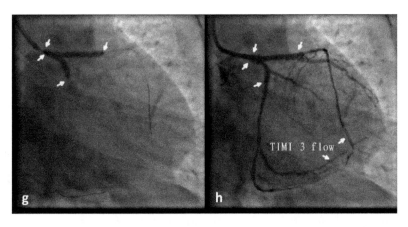

图4-4　通过OTW球囊支撑通过急性LM末端病变

图a：LM：开口20％狭窄，LM末端见大血栓影，第一幅造影见 LAD 开口闭塞；LCX 次全闭塞，血流 TIMI 2 级；图b：LAD 和 LCX 开口均有血栓影，第二幅造影见 LCX 已经闭塞，TIMI 0 级；图c：Runthrough 导丝无法过病变；图d：OTW 2.0 ～ 9mm 球囊支撑下 Miracle 4.5g 导丝过病变，预扩张 LCX；图e：OTW 支撑下 Miracle 4.5g 导丝过病变，2.0 ～ 9mm 球囊预扩张 LAD；图f：LAD 和 LCX 血流均正常，LM 血栓明显；图g：LAD、LCX 支架球囊行双球囊对吻技术（kissing balloon）；图h：右前足支架术后

吉林大学第二医院　李智博

第五节　后扩张球囊的临床应用

支架膨胀不良通常定义为冠状动脉支架植入后，最小管腔直径未达到平均参考直径的 80%。另外，支架贴壁不良在大多数研究中定义为发现一个或多个支架小梁与血管壁分离，例如在血管内超声（intravenous ultrasound，IVUS）中观察到的支架小梁与血管壁间存在血流成分。在当前经皮冠状动脉介入治疗（percutaneous coronary intervention，PCI）发展过程中，后扩张球囊通常用于冠状动脉支架植入后，以实现最优的支架释放。尽管有证据表明，这种做法存在着潜在的风险，但后扩张球囊的使用目前在临床上取得了较好的成效。

一、支架膨胀不良

尽管支架系统在不断地改进，但普遍认为支架扩张往往不能达到理想的效果。因此后扩张球囊成为了普遍需要的辅助措施。几项使用血管内超声的研究表明，支架膨胀不良无论在金属裸支架（bare metal stent，BMS），还是在药物洗脱支架（drug eluting stent，DES）中均表现出一致的发生率。Takano 等人应用 IVUS 发现，BMS 置入后最小支架管腔横截面面积（MSA）只有 62%的支架达到了预期结果，而最小支架管腔直径（MSD）也只有 72%达到了预期直径。Costa 等应用 IVUS 比较了 BMS 和 DES 置入后的 MSD，只有 75%左右的支架达到了预期直径。许多因素都会影响支架的完全膨胀，如技术原因和病变情况。有研究表明，在靶血管直径相对较小或严重弥漫病变处易发生支架膨胀不完全。另外，支架内球囊的压力可能不足以满足支架膨胀的要求。一般情况下，支架的额定释放压力在 12atm。然而即使使用 14atm 释放支架，达到理想膨胀的支架也只占 1/3 左右。还有一个导致支架膨胀不良的重要原因是支架内的半顺应球囊在斑块负荷较重或钙化病变的情况下，不能完全实现支架的理想释放。目前已经有数个临床相关研究表明支架膨胀不良可引起严重的不良后果。有研究表明，通过 IVUS 测量的支架膨胀系数与患者长期预后结果，如支架内再狭窄及再次血管化治疗率（TVR）的相关性。支架内血栓形成虽然不常见，但它确实是一种潜在的危险度极高的 PCI 术后并发症。许多研究都表明，支架内血栓形成与 BMS 和 DES 的膨胀系数相关，约半数的急性和亚急性血栓形成与支架膨胀不良相关。

由于支架膨胀不良存在着显著的临床问题，目前主流提倡对置入后的支架进行后扩张。事实上临床研究已经发现了后扩张球囊在支架膨胀不良中的应用，可对其后续临床结果有着积极的影响。有研究发现，球囊后扩张可大幅增加支架的 MSA（由 6.6mm² 增至 7.8mm²）。AVID 研究也发现，在 IVUS 指导下进行球囊后扩张，支架的 MSA 从 6.9 mm² 提高到了 7.6mm²，同时也产生了较低的 TVR 发生率。当进行了球囊后扩张后，达到理想膨胀系数（支架 MLD ≥ 90%参考血管直径）的支架，从 36%增加到 57%。我国的一项临床研究中，比较了接受 DES 的患者支架植入后是否进行后扩张的随访研究发现，通过血管造影评估 7 个月后支架内再狭窄和支架节段性再狭窄的发生率，在后扩张组中均表现出较低的水平。在相对稳定的冠状动脉病变 PCI 过程中采用球囊后扩张，使支架到达最优释放，增加了 MSA，有可能降低支架的再狭窄率，降低 TVR 和支架内血栓的发生率。因此，球囊后扩张的应用可能会使 MACE 发生率降低。

二、支架贴壁不良

评价最佳的支架植入效果，除了理想的支架膨胀情况外，支架小梁的贴壁情况也十分重要。支架贴壁不良可能会造成支架小梁内皮化的延迟，从而诱发支架内血栓形成。支架内血栓形成大致分为急性和晚期支架内血栓形成。研究显示，急性和亚急性支架内血栓发生率为 0.9%～1.8%，晚期支架内血栓发生率约为 0.6%～0.8%。但无论何种支架内血栓，一旦发生，都面临着严重的后果。总体支架内血栓 9 个月随访时的病死率为 45%～50%。急性和亚急性支架内血栓，有 60%～70%发生非致死性心肌梗死，30 天随访的病死率为 15%～48%。不同的研究发现了支架贴壁不良的发生率为 4%～22%。在 BMS 和 DES 中，支架贴壁不良的发生率较为相似。但是在 DES 中，西罗莫司洗脱支架（SES）的贴壁不良发生率高于紫杉醇洗脱支架（PES）。而在 ST 段抬高心肌梗死患者支架植入后的支架贴壁不良发生率显著高于非 ST 段抬高心肌梗死和不稳定型心绞痛患者人群。

后扩张球囊是一种实现支架小梁贴壁良好的有效手段。Brodie 等对 25 例出现置入后贴壁不良的 BMS 行球囊后扩张的患者进行观察，其中 9 例患者的支架小梁在后扩张后达到了完全的贴壁良好。Hur 等人也同样发现，接受球囊后扩张的支架贴壁不良发病率，明显低于那些未进行后扩张的患者。相反的，在少有选择性进行后扩张的 E-SIRIUS 研究中，支架贴壁不良的发生率表现出较高的水平。在钙化病变应用半顺应性球囊的扩张可能增加支架的边缘夹层和冠状动脉穿孔的风险。而应用非顺应性后扩张球囊可以帮助实现较好的支架对称性，而不增加夹层或血管穿孔的风险。

三、应用球囊后扩张的策略

第一，阻力大的病变。比如一些严重钙化病变或者斑块负荷较重的的病变，对支架内球囊扩张阻力较大。一般在这个时候，我们往往可以通过支架内球囊的轮廓或者支架植入后造影显示的影像来确定支架膨胀不全。当发现支架膨胀不全时，利用非顺应性球囊进行后扩张是一种好办法。

第二，是小血管病变。通常当病变血管稍微小于药物支架名义直径 2.5mm 时，我们就用 2.5mm 的 DES 进行治疗。在这种情况下，支架通常会在一个低压力（9～10atm）下植入以避免支架的过度扩张，而在大多数情况下，DES 都是在 ≥ 14atm 压力下释放置入的，当释放压力小于 14atm 时会有很大的概率发生支架植入不理想，并增加靶血管重建率。因此，此时需要使用 2.5mm 直径并且长度小于支架内球囊的非顺应性球囊进行高压后扩张，以获得满意的支架植入效果。

第三，近远端参考血管直径不匹配的病变。通常情况下，病变远端参考血管直径是小于近端参考血管直径的，支架会参照远端参考血管直径来选择大小和置入，这就会导致支架的近端部分与近端参考血管不贴壁。此时，我们就应该选择大直径而足够短的（以避免扩张到远端支架边缘）球囊对支架的近端部分进行后扩张。

第四，参考血管直径和支架直径不相符的病变。因为支架直径是以每 0.5mm 为一个增加幅度的，这就可能会出现没有合适的支架尺寸跟参考血管直径相同。比如，当参考血管直径为 3.4mm 的时候，我们就找不到 3.4mm 直径的支架。一个 3.0mm 的支架以 18atm 的释放压力释放后直径也仅仅能达到 3.3mm，而一个 3.5mm 的支架只需 7atm 释放压就能放置在 3.4mm 的血管里。当遇到这种情况的时候，使用合适的后扩张球囊（3.5mm）进行后扩张是非常必要的。

第五，弥漫性支架内再狭窄的治疗。Blackman 等人发现使用 DES 治疗弥漫性支架内再狭窄病变时，如果仅仅使用支架释放系统进行植入，不进行后扩张的话，支架膨胀不全是很常见的，仅仅 33%（5/15）的患者获得理想的支架植入效果（最小管腔面积/参考管腔面积≥80%），在进行非顺应性球囊后扩张后，理想支架植入率增长到 60%，并且靶血管重建患者仅有 1 例（22 例中）。最后，是那些具有支架内血栓形成或者靶血管重建高风险的患者。这些患者包括糖尿病患者、心脏射血分数低的患者以及肾功能衰竭患者。此外还包括开口病变、分叉病变、小血管病变以及需要多支架植入（尤其是重叠支架）或者长支架植入的患者。因为最大化 MSA 和支架膨胀良好可以有效减少支架内血栓和靶血管重建，所以，在这些高危患者中进行后扩张是非常有必要的。

四、球囊后扩张的风险

正如上述所说，压倒性的证据表明球囊后扩张可以带来更好的支架膨胀和支架贴壁情况，并具有更好的远期临床结果。在一般情况下，球囊后扩张对患者是十分有益的。然而，我们需要记住的是，这项技术不是没有风险的。几项动物和人类研究表明，由于后扩张引起血管壁损伤和长期炎症反应，所以进行高压扩张可导致新生内膜过度增生和支架内再狭窄率的升高。而 E-SIRIUS 试验进一步表明，后扩张有可能增加支架边缘再狭窄的风险。也有证据表明，支架过度膨胀可导致血栓或斑块碎屑栓塞，并因此导致围手术期心肌梗死的发生。

哈尔滨医科大学附属第二医院　　侯静波　　邢　磊

第六节　双导丝球囊

双导丝球囊是一种新型的球囊导管，其球囊外径与普通球囊类似，在球囊末端有一供导引钢丝走行的内腔，导引钢丝与球囊表面的固有钢丝位于球囊两侧呈 180°，固定在球囊外侧的导丝有效协助球囊通过成角病变；标准导引导丝协助球囊到达目标病变。扩张病变时，双导丝球囊的固有导丝和标准导丝在小压力的状态下联合使用，明显促进斑块断裂，同时又保证球囊在扩张时不易移位。此球囊同时具备了切割球囊和普通球囊的优点，即在规则切开斑块组织时，对内膜的损伤较小，使其对于支架内再狭窄（In Stent Restenosis，ISR）的治疗具有更理想的结果。另外，球囊的设计使其有较好的推送性、跟踪性、跨病变能力和扩张能力，使其同样适用于分叉病变、钙化病变、小血管病变、弥漫性病变、开口病变及预扩张。

双导丝球囊术后即刻造影时，由于球囊导丝凹槽状切割作用，凹槽内造影剂多于凹陷外，因此可见到模糊影像，并非血管撕裂导致。

临床上，双导丝球囊造成血管撕裂的机会较少，且多为 A、B 两型，严重撕裂极为罕见。Mitchell 等报道普通球囊 PTCA 术后 48 小时内，炎症反应强者半年内再狭窄率较高，IVUS 证明为扩张后血管内膜不规则撕裂所致。

双导丝球囊扩张后血管内膜主要表现为规则的撕裂。双导丝聚力球囊已在临床应用并取得良好的介入治疗效果，其聚力纵向切割的扩张模式一方面较普通球囊扩张进一步降低残余狭窄，提高手术成功率；另一方面降低了血管内膜撕裂的发生率，提高手术安全性，十分适合在小血管病变中应用。

应用普通球囊及应用双导丝聚力球囊状动脉进行扩张后的猪的冠状动脉的病理切片，发现应用普通球囊扩张后的冠状动脉内膜破坏较应用双导丝球囊更加明显，可见内膜中层撕裂及血肿现象。应用双导丝球囊扩张后的冠状动脉内膜，其损伤仅局限于切痕处，内膜的其余部分未见明显损伤。国内张琳琳等人也证实在处理小血管病变中，应用双导丝球囊比应用普通球囊更能减少主要不良心血管事件的发生。

在处理分叉病变时，双导丝球囊可以对边支斑块局部塑形，减少斑块的移位及斑块的回缩，有效避免边支血管受累。球囊外导丝对斑块局部产生高压，减轻高压扩张球囊对斑块的全面压迫，扩张压力低，减少边支夹层可能，避免边支植入支架，从而简化手术，降低手术时间及费用。

常见的 FX miniRAIL 双导丝球囊在较低的压力下就能切开斑块。由于压力集中在球囊外的两根钢丝上，钢丝接触的斑块在球囊压力不需要太大时就能被"切"开。同时具有很好的防滑稳定性。FX miniRAIL 比传统的扩张球囊更具有防滑稳定性，因此，大大减少了对病变外组织造成损伤的可能性。优秀的输送性和安全性，柔顺的球囊材料和独特的设计使得 FX miniRAIL 双导丝球囊易于输送，具有较强的通过狭窄病变的能力及再狭窄病变的能力。同时由于球囊外不是刀片只是导丝，FX miniRAIL 和传统扩张球囊具有同样的安全性，适用于原发性病变和支架内再狭窄病变。FX miniRAIL 的适应证非常广泛，在美国和欧洲的临床试验表明，FXminiRAIL 能够安全有效地治疗多种复杂的病变，例如，小血管病变、支架内再狭窄、分叉病变等。

双导丝球囊扩张需采用其特有的操作方式，以发挥其最大扩张优势，达到最佳介入治疗效果。这一操作方法为：首先以 2atm 扩张并持续 2～4 秒，目的是使球囊上的双导丝调整到最佳扩张角度（180°），从而达到最佳切割效果，再而加压至 4atm，并持续2～4 秒，继续加压至 6atm 并持续 2～4 秒，以获得双导丝的聚力切割作用，最后再升至 8atm 或更高，以获得预期的满意的有效管腔。有研究认为逐步的缓慢的加压过程，有利于细胞膜弹性的生理结构，当加压时间较长时，细胞膜的脂质双层弹性结构有足够的时间发生流动变形脂蛋白的补充等以维持细胞膜的完整性。

吉林大学第二医院　赵　雷

第七节　灌注球囊

灌注球囊在球囊远端及近端有多个侧孔，球囊扩张后血流仍可通过侧孔到达病变远端。灌注球囊设计之初是为了尽量避免多支病变、左心功能低下等高危患者在 PTCA 时因球囊扩张时间过长而引起的严重心肌缺血、血流动力学紊乱等一些心脏事件，因此，灌注球囊在 PTCA 时代曾经一度得到极大的认可和使用，尤其是在冠状动脉急性闭塞的患者之中，因为其可以在不完全中端、远端血流的情况下使球囊的扩张时间更长，而扩张时间的长短和冠状动脉成形术的成功率呈正相关，因此在初期的研究结果表明其冠状动脉成形的效果远远优于传统球囊。

虽然在灌注球囊出现之前，已经有一些药物及器械的发明可以使由于球囊短暂扩张引起的心肌缺血的耐受性增加，从而保持血流动力学的稳定。但是患者对药物及器械的反应性是不可预测的，所以在血管成形术中患者还是要面临很大的风险。因此在高危患者在保持球囊扩张的同时而不影响血管远端的血流灌注，从而缓解由于球囊暂时性堵塞血管而引起的心肌缺血是非常必要的。所以一种在球囊扩张时仍可保持血管远端血流灌注的球囊被设计了出来。

灌注球囊由于在其近端及远端都存在侧孔，因此在球囊扩张后，从冠状动脉口撤出导引导管后，近端的冠状动脉压力将血液压向球囊近端的侧孔从而进入球囊中央的空腔，最终从球囊远端的侧孔流出，从而保证冠状动脉远端的血流灌注。远端的血流灌注主要取决于近端的灌注压力。在一项对犬的研究中，应用灌注球囊在冠状动脉内扩张后并未明显减少冠状动脉所支配区域的血流灌注，而应用传统的球囊则发现冠状动脉所支配区域的血流减少了 5 ～ 7 倍；并且延长球囊扩张时间至 90 分钟后，应用灌注球囊后并未发现有明显的心肌缺血或心肌梗死出现。同样在临床研究中，应用灌注球囊时，将球囊扩张时间延长至 15 分钟，也只有轻微的心绞痛或心电图心肌缺血改变，而心肌坏死的酶学改变也是轻微的或不存在的。

灌注球囊主要应用于冠状动脉成形术后形成的夹层病变，需要再次通过延长球囊扩张时间而再次应用在血管成形的患者中，灌注球囊在扩张时，为血管远端的血液灌注提供了另外的通道，因此在血管成形术中当出现因夹层引起的急性冠状动脉闭塞时，灌注球囊不仅可以再次对闭塞的血管成形，而且可以保证对血管远端的血流灌注，因此在冠脉内支架植入术未出现之前，灌注球囊仍是处理该类并发症的首要选择。灌注球囊目前应用相对比较广泛的可能是在冠脉穿孔等并发症中的处理之中，因其可以较长时间的压迫破孔部位，而且可以不间断地对远端的血流进行灌注。

但是灌注球囊同样具有其局限性，首先，对于分支处的狭窄病变，长时间的球囊扩张虽然可以保证冠状动脉远端的血流灌注，但是仍可以引起分支所供应区域的心肌缺血和坏死。其次，血流经过灌注球囊后，冠状动脉远端的血流速度变慢，从而加大冠状动脉远端形成血栓的概率。最后，灌注球囊并不能完全保证对冠状动脉远端的血流灌注，也就是说灌注球囊并未被证实能够完全在球囊扩张时能够避免心肌缺血或者心肌梗死的发生。

随着冠脉内支架植入术的应用，灌注球囊在冠状动脉介入治疗中的应用也越来越少，而且其应用目前仍缺少大规模的临床试验来进一步证实。

吉林大学第二医院　赵　雷

第八节　耐高压乳突球囊扩张导管

耐高压乳突球囊扩张导管（商品名：GRIP™）是一款由瑞士 Acrostak 厂家生产的、独具特色的防滑耐高压球囊（图 4-5），主要针对支架内后扩张、支架内再狭窄、钙化病变等需要耐高压防滑的挑战性病变。GRIP 的设计意指使用在容易滑动的位置，由于可以减低因扩张过程中球囊滑动造成血管创伤的风险，使得 GRIP 在安全性要求较高的病变位置比一般球囊更具优势。

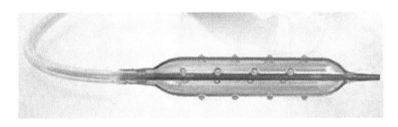

图 4-5　乳突球囊示意图

一、乳突球囊的特性

1. 独特的乳突球囊结构

与常规球囊相比，乳突球囊囊体部分有均匀分布的乳突来增加摩擦力，起到防滑作用，乳突球囊的组成除球囊上的乳突外，其他部分与常规球囊类似（图 4-6）。

（1）乳突：乳突与囊体一体成型，实心，保证球囊使用过程中乳突脱落带来的安全性隐患。乳突高度仅为 50μm，对球囊整体通过外径不会造成太大影响，同时在扩张过程中也只是起到防滑固定的作用，而不会在支架后扩张过程中对支架丝的完整性造成威胁。从横截面观察乳突，乳突为四排间隔 90°排列（图 4-7），这样的设计使得球囊硬度降低，能够使得球囊更好地通过迂曲血管及弯曲病变，同时在有效扩张病变时提供卓越的稳定性。为保证球囊乳突高压扩张的均匀性，针对不同规格型号的乳突，有不同数量和间隔的乳突分布。

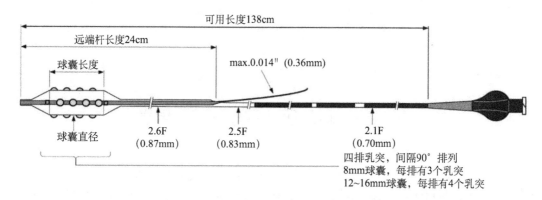

图 4-6　乳突球囊导管的组成成分

其中 8mm 长度球囊上有 3 个乳突，间距为 1mm；12mm 长度球囊为 4 个，乳突间距为 1.7mm；16mm 长度球囊为 4 个，乳突间距为 3mm。在目前市面上，GRIP 球囊是唯一一款拥有乳突结构的球囊。

（2）Hydrolubic 亲水涂层：球囊无亲水涂层提供了防滑作用，利于准确定位，不损伤正常血管，并为推送杆亲水涂层提供了良好的推送力及跨越病变的能力。

2. 耐高压材料

GRIP 球囊采用的是具有耐高压的非顺应性材料改性聚酰胺（Polyamide，PA）。该材料具有良好的韧性，提供了耐高压性、低顺应性。其耐

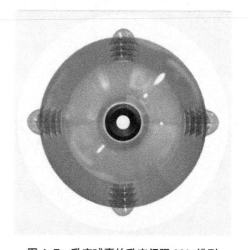

图 4-7　乳突球囊的乳突间隔 90°排列

磨性有较好的抗针刺作用，自润滑性能好，可降低摩擦力，能够在保证球囊耐高压使用安全性的同时，提高通过性，增加术者的使用舒适度。球囊的非顺应性在同类功能产品中，爆破压处于较高水平，达到 22atm，能够保证后扩球囊的扩张有效性和安全性。

3. 耐针刺性

针对钙化、支架内再狭窄等硬病变，球囊囊体的耐针刺性显得尤为重要。测试表明，

GRIP 乳突球囊在 20atm 扩张时，其抗针刺效果高于其他高压球囊 30%（图 4-8），因此能更高的应对复杂病变。PA 材质：高压、低顺应性、自润滑性，RBP 可达 22atm。

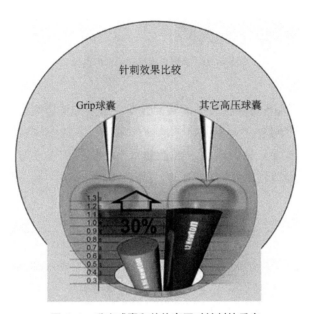

图 4-8　乳突球囊和其他高压对针刺的反应

4. 小于 4° 推送杆设计

只有当导丝和球囊处于同一轴线时，才能够保证术者施加给球囊的推送力不被分解而造成损失，从而使球囊能够更加顺畅的沿着导丝前进。乳突球囊采用近乎平行的推送杆设计，推送杆与导丝出口＜ 4°（图 4-9），有效降低摩擦力，增强球囊与导丝的同轴性，有效提高球囊的推送力、追踪力及跨越病变的能力。而体外模拟测试显示，当球囊推送杆与指引导丝出口间的夹角＜ 4° 时，才能有效地降低摩擦力，提高推送性和追踪性。

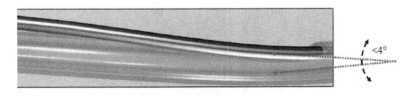

图 4-9　推送杆与导丝出口角度

5. 舌形连接专利设计

在球囊近端与推送杆的连接处采用新型"舌形"设计（图 4-10），利于推送杆的力度传递，为球囊提供了卓越的推送性及灵活性，使球囊更易于通过慢性完全闭塞病变。

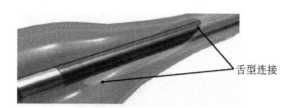

舌型连接

图 4-10　球囊与推送杆的舌形设计

　　针对上述特点，GRIP 耐高压乳突球囊能够安全有效的扩张复杂病变，其具有的独特乳突结构，能够在扩张过程中起到独特的防滑作用，不会造成球囊和病变的相对滑动，从而保证球囊扩张的安全；而具有优异性能的耐高压耐针刺效果的材料使用，使得病变能够被有效扩张，达到球囊扩张的效果，恢复正常血流（表 4-1）。

表 4-1　乳突球囊的特性

突出特点	技术参数
乳突防滑	• 囊体表面 4 排乳突设计能在有效扩张病变时提供卓越的稳定性
高压 & 耐针刺性	• 卓越的制作工艺和设计赋予球囊高耐针刺行，在扩张钙化病变时有效降低硬病变对囊体的损伤 • RBP 22atm
选择性亲水涂层	• 囊体表面无亲水涂层 • 球囊头端及后端锥形至导丝出口（24cm）有亲水涂层
< 4° 推送杆设计	• 近乎平行的推送杆设计，增强了球囊与导丝的同轴性

二、乳突球囊的适应证

1. 支架后高压后扩张（图 4-11）。

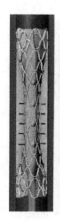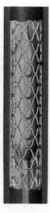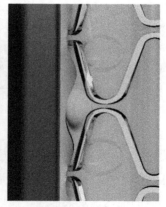

图 4-11　乳突球囊后扩张示意图

2. 支架内再狭窄 - 纤维增生病变的扩张。

3. 严重钙化病变 - 预扩张、后扩张。

4. 需要良好预扩张的病变，如左主干、分叉、开口病变、双支架后双层支架口部扩张等。

5. 需要防滑的病变 - 支架内再狭窄、高纤维化病变等（图 4-12）。

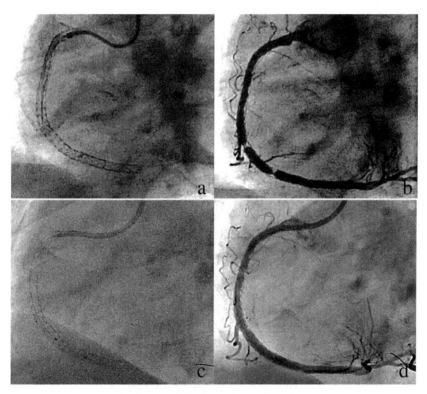

图 4-12　支架内再狭窄及扩张后效果

a 右冠状动脉内支架；b 支架内再狭窄；c 球囊进行扩张；d 扩张后效果

三、乳突球囊顺应性

球囊的顺应性是指球囊直径随扩张压力增加而变化的程度，按球囊的顺应性高低可分为高顺应性、半顺应性和非顺应性球囊。乳突球囊 GRIP 是非顺应性球囊，即"高压球囊"，其顺应性一般小于 0.01mm/atm，即在工作压力段内扩张压增加 1mm 时，球囊直径扩大幅度 < 1%。乳突球囊的命名压 11atm，破裂压 22atm，顺应性表（4-13）。

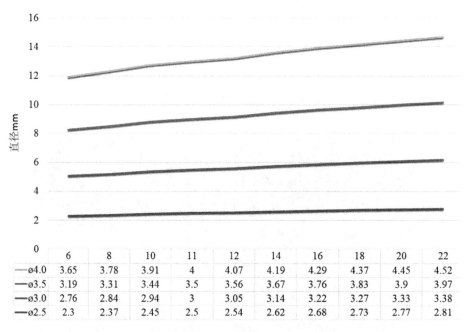

	6	8	10	11	12	14	16	18	20	22
ø4.0	3.65	3.78	3.91	4	4.07	4.19	4.29	4.37	4.45	4.52
ø3.5	3.19	3.31	3.44	3.5	3.56	3.67	3.76	3.83	3.9	3.97
ø3.0	2.76	2.84	2.94	3	3.05	3.14	3.22	3.27	3.33	3.38
ø2.5	2.3	2.37	2.45	2.5	2.54	2.62	2.68	2.73	2.77	2.81

图 4-13　直径 2.5 ~ 4.0mm 乳突球囊顺应性表（mm/atm）

四、应用 GRIP 球囊过程中常见问题

表 4-2　应用 GRIP 球囊过程中常见问题

问题	回答
GRIP 的平均卸压时间？	卸压时间与球囊型号相关；同时也取决于扩张球囊时使用的压力。GRIP 与其他高压球囊的卸压时间近似。
乳突是否和球囊相通？	乳突是用固体材料制作的，不会和球囊一起扩张。这样在扩张过程中即使球囊在低压力时，乳突也会发挥作用，球囊不会产生滑动。
使用 GRIP 造成夹层的风险有多大？是否比高压球囊风险高？GRIP 球囊的创伤性是否更大？	GRIP 的设计意指使用在容易滑动的位置。在这些病变中，普通平滑表面球囊滑在扩张过程中不均匀扩张和球囊滑动造成的力学冲击伤害，导致创伤至血管撕裂。GRIP 球囊位置控制上更加安全，所以能更好地预防血管创伤和撕裂。
传统球囊会造成不规则夹层。GRIP 球囊的乳突是否会造成更加不规则的夹层？在特定情况下，是否有可能使用 GRIP 球囊替代切割球囊？	由于 GRIP 球囊可降低因扩张过程中球囊滑动造成血管创伤的风险，使得 GRIP 在安全性要求较高的病变位置比一般球囊更具优势，GRIP 是一款为后扩张，支架内再狭窄处理及钙化病变处理而设计的耐高压球囊。
乳突是如何连接到球囊上的？	乳突的连接方式是 Acrostak 的专利技术。

问题	回答
乳突是否是中空的？是否容易脱落？	乳突是实心的，使得其在球囊压力较低时也具有良好的防滑能力。乳突在正常使用过程中不会出现脱落情况。
乳突间距是多少毫米？ 8mm 和 10 ~ 12mm 的球囊的乳突间距是否相同？	根据不同型号，乳突间距有所不同： 球囊长度 8mm ≥乳突间距 1mm 球囊长度 12mm ≥乳突间距 1.7mm 球囊长度 16mm ≥乳突间距 3mm
外径数据是否将乳突计算在内？	通过专业技术，使得乳突对球囊外径的影响减小到最低。但 GRIP 的外径仍略大于相同型号的其他球囊。使用者需明确 GRIP 球囊是一款用于后扩张及钙化病变的球囊。如果需要最小的外径，例如用于 CTO 病变，建议使用 CTO 球囊。
GRIP 3.0 的进入外径和通过外径	进入外径：0.46mm 通过外径：1.03mm
GRIP 的亲水涂层位置？多长？	涂层涂布在球囊头端，球囊末端的推送杆。球囊体无涂层以确保防滑性能。
GRIP 的回卷是什么样的？三折还是双折？	回卷形状取决于选用球囊的长度。大部分型号是双折的。

首都医科大学附属北京潞河医院　郭金成

第九节　放射球囊

虽然冠状动脉支架的广泛使用已经大大降低了单纯球囊扩张术后管腔弹性回缩和再狭窄的发生率，但支架内再狭窄的发生率仍然高达 5%。支架内再狭窄的主要原因是血管内膜的过度增生，其发生与局部管腔血管平滑肌的过度增殖、迁移有关。放射球囊是将放射性液体或气体灌注入球囊内，通过传送系统送入病变部位，利用放射性物质的局部照射作用来抑制病变部位血管平滑肌细胞的增殖，达到治疗管腔再狭窄的目的。

放射球囊通常选择能量衰减快、穿透距离相对短的放射线源作为灌注物质。β 射线与 γ 射线都已经被证实具有较好的疗效和可行性。国内多应用 32P 放射性核素作为灌注物质，国外有报道应用 133Xe 气体灌注球囊。

放射球囊的应用与普通球囊相似，将球囊送达病变部位后，经球囊导管外接口注入放射线物质，根据计划的照射时间和吸收剂量进行照射，使用后按放射性物质处置。

放射球囊的安全性和有效性已经得到验证，同时亦有报道研究不同剂量对血管内平滑肌增殖的抑制效果。

目前放射球囊的临床应用并不广泛。主要原因除了对放射性物质污染的风险顾虑外，也与近年来多种治疗支架内再狭窄的技术发展有关。新一代可降解药物支架、药物涂层球囊等技术发展都在治疗支架内再狭窄中体现了良好的有效性和安全性。目前对于放射球囊治疗支架内再狭窄的远期有效性和安全性还需要多中心随机对照研究和长期观察的印证。

吉林大学第二医院　李　波

第十节　药物涂层球囊操作细则及注意事项

介入治疗是冠心病治疗领域的革命性突破，从 1977 年至今，介入治疗经历了三个里程碑式的飞跃，从单纯球囊扩张（PTCA）到裸金属支架（BMS），再到药物洗脱支架（DES）。2006—2007 年 ESC 公布的多项临床试验，使得人们开始对 DES 安全性问题进行思考。并且对于小血管病变和分叉病变的处理尚无好的解决方法，同时支架内再狭窄的进一步处理问题：继续植入支架还是单纯球囊扩张？目前仍是介入治疗领域的挑战。药物涂层球囊（drug-eluting balloon，DEB）是在传统球囊上，均匀地涂上紫杉醇和造影剂（碘普罗胺）的混合基质，只需要短时间的接触已经足以抑制细胞增殖。该方法具有明显的优势，可以使药物在血管壁均匀分布，在不使用高分子聚合物下可以使药物立即释放，具有潜在降低抗血小板治疗的强度和持续时间的作用，可以使某些适应证的再狭窄发生率降低，最终在体内降解并不留下任何的残留物。药物球囊的出现也许能够为目前介入治疗所遇到的难题带来新的希望。

目前，已有多个国际指南/共识/文件涉及药物涂层球囊（DEB）的临床应用，其中包括2010版心肌血运重建指南、2010 年 12 月英国 NICE 新普立治疗支架内再狭窄（ISR）指导文件、2013 年 8 月德国共识专家组 DEB 临床应用专家共识（更新稿）、2014 年 9 月的 ESC/EACTS 心肌血运重建指南。本文主要从药物涂层球囊的操作细则及注意事项进行详细的介绍。

一、病变的预处理

使用传统球囊进行预扩张，即在使用 DEB 之前，一定要对病变处进行充分预处理，药物涂层球囊并不是直接物理解除病变狭窄的工具，而是输送药物的工具，因此需要使用传统的球囊进行充分的预扩张，不能将药物涂层球囊作为解除狭窄的工具。而是结合预处理的情况，再决定下一步是否继续采用 DEB 治疗策略。冠状动脉造影观察发现，有 20% ～ 40% 经皮内腔冠状动脉血管形成术（PTCA）后发生血管夹层。根据国家心脏、肺和血液研究所（NHLBI）的分类系统对夹层进行分类，对 A 和 B 两种类型的夹层比较研究显示，与没有冠脉夹层发生的人群比，有冠脉夹层人群的病死率并没有明显增加。然而，在单独球囊血管形成术后，C ～ F 类的夹层将导致短期和长期并发症的发生率明显增加。

根据冠状动脉夹层的形态学特点及严重程度，目前统一按照美国国立心肺血液病研究所标准分为 A ～ F 共 6 型（图 4-14），旨在评价冠状动脉夹层的预后并对治疗提供依据。

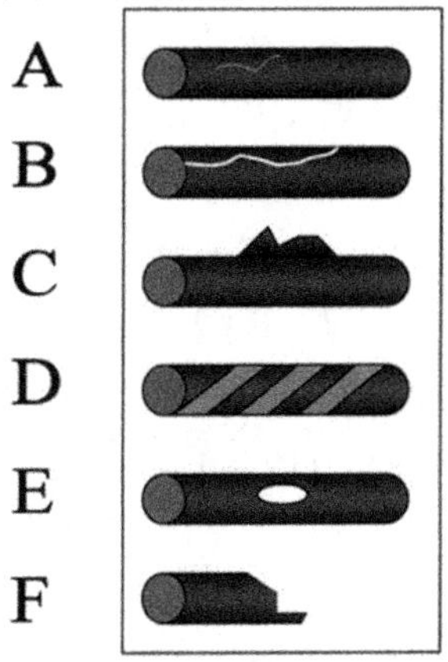

A 型：管腔内少许内膜撕裂透亮影，少量或无造影剂滞留。

B 型：由透 X 线区分开 2 个平行管腔，少量或无造影剂滞留。

C 型：冠状动脉管腔外有造影剂滞留。

D 型：冠状动脉管腔呈螺旋形造影剂充盈缺损。

E 型：内膜撕裂伴持续的造影剂充盈缺损。

F 型：内膜撕裂伴冠状动脉完全闭塞。

A 型和 B 型轻微夹层不用处理，发生率为 90%；C ～ F 型夹层需要植入支架，发生率为 10%。

图 4-14　冠状动脉夹层分类

病变预处理被认为是 DEB 治疗必须执行的初步处理。预处理的主要目的是确定患者是否是与手术相关 C ～ F 类型的限流性夹层和促进药物的输送和释放。病变预处理最简单的方法是采用无涂层的半顺应性球囊，球囊与血管比例为 0.8 ～ 1.0，球囊扩张压力高于命名压力。在一些复杂的病变中，则采用非顺应性的高压球囊或切割球囊，甚至考虑对于钙化病变进行旋磨，同时可附加血管内成像（IVUS、OCT）或功能性测量（FFR）。

二、支架内再狭窄

目前针对支架内再狭窄（in-stent restenosis，ISR）的治疗手段包括普通球囊的单纯扩张术，再次植入金属支架或药物支架，动脉粥样硬化斑块切除术或血管内短距离放射治疗术。其中药物支架是主要方法，尤其对于长的 ISR 病变，但再次 ISR 的发生率仍可达 20%。随机临床实验显示 DEB 对冠脉支架内再狭窄有良好效果。PACCOCATH ISR Ⅰ和Ⅱ随访 2 年的综合分析显示：6 个月随访时 DEB 组与普通球囊组比晚期管腔丢失显著降低（$P < 0.01$）；再狭窄率分别为 6% 和 49%；主要心血管事件在普通球囊组为 46%，而 DEB 组为 11%，且 2 年随访期间未发生支架内血栓事件，显示 DEB 良好的安全性和有效性。Unverdorben 等将 131 名 ISR 患者随机使用紫杉醇洗脱球囊和紫杉醇药物

支架治疗，结果表明对 ISR 的治疗，紫杉醇洗脱球囊至少与紫杉醇药物支架一样有效，因此治疗 ISR 时，可以避免再次的支架植入治疗。2010 年欧洲心脏病学会的冠脉介入指南推荐 DEB 作为金属支架发生 ISR 后的治疗手段之一（Ⅱa 类证据）。

对于 ISR 病变的预扩张首选非顺应性球囊和（或）切割球囊进行预扩，也可选择使用传统或半顺应性球囊，长度不长于支架，直径小于参考血管直径 0.5mm，球囊 / 血管直径比率 0.8～1.0，扩张压力为命名压或高于命名压。对于有钙化或硬斑块的 Denovo 病变，建议使用切割球囊和 / 或非顺应性球囊进行预扩张，因为它们可以使病变处受力均匀，扩张充分，不容易引起夹层；可以预判药物球囊是否容易到达病变部位。预扩张时，可以适当延长扩张时间 10～20 秒，判断患者的缺血预适应状况，压力在 8～14atm。如果一次预扩张没有达到满意效果，可以重复 2～3 次，直到有满意的预扩效果。在充分预扩张后，如果满足以下三种情况可以使用药物球囊治疗术：没有夹层或者 A 型、B 型夹层；TIMI 血流Ⅲ级；残余狭窄≤ 30%。如果充分预扩张后，不满足任何以上三种情况之一，则采用其他介入治疗术式进行治疗（药物支架、裸支架、可降解支架等）（图 4-15）。

病变准备

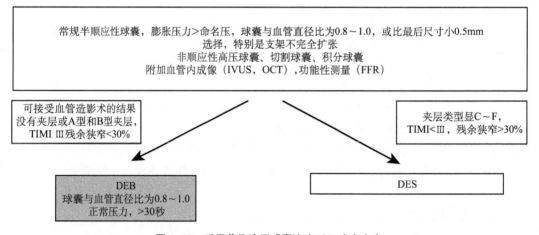

图 4-15　采用药物涂层球囊治疗 ISR 病变方案

三、小血管病变

小血管通常是指直径在 2.0～2.8mm 的血管，在经皮腔内冠状动脉介入治疗（PCI）后，小血管病变（small coronary vessels，SVD）发生再狭窄是一个仍未解决的问题。PICCOLETTO 的研究共有 57 位 SVD（< 2.8mm）的患者被随机分到 Dior DEB 组或药物涂层 Taxus Liberte 支架组。主要终点是随访 6 个月时狭窄直径的百分比，其中

Dior DEB 组的直径的百分比为 43.6% 比 Taxus Liberte DES 组的 24.3% 高（$P=0.02$）。BELLO 的试验是目前 DEB 和 DES 比较的最大临床随机试验。总共有 183 位 SVD（＜ 2.8mm）再次病变的患者被按 1∶1 的比例随机分到 DEB 组（意大利）或 Taxus 组。结果显示晚期管腔丢失（late lumen loss，LLL）DEB 组（0.09 ± 0.38）mm 优于 Taxus 支架组（0.30 ± 0.44）mm（$P=0.001$）。DES 治疗组与 DEB 和 BMS 联合治疗组的 LLL 相似 [（$n=15$，（0.37 ± 0.51）mm，与 DES 比较 $P=0.59$]，而单独 DEB 治疗组的 LLL 最低，为 0.03mm。DEB 治疗组的再狭窄和 MACE 发生率为 10%，而 Taxus 组为 16%（$P=0.25$）。

在冠状动脉直径为 2.0 ～ 2.8mm 的 SVD 中，其病变部位应首先采用传统球囊进行预扩张。建议采用球囊与血管直径比为 0.8 ～ 1.0（≥ 12atm）。随后在没有夹层剥离或严重回缩情况下进行 DEB 扩张，且 DEB 的范围要比传统球囊扩张区域两端长 2 ～ 3mm，在常压下膨胀至少维持 30 秒，推荐 60 秒。假如有限流性的夹层剥离（NHLBI 分类等级为 C ～ F）和（或）传统球囊预处理后残余狭窄≥ 30%，则选择 DES 植入治疗或在 DEB 膨胀后进行 BMS 支架植入术，注意避免发生扩张区域地理性缺失的出现（图 4-16）。

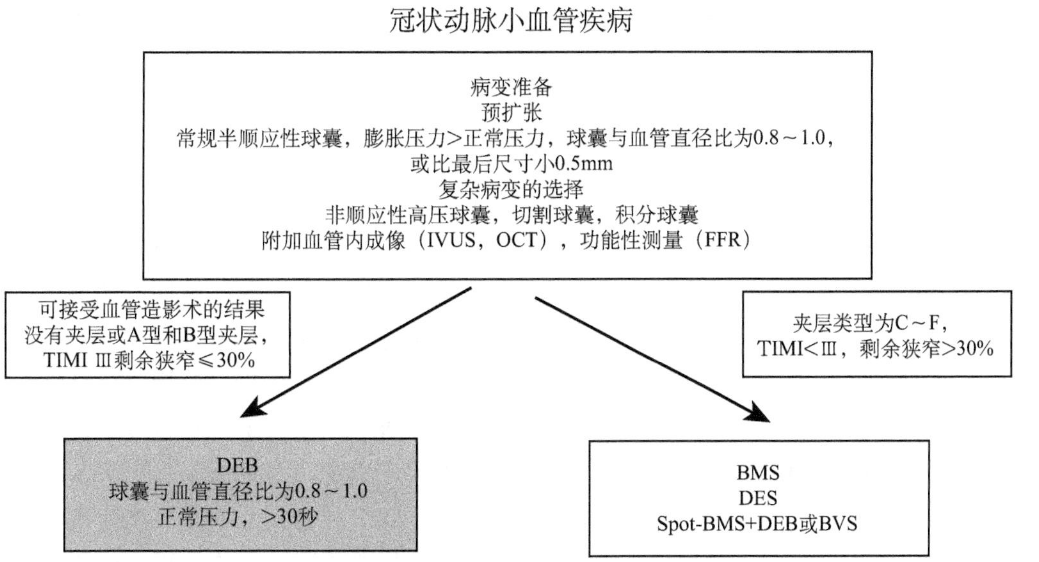

冠状动脉小血管疾病

病变准备
预扩张
常规半顺应性球囊，膨胀压力＞正常压力，球囊与血管直径比为0.8～1.0，
或比最后尺寸小0.5mm
复杂病变的选择
非顺应性高压球囊，切割球囊，积分球囊
附加血管内成像（IVUS，OCT），功能性测量（FFR）

可接受血管造影术的结果
没有夹层或A型和B型夹层，
TIMI Ⅲ剩余狭窄≤30%

夹层类型为C～F，
TIMI＜Ⅲ，剩余狭窄＞30%

DEB
球囊与血管直径比为0.8～1.0
正常压力，＞30秒

BMS
DES
Spot-BMS+DEB或BVS

图 4-16　采用药物涂层球囊治疗 SVD 病变的方案

四、分叉病变

PEPCAD Ⅴ 研究探讨了药物球囊在分叉病变中应用的安全性和有效性。这项研究共入选了 28 例左冠状动脉分叉病变的患者，先对主支和分支血管应用药物球囊充分扩张，

然后在主支植入裸金属支架，当分支血管血流小于 TIMI Ⅲ级或残余狭窄 ≥ 50% 时才对分支植入裸金属支架，术后即刻造影显示主支的最小管腔直径从（0.80±0.39）mm 增至（2.56±0.44）mm（$P < 0.001$），分支的最小管腔面积由（1.00±0.46）mm 增至（1.87±0.35）mm（$P < 0.001$）。主支的直径狭窄率由 73%±13% 降至 15%±9%（$P < 0.001$），分支的直径狭窄率由 59%±19% 降至 23%±11%（$P < 0.001$）。随访 9 个月后，主支血管的晚期管腔丢失及最小管腔直径分别为（0.38±0.46）mm、（2.2±0.60）mm，分支血管的晚期管腔丢失及最小管腔直径分别为（0.21±0.48）mm、（1.7±0.44）mm，有 2 例患者出现分支无症状的再狭窄病变，1 例患者出现主支血管再狭窄病变并行靶血管重建；2 例患者出现晚期支架内血栓，随访过程中无患者死亡。

DEBIUT 注册研究共入选了 20 例分叉病变的患者，他们应用药物球囊对主支和分支血管进行充分扩张，然后再按照必要性支架植入术的原则，对主支行支架植入，结果显示手术即刻成功率为 100%，术中无分支血管急性闭塞或必须植入支架，4 个月随访过程中，无急性心脏缺血事件发生。

对于涉及分叉病变血管（图4-17），步骤1：主分支（MB）的预扩张和（或）侧分支（SB）常规球囊形成术。选择球囊血管直径比为 0.8 ~ 1.0 和常规压力或如果存在残余狭窄，选择高压力（16 ~ 20atm），球囊的长度应该与狭窄的长度一致。步骤2：结果评估。评估是否夹层剥离或根据 NHLBI 分类法为 A 和 B 的夹层剥离。是否主分支的残余狭窄 < 30% 或侧分支的残余狭窄 < 75% 和 TIMI 流量小于 Ⅲ 级，如果没有继续步骤 B，否则继续进行步骤 A。步骤 A：应用 DEB 治疗侧分支（SB），DEB 扩展到主分支以内的 4 ~ 5mm 及远端超出预扩张区域的 2 ~ 3mm，球囊血管直径比例为 0.8 ~ 1.0，采用 8 ~ 10atm 的压力，至少维持 30 秒。现在继续采用 DEB 治疗主分支（MB），以相同的方法将球囊覆盖扩展到预扩张区域两端的 2 ~ 3mm。步骤 B：如果对 SB 和 MB 的结果不满意，采用主支 DES 和必要时分支支架植入术。如果是仅是 SB 的结果不满意，SB 将植入支架，主分支内通常也无法避免支架，如果分支支架对主支无影响，主支采用药物球囊也是一种选择。如果对 SB 和 MB 进行支架植入术，如果 SB 的植入的支架对 MB 没有造成损伤，则 MB 可以仅选择 DEB 治疗。如果仅是对 MB 的结果不满意，则对 MB 进行 DES 治疗，而 SB 进行标准方法治疗，MB 植入 DES 前对分支行 DEB 治疗。在 MB 支架植入之后，一般情况下需要进行球囊对吻扩张。然而，如果主支支架未影响分支，根据步骤 2 标准其结果可以接受，则不需要再进行分支球囊扩张。

在出现严重的冠脉夹层（NHLBI 分类等级 C ~ F）或 TIMI 流量 < Ⅲ，同时伴有严重的弹性回缩，主支 30% 和分支为 75% 以上，此种情况下建议植入 DES。

至今为止仍未有关于 DEB 和 DES 联合治疗分支病变方面数据的报道。然而，DES 在主分支病变的应用和 DEB 在分支病变的应用似乎是很合理的，我们正在进行的研究结果表明此种方案具有良好的治疗效果。

分叉病变

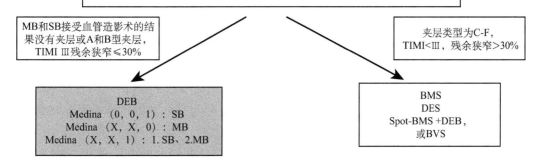

图 4-17　推荐采用单独 DEB 治疗方法对分支病变进行治疗

结合国际使用经验与目前 DEB 在中国临床应用情况，DEB 的主要使用原则有四点：

（1）使用"DEB only"策略可以达成最佳的结果：即在手术过程中，如果 DEB 治疗后已经达到满意的效果，而不用补救性植入支架，则有利于血管自身恢复，从而达到远期安全有效的结果，使患者长期显著获益；

（2）使用传统球囊进行预扩张（病变准备）：即在使用 DEB 之前，一定要对病变处进行充分预处理。结合预处理的情况，再决定下一步是否继续采用 DEB 治疗策略；

（3）在术中，如果要使用 BMS，必须确保避免"地理性缺失"：结合之前 PEPCAD Ⅰ 的使用经验，如果在 DEB 使用后出现严重夹层，需要补救性植入 BMS，这时要选择 BMS 的长度小于 DEB 的长度；或者如果植入的 BMS 长度大于之前使用的 DEB，则需要在植入 BMS 之后，再次使用新的 DEB 以确保病变处与 BMS 覆盖处都有 DEB 药物的作用；

（4）药物涂层球囊并不是直接物理解除病变狭窄的工具，而是输送药物的工具。

术中 DEB 治疗时一般注意事项包括：

1）不要用手触摸药物球囊部位，不能用生理盐水或其他液体浸泡，因为药物直接涂于球囊表面，用手触摸或接触液体容易引起药物丢失；

2）选择药物球囊与血管参考直径比率为 0.8 ～ 1.0，要尽可能快的到达病变部位；

3）扩张药物球囊时使用适中的压力（通常为命名压 7 ～ 8atm），以避免夹层，因为药物涂层球囊并不是直接物理解除病变狭窄的工具，而是输送药物的工具；

4）推荐药物球囊扩张持续 60 秒，至少扩张 30 秒以上；

5）避免预处理部位或支架部位与药物球囊之间的地理缺失，确保药物球囊覆盖预处理部位长度并超出边缘各 2 ～ 3mm；

6）药物球囊为一次性使用装置，不能重复使用，因为经过 30 ～ 60 秒扩张后药物球囊上的药物已经基本全部释放到病变部位了，重复使用不能达到输送药物的效果。

对于特殊情况患者需要注意：

7）对于心功能不好的患者，RCA 近端，LAD 开口及近端的病变，若患者能够耐受，扩张时间以 30 秒为宜；

8）药物球囊治疗 ISR 出现严重夹层后，需要裸支架补救性治疗，并避免地理性缺失。

DEB 治疗后抗血小板策略注意事项：

1）单纯使用药物球囊术后双抗治疗为 3 个月，如果联合支架治疗，按照支架治疗的双抗治疗要求给药；

2）如果短期内需行外科手术治疗，且单纯使用药物球囊，可以考虑缩短双抗治疗时间为 1 个月。

快速发展的介入治疗新技术，如使用可降解聚合物基质的 DES，无聚合物基质的 DES，完全可降解支架、DEB 等都为目前介入治疗领域的挑战提供了新的治疗策略。DEB 目前不能取代 DES 的地位，与 DES 相比其有一些无可比拟的优势：可以避免再次植入支架；没有多聚物涂层的炎症刺激，可以减少再狭窄和晚期支架内血栓的发生。临床证据也显示，DEB 治疗 ISR 效果确实对于合适的患者完全可以代替支架植入。DEB 治疗小血管病变、分叉病变以及一部分冠脉血管原发病变也有较好的效果，这值得深入探讨。严格把握 DEB 适应证，按照操作流程细致操作，必将使更多的患者获益。

吉林大学第二医院　刘　斌

第十一节　药物球囊在冠状动脉分叉病变中的应用

冠状动脉分叉病变约占冠状动脉介入治疗的 15%～ 20%，由于其介入操作复杂，手术成功率低及较高的再狭窄发生率，分叉病变一直是介入治疗的热点和难点。尽管药物支架的出现使分叉病变主支血管再狭窄率及再次靶血管重建率有所下降，但术后支架内血栓的发生率及分支血管再狭窄率仍较高，各类学者对分叉病变介入治疗也持不同态度，难以达成共识。药物球囊，作为介入治疗新理念，为分叉病变介入治疗提供了新的选择，有望成为分叉病变介入治疗的利器。本文就药物球囊在分叉病变中的应用做一综述。

一、分叉病变介入治疗难点

由于复杂的血流动力学及血流剪切力的缘故，冠状动脉分叉部位易于发生粥样硬化。相对于非分叉病变，分叉病变斑块负荷重、坏死核心大、纤维帽薄，更易于发生心脏事件。分叉病变介入治疗难度大，并发症发生率高，远期预后差，成为冠状动脉介入治疗的热点和难点。

冠状动脉介入治疗经历了从单纯球囊扩张、金属裸支架到药物涂层支架的过程。对于分叉病变，单纯球囊扩张治疗效果不佳，成功率为75%～85%，并发症发生率高达8%～22%，而长期再狭窄率高达40%～65%，金属裸支架的应用虽能使分叉病变治疗即刻成功率高，但随访显示支架再狭窄率较高，且对分支行支架植入术难度大，而是否应用分支血管行经皮冠状动脉介入（PCI）治疗，也是药物涂层支架时代讨论不休的话题。在Colombo等人进行的研究中，51%的患者对分支进行了支架植入术，而NORDIC I研究中，仅4%的分叉病变进行了支架植入术。尽管分支血管植入支架即刻造影结果较好，但随访结果却表明，主支与分支同时行支架治疗在支架再狭窄率、靶病变血运重建率及主要不良心脏事件（MACE）发生率等方面均无明显优势。

目前，通常根据冠状动脉分叉病变的解剖形态、斑块分布将分叉病变进行分型，以指导分叉病变的介入治疗。近来发表的随机对照研究表明，分叉病变的处理宜遵循越简单越好的原则。当分支并非严重狭窄时，主支植入支架，仅在必要时分支植入支架（如分支较大且影像结果不满意、大量斑块移位或分地撕裂等），亦称必要性支架植入术（provisional stenting），此方法简单，是目前较为提倡的方法。当存在下列情况时才考虑行双支架植入术：①分支血管较大且重要；②分支与主支夹角较小；③分支口部或近端显著狭窄；④主支支架植入后预讲导丝进入分支困难；⑤主支严重狭窄，斑块负荷重。同时采用对吻球囊扩张技术，使支架充分扩张并贴壁良好，但即使如此，由于分叉病变支架植入术后斑块漂移，局部存在双层或三层支架，支架贴壁不良及支架变形等因素，使PCI术后仍存在较高的支架内再狭窄、支架内血栓及分支闭塞的风险，分叉病变的介入治疗因此受到限制。

二、药物球囊——介入新理念

药物涂层支架的出现，大大降低了支架内再狭窄的发生率。然而，随着药物涂层支架的广泛应用，其局限性也越来越突出。药物涂层支架的金属网仅覆盖支架段血管壁约15%的面积且覆盖区域药物浓度极高，而其余85%未被支架覆盖的区域药物浓度则极低。同时，药物涂层支架需应用多聚物涂层来控制药物的释放速度，而多聚物涂层可诱发炎症反应，延迟血管内皮化，增加了晚期血栓和心血管事件的发生率。

作为冠状动脉介入治疗新手段，药物涂层球囊由于无需依靠聚合物为载体，可长期抑制内膜增生，避免聚合物诱导的炎症反应，又可避免金属支架的植入，具有药物涂层支架无可比拟的优势：①药物分布的均一性，药物涂层均匀分布于药物球囊表面，当药物球囊扩张时，球囊与血管壁紧密接触，可将药物均匀涂于血管壁内膜面。②无聚合物涂层避免了聚合物涂层诱发的炎症反应，降低了晚期血栓的发生率。③无须植入金属支架，保留了血管的原始解剖结构，尤其是分叉病变和小血管病变。④缩短了双联抗血小板时间，降低了出血并发症的概率。⑤操作简单、顺应性好、成功率高。对小血管病变、支架内再狭窄或分叉病变等支架通过困难的病变，药物球囊常可成功通过。

三、药物球囊治疗分叉病变循证医学证据

药物涂层球囊的出现，在有效预防靶病变再狭窄的同时，提高了分叉病变的成功率及安全性，并使术者不再纠结于选择单支架技术或双支架技术。近期发表的 6 项 Meta 分析显示，应用药物球囊后，单支架技术及双支架技术在处理分叉病变上，再狭窄率未见明显差异（5.3%vs.5.9%；P=0.63），分叉病变支架策略的选择不再是分叉病变支架内再狭窄及病死率的重要影响因素。

PEPCAD V 研究探讨了药物球囊在分叉病变中应用的安全性和有效性。这项研究共入选了 28 例左冠状动脉分叉病变的患者，先对主支和分支血管应用药物球囊充分扩张，然后在主支植入裸金属支架，当分支血管血流小于 TIMI Ⅲ级或残余狭窄 ≥ 50% 时才对分支植入裸金属支架，术后即刻造影显示主支的最小管腔直径从（0.80±0.39）mm 增至（2.56±0.44）mm（$P < 0.001$），分支的最小管腔面积由（1.00±0.46）mm 增至（1.87±0.35）mm（$P < 0.001$）。主支的直径狭窄率由 73%±13% 降至 15%±9%（$P < 0.001$），分支的直径狭窄率由 59%±19% 降至 23%±11%（$P < 0.001$）。随访 9 个月后，主支血管的晚期管腔丢失及最小管腔直径分别为（0.38±0.46）mm、（2.2±0.60）mm，分支血管的晚期管腔丢失及最小管腔直径分别为（0.21±0.48）mm、（1.7±0.44）mm，有 2 例患者出现分支无症状的再狭窄病变，1 例患者出现主支血管再狭窄病变并行靶血管重建，2 例患者出现晚期支架内血栓，随访过程中无患者死亡。

DEBIUT 研究共入选了 20 例分叉病变的患者，他们应用药物球囊对主支和分支血管进行充分扩张，然后再按照必要性支架植入术的原则，对主支行支架植入术。结果显示手术即刻成功率为 100%，术中无分支血管急性闭塞或必需植入支架。4 个月随访过程中，无急性心脏缺血事件发生。

Gregory 等报道了 14 例预期难以耐受双重抗血小板治疗的分叉病变患者，采用主干植入 BMS 后再应用 2 个第二代 DEB 同时扩张主干和分支的方法，所有患者均获得成功。平均随访（234±81）天，所有随访患者无症状，无 MACE（包括心源性死亡、非致死性心肌梗死和靶分叉血运重建）发生，表现要明显好于 DEBIUT 研究。

上述研究证实了药物球囊在分叉病变介入治疗中的有效性及安全性。德国药物球囊专家共识建议，在处理分叉病变时，主支及分支均先用常规球囊预扩张，如果造影结果良好，则对主支及分支血管进行药物球囊扩张治疗，如果预扩张后存在急性血管撕裂或血流缓慢等情况，则可以在主支植入 DES 或在药物球囊扩张主支后植入裸支架，分支血管最好应用药物球囊扩张治疗，如果即时效果不佳，如分支血管残余狭窄 > 75 或血流 < TIMI Ⅲ级，则行常规对吻球囊扩张治疗。同时，针对分叉病变，学者 Sgueglia 及 Todaro 提出了"DEB-only"的概念，即对分叉病变进行充分预扩张，评估血管撕裂的程度，再应用药物球囊扩张释放药物，以避免过多支架的植入。

目前临床研究表明，药物球囊治疗分叉病变安全有效，但由于药物球囊刚应用于临床，目前相关研究数量较少，样本量同样有限，仍需多中心、大样本的随机对照研究。药物球囊作为一项新兴的治疗手段，存在巨大的应用前景。相信随着研究的不断进展和完善，药物球囊在冠心病介入治疗中，将发挥更重要的作用。

吉林大学第二医院心血管病医院　李龙波　刘　斌

第十二节　药物涂层球囊在冠状动脉小血管病变中的应用

一、定义

冠状动脉小血管病变是心血管介入治疗中常见的病变之一，占需干预的冠状动脉病变的 30% ～ 50%。目前对于冠状动脉小血管病变尚无统一的定义，不同的临床研究对其的定义也有不同。早期的 STRESS 及 BENESTENT 等研究将病变参照血管直径 < 3.0mm 的血管定义为小血管，而目前多以定量冠状动脉造影（quantitative coronary angiography，QCA）确定的病变参照血管直径 ≤ 2.75mm 的病变定义为小血管。但这种定义方法也存在局限性，因为冠脉造影有时不能反映血管的真实大小（如全程弥漫性狭窄病变，无正常的血管段作为参照），故应用更为先进的影像学检查方法如血管内超声（intravenous ultrasound，IVUS）会有助于判断真实的管径大小。

二、病变特点

冠状动脉小血管病变与普通血管病变相比，有其独特的特点（表4-3）。从而导致介入治疗后支架内血栓形成、支架内再狭窄及再次血管重建等的发生比例高。研究显示晚期管腔丢失（late luminal loss，LLL）是支架内再狭窄重要的预测因子，而小血管病变介入治疗后晚期管腔丢失会被"放大"（图 4-18）。

表 4-3　小血管病变易患因素及特点

易患因素	病变特点
女性、亚裔人群	多合并迂曲病变、弥漫病变、钙化病变
糖尿病、高胆固醇血症	病变复杂，多位于血管远端，对球囊支架的通过性，顺应性要求高
	介入治疗后不良心脏事件发生比例高

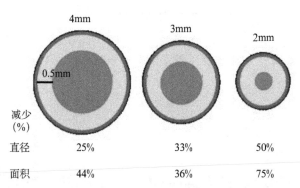

图 4-18　小血管病变介入治疗后晚期管腔丢失被"放大"现象

不同直径的血管，在晚期直径丢失均为 1mm 的情况下，小血管（直径 2mm）面积减少的比例更大（黄色区域直径为 0.5mm，为管腔丢失区域；内层桔色区域为现有管腔面积）。

三、治疗现状

对于小血管病变的介入治疗一直存在争议。争议的关键点主要为：何种治疗策略或方法更适合小血管病变以及小血管病变介入治疗术后患者是否获益。因药物涂层球囊（drug coated balloon，DCB）费用较高且被批准进入中国仅 1 年时间，目前在国内尚未广泛应用，因此国内目前对于小血管病变的介入治疗主要为单纯球囊扩张和药物洗脱支架（drug-eluting stent，DES）植入。大量的研究证实，由于 DES 表面存在抗新生内膜增殖的药物涂层，所以与单纯球囊扩张及金属裸支架（bare metal stent，BMS）相比，它是治疗小血管病变更为有效的方法。而且新一代的依维莫斯涂层支架（everolimus-eluting stent，EES）较传统 DES 疗效更佳。但 DES 对小血管的作用仍明显劣于其对普通血管病变的作用。研究显示在功能学检测方法 FFR 指导下对小血管病变植入 DES 的患者术后 5 年随访的病死率仍可达 5%，靶血管血运重建（target vessel revascularization，TVR）率为 10%，主要不良心血管事件（（major adverse cardiovascular events，MACE）发生率为 14%，上述主要的临床终点指标仍较高。另外人们还担心在本就较小的管腔内植入金属支架势必会占据一定的管腔面积。此外，DES 植入后会导致血管再内皮化延迟，增加晚期或极晚期支架内血栓形成和支架内再狭窄的风险，而且术后需长期服用双联抗血小板药物。如果有一种介入治疗方法能解决上述问题同时还不影响疗效，那会成为小血管病变更为理想的介入治疗方法，而 DCB 的出现就有可能提供了这样一种方法。

四、DCB 治疗冠状动脉小血管病变相关研究解析

PEPCAD I 研究是第一个旨在探索 DCB 治疗小血管病变的的临床注册研究。入组标准包括参考血管直径 2.25～2.8mm 的小血管病变，病变狭窄≥70%，长度≤22mm。研究中应用的 DCB 为紫杉醇涂层球囊（SeQuent Please，B. Braun Melsungen AG）。入选的 118 例患者平均血管直径为（2.35±0.19）mm，其中 82 例采用单纯 DCB 扩张治疗（DCB 组），32 例因 DCB 扩张后出现严重的血管夹层或明显的血管弹性回缩需要额外置入 BMS（DCB+BMS 组）。主要终点设定为 6 个月血管造影评估靶血管局部的 LLL。比较 DCB 组与 DCB+BMS 组，前者 6 个月时冠状动脉造影随访显示晚期管腔丢失及再狭窄率均显著低于后者，分别为（0.16±0.38）mm vs.（0.62±0.73）mm；5.5% vs. 44.8%，同时前者 12 个月随访时的 MACE 发生率及靶病变血运重建（target lesion revascularization，TLR）发生率均显著低于后者（分别为 6.1% vs. 37.5%；4.9% vs. 28.1%），而心肌梗死发生率两者无显著差异（1.3% vs. 3.1%）。在额外置入 BMS 的患者中，DCB 和支架植入的长度不匹配是造成术后再狭窄高的一个重要原因。该研究结果提示在冠脉小血管病变的介入治疗中 DCB 可以作为一种有效治疗方法，有可能替代 DES。

PICCOLETTO 研究共入选 57 例因小血管病变导致心绞痛的患者，参照血管直径≤2.75mm，随机分为两组：紫杉醇药物涂层球囊（DIOR® balloon，Eurocor，Bonn，Germany）扩张组（n=28）和 DES（TAXUS Liberté 支架）植入组（n=29），参照血管直径分别为（2.45±0.28）mm 和（2.36±0.25）mm（P=0.20）。主要终点设定为 6 个月冠脉造影随访评估靶病变狭窄的百分比，次要终点为造影评估的再狭窄和 9 个月临床随访的 MACE。原本预计入组 80 例患者，但入选至 57 例时因发现 DES 植入组疗效明显优于 DCB 扩张组而提前终止试验。术后 6 个月造影随访结果显示：DCB 组的靶病变管腔直径狭窄率及再狭窄率均显著高于 DES 组，分别为 43.6%±27.4% vs. 24.3%±25.1%，P=0.029；32.1% vs. 10.3%，P=0.043，DCB 组患者术后 9 个月的 MACE 发生率也高于 DES 组（35.7% vs. 13.8%，P=0.054），无统计学差异。该研究是第一个比较 DCB 和 DES 对小血管病变疗效的随机对照研究，但结果未能证实 DCB 治疗冠脉小血管病变与 DES 具有相同的疗效。主要原因可能与该研究中应用的 Dior DCB 的性能较差以及 DCB 扩张前的预扩张的比例偏低有关。因此 2013 年德国 DCB 小组推出 DCB 应用共识更新

版，针对冠状动脉小血管病变的治疗指出：DCB 使用前应对病变进行充分的准备，预扩张时使用传统半顺应性球囊，扩张压力＞命名压，球囊/血管直径比率 0.8～1.0，复杂病变可以使用非顺应性高压球囊、切割球囊、积分球囊、旋磨及其他血管成像技术（IVUS、OCT）和功能测试手段（图 4-19）。

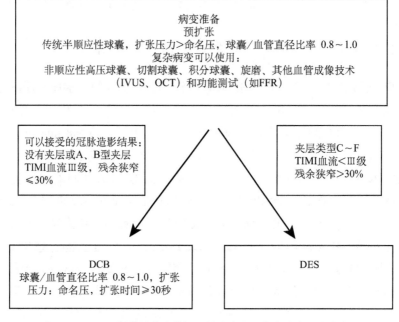

图 4-19　2013 版德国专家共识冠状动脉小血管疾病介入治疗流程

BELLO（balloon elution and late loss optimization）研究也是一项比较 DCB 和 DES 对小血管病变疗效的多中心随机对照试验，共入选 182 名小血管病变患者，病变参照血管直径＜ 2.8mm，被随机分为 2 组，分别为紫杉醇涂层的 DCB（IN.PACT Falcon™，Medtronic Inc.）治疗组（n=90）和紫杉醇涂层的 DES（Taxus Libertè 支架）植入组（n=92）。主要终点设定为术后 6 个月随访时冠脉造影测量的 LLL，次要终点为随访 6 个月时血管造影再狭窄、TLR 及 MACE（包括死亡、心肌梗死及 TVR）。89% 的入选患者病变参照血管直径小于 2.5mm，而且 DCB 组冠脉病变的参照血管直径显著小于 DES 组 [（2.15±0.27）mm $vs.$（2.25±0.24）mm]。在本研究中，DCB 治疗组在治疗前行球囊预扩张的比例高达 96.8%，19 例病变因出现严重的血管夹层或明显的血管弹性回缩而植入了 BMS。术后 6 个月的冠脉造影随访结果显示，DCB 组靶病变的 LLL 显著低于 DES 组 [（0.08±0.38）mm $vs.$（0.29±0.44）mm]，而次要终点无显著差异。而对亚组的分析显示：对于糖尿病患者的小血管病变，DCB 扩张后的靶病变 LLL 显著低于 DES 组 [（0.05±0.41）mm $vs.$（0.32±0.52）mm，P=0.001]；在靶血管参照血管直径＜ 2.25mm 的患者中，DCB

的 LLL 也显著低于 DES[（0.07±0.35）mm *vs.*（0.29±0.41）mm，P=0.006]，这一结果提示对于糖尿病和直径更小的小血管病变，DCB 治疗可能比植入 DES 更为有效。此外，如果将 DCB 组分成单纯 DCB 扩张组和 DCB+BMS 组两个亚组，前者的 LLL 显著低于后者 [（0.02±0.32）mm *vs.*（0.37±0.51）mm]，而 DCB+BMS 组的 LLL 与 DES 组比较无统计学差异 [（0.37±0.51）mm *vs.*（0.29±0.44）mm，P=0.59]，这一结果提示对于小血管病变 DCB 和 BMS 联合治疗与单纯 DES 植入治疗疗效无明显差异。2015 年发表的本研究 2 年的临床随访结果显示：DCB 组的 MACE 发生率较 DES 组有更低的趋势（14.8% *vs.* 25.3%；P=0.08）。6 个月、12 个月及 24 个月的随访显示 DCB 组 TLR 率较 DES 无统计学差异（分别为 4.4% *vs.* 7.6%，P=0.37；6.7% *vs.* 12.1%，P=0.23；6.8% *vs.* 12.1%，P=0.25），DCB 治疗后晚期追赶现象不明显。BELLO 研究结果证实在影像学结果方面 DCB（尤其是单纯 DCB 扩张）对于冠脉小血管病变的治疗优于 DES，在临床获益方面 DCB 至少与 DES 相当，而且长期的疗效和安全性有优于 DES 的趋势。

目前为止最能反映 DCB 在冠脉小血管病变中疗效的研究是 Zeymer 等设计的一项国际多中心前瞻性注册研究。研究流程是将各中心所有新发靶病变参照血管直径在 2.0～2.75mm 的患者均纳入研究，在常规球囊预扩张后进行 DCB（SeQuent Please，B.Braun Melsungen AG）扩张治疗，如出现严重的血管夹层及其他需植入支架的情况时则植入 BMS。研究的主要终点设为 PCI 术后 9 个月的 TLR，包括再次 PCI 或 CABG；次要终点为手术成功率、急性或亚急性冠脉内血栓形成以及 MACE（TLR、MI 以及心源性死亡）。其目的是为了进一步确认 DCB 在治疗冠状动脉小血管病变"真实世界"的有效性及安全性。研究共入选了 479 例小血管病变患者，入选的靶病变参照血管直径是目前研究入选直径最小的（2.15±0.35）mm。入选患者临床基本信息及病变特点可以反映真实世界情况（表 4-4、表 4-5）。该研究手术即刻成功率 99%，共 420 例患者接受了单纯 DCB 治疗，27 例患者在 DCB 扩张后进一步植入 BMS。该研究术后 9 个月的 MACE 发生率为 4.7%，其中有 14 例患者在随访期间发生了临床驱动的 TLR，有 3 例患者发生了冠脉内血栓形成，但不是在靶病变处。该研究的结果显示单纯 DCB 治疗冠状动脉小血管病变具有较高的手术成功率、较好的有效性和安全性。

表 4-4　Zeymer 等研究的临床基本信息

项目	全部患者	单纯 PCB	PCB/BMS	P 值 PCB *vs.* PCB/BMS
患者数	447	420	27	
病变数	471	438	33	
年龄（岁）	66.1±10.9	66.3±10.9	63.7±11.1	0.229

续表

项目	全部患者	单纯 PCB	PCB/BMS	*P* 值 PCB *vs.* PCB/BMS
男性	324（72.5%）	302（71.9%）	22（81.5%）	0.280
糖尿病	164（36.7%）	156（37.1%）	8（29.6%）	0.432
高血压	360（80.5%）	342（81.4%）	18（66.7%）	0.060
高脂血症	308（68.9%）	292（69.5%）	16（59.3%）	0.264
吸烟史	169（37.8%）	160（38.1%）	9（33.3%）	0.621
肾功能不全	44（9.8%）	41（9.8%）	3（11.1%）	0.820
既往 PCI 史	238（53.2%）	225（53.6%）	13（48.1%）	0.584
既往 CABG 史	44（9.8%）	41（9.8%）	3（11.1%）	0.820
房颤	41（9.2%）	39（9.3%）	2（7.2%）	0.743
ACS	105（23.5%）	95（22.6%）	10（37.0%）	0.087
STEMI	41（9.2%）	35（8.3%）	6（22.2%）	0.015
NSTEMI	64（14.3%）	60（14.3%）	4（14.8%）	0.939

注：PCI：经皮冠状动脉介入治疗；CABG：冠状动脉旁路移植术；ACS：急性冠状动脉综合征；STEMI：ST 段抬高型心肌梗死；NSTEMI：非 ST 段抬高型心肌梗死。

表 4-5　Zeymer 等研究入选病变特点

项目	全部患者	单纯 PCB	PCB/BMS	*P* 值 PCB vs PCB/BMS
病变数	471	438	33	
完全闭塞病变	43（9.1%）	41（9.4%）	2（6.1%）	0.526
CTO	16（3.4%）	16（3.7%）	0（0）	0.264
血栓性病变	15（3.2%）	15（3.4%）	0（0）	0.280
弥漫性病变	200（57.5%）	185（42.2%）	15（45.5%）	0.718
钙化病变	112（23.8%）	106（24.2%）	6（18.2%）	0.434
静脉桥血管病变	9（1.9%）	9（2.1%）	0（0）	0.406

项目	全部患者	单纯 PCB	PCB/BMS	P 值 PCB vs PCB/BMS
口部病变	48（10.2%）	43（9.8%）	5（15.2%）	0.329
分叉病变	45（9.6%）	43（9.8%）	2（6.1%）	0.479
严重迂曲病变	45（9.6%）	40（9.1%）	5（15.2%）	0.257
B_2/C 型病变	182（38.6%）	162（37.0%）	20（60.6%）	0.007
参考血管直径	2.14±0.35	2.13±0.34	2.27±0.45	0.058
病变长度	15.5±7.0	15.14±5.8	20.4±15.8	0.102
病变狭窄程度	85.3±11.2	85.2±11.4	86.6±9.5	0.488

注：CTO：完全闭塞性病变。

　　虽然上述研究入选的患者总例数不足 900 例，且缺乏更多的大规模多中心随机对照研究和长期随访结果，还不足以使单纯 DCB 扩张成为治疗冠脉小血管病变的常规方法，但至少给广大心血管介入医师提供了一种治疗小血管病变可能更为有效的方案和一种新的选择（表 4-6）。因此，2016 年公布的药物涂层球囊临床应用中国专家共识也指出：单纯 DCB 治疗可能是小血管病变治疗的优选方案。

表 4-6　冠状动脉小血管病变介入治疗相关研究的疗效及安全性对比

治疗方式	PEPCAD I 注册研究	BELLO 研 究 （DCB 组）	Zeymer 研究	SPIRIT 小血管 研究	BELLO 研究（DES 组）
治疗方式	DCB （Sequent Please）	DCB （IN.PACT Falcon）	DCB （Sequent Please）	DES （XIENCE V）	DES （TAXUS Liberte）
TLR（%）	4.9**	4.4* 6.8 △	3.6 ▲	5.5 ★	7.6* 12.1 △
MACE（%）	6.1**	10* 14.8 △	4.7 ▲	8.1 ★	16.3* 25.3 △
LLL（mm）	0.16±0.38*	0.02±0.32*	--	0.20±0.40 ★	0.29±0.4*

与 DES 相比，DCB 治疗后的疗效及安全性可能更优。

注：*6 个月随访结果；★8 个月随访结果；▲9 个月随访结果；**12 个月随访结果；△2 年随访结果。

五、DCB 治疗冠状动脉小血管病变病例

病例 1　DCB 治疗右冠状动脉后降支小血管病变

【简要病史】

患者，男性，52 岁。因"劳累后心前区疼痛 1 个月，加重 3 天"入院。

既往史：高血压病病史 6 年，有吸烟史。

入院心电图：正常，运动负荷心电图结果阳性。

入院超声心动图：LVED 52mm，LVEF65%。

实验室检查：LDL-C 3.8mmol/L。

【冠状动脉造影结果】见图 4-20。

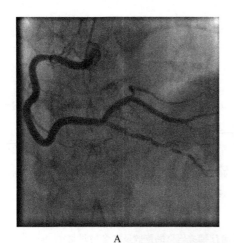
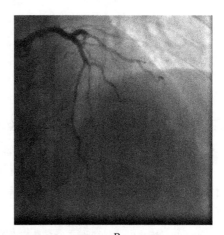

图 4-20　病例 1 的冠状动脉造影结果

选用桡动脉途径应用 TIG 造影导管。造影结果显示：左冠状动脉回旋支轻度狭窄，右冠状动脉近段 40% 狭窄，后降支近中段 50% 狭窄，中远段 90% 狭窄。

【病例分析及策略选择】

患者右冠状动脉后降支存在严重狭窄，考虑此处为导致患者心绞痛的主要病变，但此处为小血管病变，参考管腔直径约 2.0mm，故决定选择 DCB 治疗。选择桡动脉途径导引导管：6F JR4，指引导丝：runthrough 导丝。

【PTCA 过程】

经桡动脉顺利送入导引导管到达右冠状动脉开口，将 runthrough 导丝送入后降支远端，选用 2.0mm×15mm 的 B.Braun 球囊以 14atm 对后降支中远段严重狭窄病变行预扩张，再次造影显示局部预扩张满意，无明显内膜撕裂，故选择 2.0mm×20mm 的 SeQuent Please B.Braun 药物球囊完全覆盖此严重狭窄病变，以 8atm 扩张 60 秒。最后造影结果满意，无夹层，无明显残余狭窄，血流 TIMI Ⅲ级（图 4-21）。

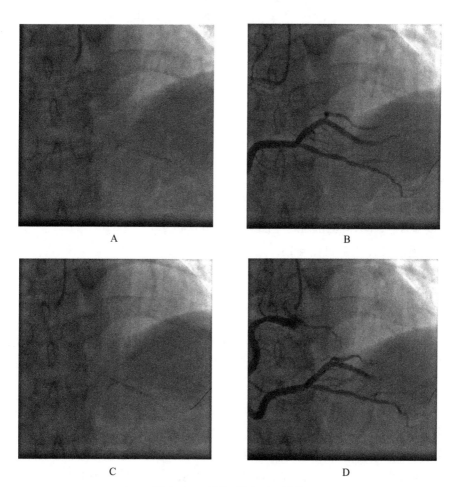

A

B

C

D

图 4-21　病例 1 的 PTCA 过程

【随访结果】

术后 12 个月冠脉造影随访结果，药物球囊扩张处未见明显再狭窄，患者无心绞痛发作（图 4-22）。

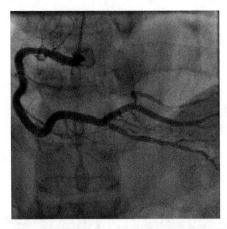

图 4-22　病例 1 的随访结果

病例 2　DCB 治疗回旋支小血管病变

【简要病史】

患者，男性，63 岁。因"阵发性心前区疼痛 1 年，加重 1 个月"入院。

既往：无高血压及糖尿病病史。

入院心电图：窦性心律，前壁心肌缺血。

入院超声心动图：LVED48mm，LVEF58%。

实验室检查：CTnT 0.02ng/ml，LDL-C 2.34mmol/L。

【冠状动脉造影结果】见图 4-23。

选用桡动脉途径应用 TIG 造影导管。造影结果显示：前降支中段 95% 狭窄，回旋支近段 50% 狭窄，远段 90% 狭窄。

【病例分析】

从造影结果分析：前降支中段严重狭窄应给予支架植入治疗，而回旋支远段严重狭窄因参照管腔直径仅 2.0mm，故考虑给予 DCB 扩张治疗。导引导管：Terumo 6F Hreatrail，指引导丝：runthrough 导丝。

【PCI 过程】

经桡动脉顺利送入导引导管到达左冠状动脉开口，先对前降支中段植入 2 枚支架治疗。然后应用 2.0mm×20mm B.Braun 球囊以 14atm 对回旋支远段行预扩张，预扩张结果满意，局部未见明显夹层，选择 2.0mm×26mm 的 SeQuent Please B.Braun 药物球囊完全覆盖此严重狭窄病变，以 8atm 扩张 60 秒。最后造影结果满意，无夹层，无明显残余狭窄，血流 TIMI Ⅲ级（图 4-24）。

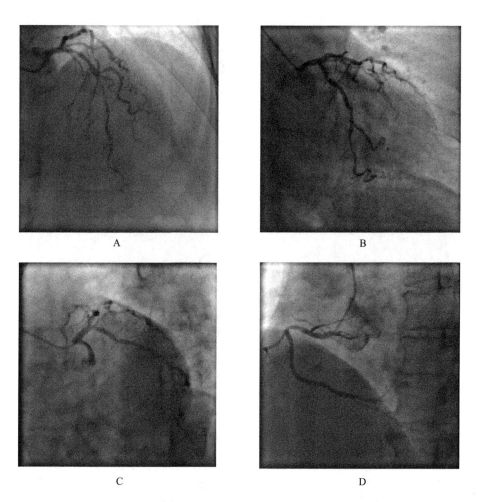

A   B

C   D

图 4-23　病例 2 的冠状动脉造影结果

【随访结果】

术后 6 个月冠脉造影随访结果，前降支支架处未见明显再狭窄，回旋支远段药物球囊扩张处未见明显再狭窄，患者无明显心绞痛发作（图 4-25）。

病例 3　DCB 治疗对角支小血管病变

【简要病史】

患者，男性，41 岁。因"阵发性心前区疼痛 2 年，加重 1 天"入院。

既往：高血压病史 7 年。否认糖尿病病史。有吸烟史，每日 20 支。

入院心电图：窦性心律，正常心电图。

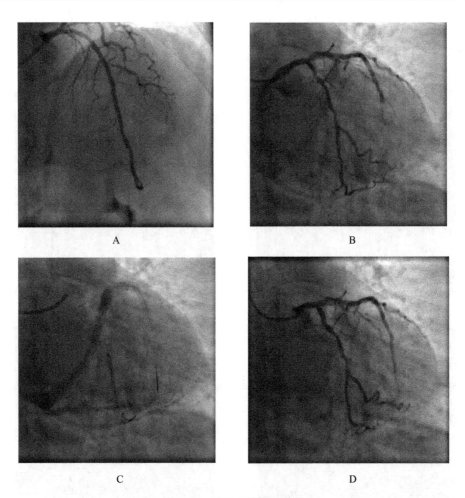

图 4-24　病例 2 的 PCI 过程

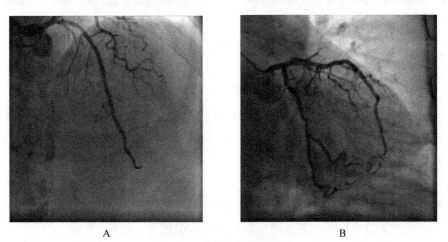

图 4-25　病例 2 的随访结果

入院超声心动图：LVED 50mm，LVEF66%。

实验室检查：CTnT 0.04ng/ml，LDL-C 4.8mmol/L。

【冠状动脉造影结果】（见图 4-26）。

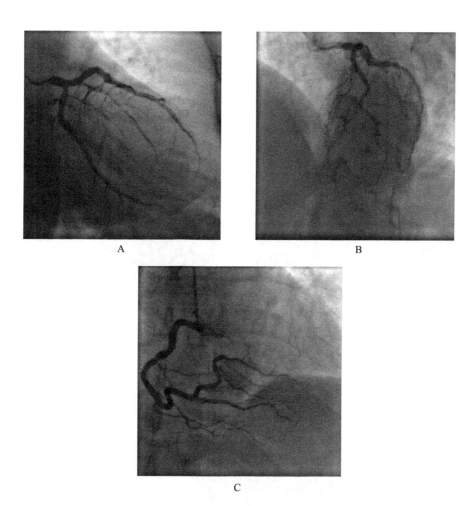

图 4-26　病例 3 的冠状动脉造影结果

选用桡动脉途径应用 TIG 造影导管。造影结果显示：前降支第一对角支中段 95% 狭窄，回旋支未见明显狭窄，右冠状动脉中段 20% ～ 30% 狭窄。

【病例分析】

从造影结果分析：鉴于患者有心绞痛症状，从造影结果分析主要病变应为对角支中段严重狭窄病变，参照管腔直径为 2.0mm，故考虑给予 DCB 扩张治疗。导引导管：Terumo 6F Hreatrail，指引导丝：runthrough 导丝。

【PTCA 过程】

经桡动脉顺利送入导引导管到达左冠状动脉开口，将 runthrough 导丝送入对角支远段。然后应用 2.0mm×15mm sapphire 球囊以 12atm 行预扩张，预扩张结果满意，局部未见明显夹层，选择 2.0mm×20mm 的 SeQuent Please B.Braun 药物球囊完全覆盖此严重狭窄病变，以 8atm 扩张 60 秒。最后造影结果满意，无夹层，无明显残余狭窄，血流 TIMI Ⅲ级（图 4-27）。

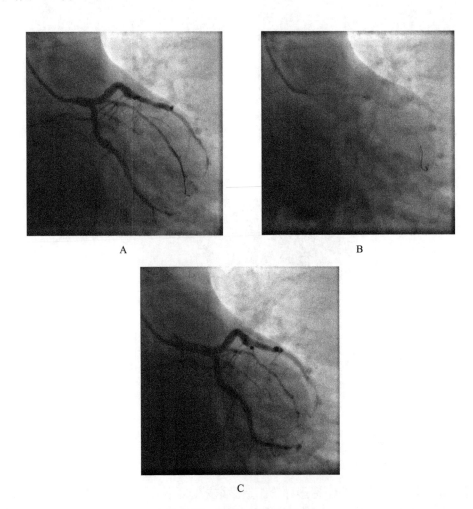

图 4-27　病例 3 的 PTCA 过程

【随访结果】

术后 12 个月冠脉造影随访结果，前降支对角支中段药物球囊扩张处未见明显再狭窄，患者无心绞痛发作（图 4-28）。

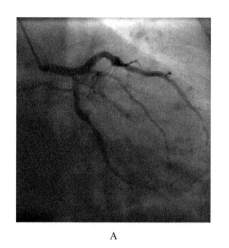
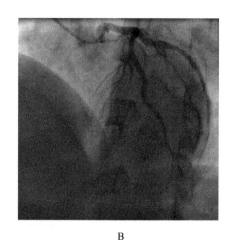

图 4-28　病例 3 的随访结果

吉林大学第二医院　刘　斌　王金鹏

第十三节　DCB 治疗 CTO

　　冠状动脉慢性完全闭塞（chronic total occlusion，CTO）病变定义多指原冠状动脉显著的动脉粥样硬化导致血管腔狭窄其结果导致血管完全闭塞，被冠脉造影证实正向 TIMI 血流为 0 级。通常闭塞时间超过 3 个月的病变，考虑为慢性病变。CTO 病变占全部冠脉造影的 20%～40%，占全部 PCI 病例的 10%～20%。因为 CTO 病变开通成功率低，手术过程复杂，风险高，因此 CTO 病变的开通属于 PCI 治疗中的顶级技术，随着各种 CTO 相关新导丝、新器械和新技术的发展，CTO 开通的成功率逐渐增高，很多技术成熟的中心 CTO 病变开通成功率都能达到 90% 以上。但随着 CTO 病变开通成功率的升高，再通后出现再狭窄及再闭塞的患者也逐年增多。究其原因，与 CTO 病变本身的病变特点有密切关系。病变两端有大量的纤维结缔组织及钙化形成，构成较硬的纤维帽，导致开通后支架较易发生贴壁不良，病变中包含血栓，脂质，胶原纤维，钙化沉积和大量的微血管通道，成分复杂，因此各种免疫细胞及介质活跃，都是 CTO 病变较易发生血栓栓塞及再闭塞的原因。

　　既往对于 CTO 病变的治疗，开通以后置入药物洗脱支架是主要的治疗方法，但是置入药物涂层支架后仍然面临支架内再狭窄及再闭塞的问题，在药物涂层球囊（drug coated balloon，DCB）时代以前，只能再次置入药物涂层支架治疗，会进一步导致管腔缩小，增加支架内再狭窄率。DCB 问世以后，出现大量的临床试验与观察，结果比较鼓舞人心。

　　药物涂层球囊对 CTO 病变的治疗大致分为支架内 CTO 与原发的 CTO 病变两大类。

目前 DCB 的研究多集中于支架内再狭窄（in-stent stenosis，ISR），支架内 CTO 虽无直接的临床试验结果，但应该与支架内再狭窄接近，另一类则是对于 CTO 病变的治疗，目前只有一个 PEPCAD CTO 临床观察。

2006 年，第一个药物涂层球囊应用在支架内再狭窄研究 PACCOCATH ISR Ⅰ 与 2007 年的 PACCOCATH ISR Ⅱ，结果显示：6 个月随访时 DCB 组和普通球囊组的晚期管腔丢失分别为（0.1±0.5）mm 和（0.8±0.8）mm（$P < 0.01$）、再狭窄率分别为 6% 和 49%；MACE 事件在普通球囊组为 46%，而 DCB 组为 11%，并且在 2 年随访期间未发生支架内血栓事件，证明 DCB 与非涂层球囊相比同样安全，且更加有效。

PEPCAD Ⅰ 试验显示使用药物球囊扩张的小血管病变患者随访 6 个月，DCB 组和 DCB 加裸支架组比，晚期管腔丢失分别为（0.18±0.38）mm 和（0.67±0.67）mm（$P < 0.01$）；再狭窄率分别为 5.5% 和 40%；MACE 事件分别为 6.1% 和 33.3%，靶病变再次血运重建率分别为 4.9% 和 30%。PEPCAD Ⅱ 试验则进一步比较了 SeQuent Please 与 Taxus 支架的疗效，6 个月的随访结果显示，与植入 Taxus 支架比较，单纯 PCB 而不植入支架组效果更好，并且安全。植入 Taxus 支架组 1 例因为支架内血栓而再发心肌梗死，单纯 PCB 组无心肌梗死发生，晚期管腔丢失分别为（0.45±0.69）mm 和（0.19±0.39）mm；再狭窄率分别为 20.8% 和 3.7%；MACE 事件分别为 22% 和 4.8%，靶病变再次血运重建率分别为 18.6% 和 3.2%。这项结果表明，对于支架内再狭窄，PCB 在安全性和有效性上可能优于目前广泛采用的普通球囊扩张后植入药物支架，DCB 组晚期管腔丢失 MACE 事件的发生率显著低于 DES 组。PEPCAD Ⅲ 试验实验组的 PCI 方案为 DCB 加裸金属支架的组合，对照组为 Cypher 支架（Corids/ 强生）。主要终点为支架内晚期管腔丢失和晚期病变段内管腔丢失。结果显示，紫杉醇洗脱球囊扩张后置入金属裸支架组的晚期支架内管腔丢失明显高于 DES（0.41mm *vs.* 0.16mm，$P < 0.001$），且 9 个月时靶病变再次血运重建（13.8% *vs.* 6.9%，$P < 0.001$）、靶血管再次血运再建率（10.5% *vs.* 4.7%，$P < 0.01$）、心肌梗死（4.6% *vs.* 0.3%，$P < 0.001$）以及支架内血栓的发生率也明显增加（2.0% *vs.* 0.3%，$P < 0.05$）。2009 年，TCT 会议公布的 PEPCAD Ⅴ 研究入选了 28 例分叉病变的患者，该研究旨在评估 DCB 处理分叉病变的有效性和安全性。研究结果显示，药物洗脱球囊可使主支的狭窄率从 70% 降至 15%，9 个月时主支造影成功率为 97%，边支的造影成功率为 89%。在 DCB 组晚期管腔丢失为 0.12 ～ 0.20mm，而 DCB 扩张后置入金属裸支架处理夹层和血管弹性回缩的患者晚期管腔丢失为 0.38 ～ 0.73mm，且 MACE 发生率较高（9 个月 10.7%）。可见，联合应用药物洗脱球囊及金属裸支架方面还需要更多的证据和经验。PEPCAD Ⅳ DM 试验研究显示合并糖尿病患者新生的冠状动脉狭窄病变中药物涂层球囊加合金支架疗效优于药物涂层支架。从前述系列试验结果来看，DCB 的前景是令人鼓舞的，但这些研究的例数都偏小，从循证医学的角度不能彻底阐明 DCB 的优势，其疗效还需要将来更大规模的试验来证实。另外，Cypher 支架在 PEPCAD Ⅲ 的研究中的表现出乎人们的

预料，如果该试验不应用裸金属支架结果可能会不同，但毕竟 DCB 裸金属支架的组合与 Cypher 支架相比，并没有达到非劣性标准。因此 DCB 的推广仍然需要大量循证医学证据对其进行最终的评价。

目前针对原发的 CTO 病变，并没有更多的临床观察与结果证实其疗效，目前仅有的 PEPCAD CTO 试验也是评价药物涂层球囊联合裸金属支架治疗慢性闭塞性病变的有效性和安全性，而不是 DCB 与 DES 的头对头研究。该试验是 2008 年 4 月 29 日开始，至 2009 年 4 月 6 日共有 48 例患者入选，病变血管直径为 2.5 ～ 4.0mm，主要终点是 6 个月的晚期管腔丢失，次要终点是 6 个月的血管狭窄百分比，6 个月二次血管造影再狭窄率，观察 30 天，6 个月，12 个月，24 个月的靶血管的再次血管成形术及 MACE，研究结果发布在 2012 年的 Publication CCI 上，显示 DCB+BMS 组与 DES 组 12 个月 TLR 均为 14.6%，MACE 率分别为 14.6% 和 18.8%，血管造影和临床结果两组无显著差异。对于需要较短双联抗血小板治疗、已接受抗凝治疗或者存在 DES 置入禁忌证的患者，DCB 不失为一种有优势的替代方式。但是由于为单臂研究、病例数少，远期效果还需要进一步观察。

TOSCA 研究显示，CTO 在植入 BMS 后再狭窄率和再闭塞率分别超过 50% 和 10%，RESEARCH 研究显示，随访 6 个月和 1 年均显示 DES 较 BMS 可明显降低再狭窄率和 MACE 率，至 3 年二者再狭窄率及 MACE 率无明显差异。这说明 DES 可能增加晚期血栓的发生率，其原因之一可能是药物支架表面的聚合物载体抑制了内皮细胞的修复和愈合过程。DCB 能否弥补 DES 不足或替代 DES 成为新的研究热点。CTO 病变患者往往年龄较大，合并糖尿病比例较高，病变长，斑块负荷大，钙化重，介入治疗中使用支架数较多，术后再狭窄和再闭塞的发生率远高于非完全性闭塞病变，以上临床试验也恰恰证明了药物涂层球囊在支架内再狭窄、小血管病变、分叉病变中以及合并糖尿病患者的冠脉狭窄病变中有较好的疗效，而这些病变往往是导致 CTO 病变发生的原因。另外药物涂层球囊治疗 CTO 病变还有一个优势，术后仅需短期口服氯吡格雷，因为药物球囊所释放的药物仅在血管壁停留 2 ～ 3 天，这样较药物涂层支架晚期血栓发生率低，同时也避免长期服用双联抗血小板药物，减少了药物不良反应及减轻了患者的经济负担，同时也对那些近期有手术史或其他易致出血性疾病的患者有利，我们也期待它带动介入治疗的新革命。

吉林大学第二医院　赵　雷

第十四节　球囊导管在钙化病变中的应用

冠状动脉钙化病变在冠心病患者中普遍存在，它是冠脉介入治疗中坚固的"堡垒"，其发生率高，处理难度大。冠脉旋磨术及血管内超声（IVUS）等手段的运用可以帮助有效处理钙化病变。此外，充分利用球囊导管来帮助预判病变、扩张病变，也是钙化病变处理中至关重要的环节。

流行病学资料显示，冠状动脉钙化随年龄增加而增加，在40～49岁人群中的发生率为50%，60～69岁人群中的发生率为80%。冠状动脉狭窄程度越高，伴有钙化的概率也越大。高龄、脂质代谢异常、糖尿病、甲状旁腺功能亢进、慢性肾病、肾透析及高钙血症的患者是冠状动脉钙化病变的高发人群，其病变的钙化程度较严重。此类钙化病变处理起来具有如下难点：①钙化病变往往伴随血管成角、迂曲病变，有介入器械不能到位、支架脱落、导丝断裂等风险；②钙化病变属于高阻力病变，球囊扩张时难以充分扩张，甚至会发生球囊破裂等情况；高压力扩张时易发生血管夹层、穿孔、破裂、无复流等概率明显增加；③钙化病变容易出现支架膨胀不全、贴壁不良、支架不规则变形等情况，从而导致支架内血栓、支架再狭窄。基于此，钙化病变的处理对于患者预后的影响非常重要。球囊扩张受阻可导致支架植入困难或者支架膨胀不全，严重者引起内膜撕裂，发生远期血栓或再狭窄。因此，球囊导管的成功应用应是最为基础也是非常关键的一步。

处理钙化病变的第一步应是准确判断钙化病变程度。随着现代医疗器械以及影像学的发展，判断钙化病变可有多种手段。常规的冠脉造影对轻至中度钙化病变的敏感性较差，对明显钙化的敏感性仅为中等。目前检测冠状动脉钙化的金标准是血管内超声（intravascular ultrasound，IVUS），它可较好地判断钙化的位置和范围，帮助指定介入治疗的策略，其敏感性为90%，特异性为100%。IVUS可区分钙化是表浅钙化、深层钙化还是点状钙化。根据IVUS下钙化病变累及血管腔的范围，可将钙化病变分为Ⅰ～Ⅳ级。Ⅰ级指钙化病变的夹角小于90°，即轻度钙化，可通过普通的球囊进行扩张；Ⅱ级为钙化范围在91°～180°；Ⅲ级提示是180°～270°，Ⅱ、Ⅲ级相当于中度程度钙化并伴有局部明显的病变。此种情况下球囊支架通过不佳，同时支架扩张的效果也可能会受影响；Ⅳ级是271°～360°的重度环形钙化，需充分的预扩后应用旋磨术以保证球囊和支架的通过。

钙化病变高发人群造影前应用冠脉造影术（CTA）对病变范围和程度评估，如术前未行CTA，造影时见严重钙化者推荐IVUS辅助检查和治疗。轻度表浅的钙化病变与无钙化病变治疗大致相同，钙化位于斑块基底部，对PCI操作影响不大，无需旋磨；斑块位于内膜且严重者，通常球囊扩张困难，需使用切割球囊或旋磨；多数钙化病变可用球囊扩张，但不宜使用较高压力（≥16atm）强行扩张。球囊无法通过时可行旋磨术后，再行球囊扩张植入支架。所用球囊可分以下三类：

1. 常规工作球囊

目前常规工作球囊为半顺应性，轻度、表浅钙化病变可使用常规工作球囊。半顺应性球囊材料厚，爆破压低（12 ～ 16atm），其柔顺性、跟踪性和通过病变能力较好，但耐高压性、精确扩张能力偏弱。半顺应性球囊对中、重度钙化病变扩张成功率低、并发症发生率高，当球囊压力达 16atm 未能充分扩张病变时应撤出球囊，选择其他方法。球囊不能扩张的钙化病变应避免植入支架。

2. 非（低）顺应性球囊（noncompliant balloon，NC）

轻、中度钙化病变在预扩张时可选择非（低）顺应性球囊。但对于弥漫、不规则、严重偏心钙化病变、高度成角及极度弯曲血管的病变和严重的钙化病变应避免使用非(低)顺应性球囊。非顺应性球囊材料厚，爆破压较高（18 ～ 20atm），其柔顺性、跟踪性和通过病变能力偏弱，但耐高压性、精确扩张能力较好。

3. 切割球囊（cutting balloon，CB）

切割球囊也适用于轻中度钙化病变。但对于 IVUS 提示Ⅲ～Ⅳ级严重钙化病变不建议使用切割球囊。使用切割球囊时应按照说明书标称的压力进行扩张，最大不应超过12atm，以免过高的压力导致刀片嵌顿而难以收回。切割球囊主要通过压缩斑块、出现夹层达到与普通球囊扩张达到同等程度的管腔扩大。切割球囊的禁忌证：①参考血管直径＜ 2mm；②弥漫性病变（长度＞ 20mm）；③无保护的左主干病变：因切割球囊压力回撤较慢，故用于左主干病变风险较大，仅限于少数技术非常熟练的操作者开展；④高度成角及极度扭曲血管的病变：因切割球囊顺应性较差、硬度较高，故难以达到病变；⑤严重的钙化病变：难以被切割球囊充分扩张；⑥慢性完全闭塞病变及狭窄＞ 95% 的病变：因切割球囊的直径及外形较大，难以到达并跨越此类病变，此时要先用 1.5 ～ 2mm 直径的小球囊预扩张后再用切割球囊扩张。

不同程度的钙化病变具体处理原则如下：①针对轻度钙化病变，一般直接用球囊充分预扩张处理；如遇病变狭窄较重、钙化层较厚，容易将球囊刺破，建议缓慢加压以免球囊破裂，此时应选择比血管直径小 0.5mm 以上的非顺应性、耐高压球囊进行充分预扩张，压力控制在 8atm 以上，充分扩张后运用 DES 术，并使用非顺应性球囊进行后扩张；②针对中度钙化病变，可选择非顺应性球囊进行初探病变软硬程度同时进行充分预扩张，扩开病变后再植入支架。但由于顺应性球囊易被钙化划破，不建议高压扩张。可选择非顺应性球囊来进行预扩，利用较高压力将病变扩张，同时减少过度扩张带来的风险。若无法预扩，可选择非顺应性球囊或切割球囊再次尝试扩张开病变，或采用旋磨术，切忌使用球囊强行扩张。成功植入支架后再利用非顺应性球囊后扩张；③针对重度钙化病变，有条件和经验者可主动选择旋磨，旋磨时需要注意选择强支持导引导管，逐级递进地磨头大小的选择，并采取边进边退的办法；缩短每次磨头和病变接触的时间并多次旋磨，期间利用旋磨液，旋磨后利用非顺应性球囊进行充分预扩张。支架植入后可利用非顺应性球囊进行充分的后扩张，选择比支架稍短、直径小半号的球囊进行高压扩张，并适当增加扩张持续时间，以获得充分压力传递。需要强调的是，钙化病变血管内支架金属和病变部位很难做到完全贴壁和完全膨胀，因此使用非顺应性球囊进行后扩张非常重要。

钙化病变高压扩张时，需要避免的主要风险是球囊破裂和产生冠脉夹层。钙化与非钙化病变移行处在球囊扩张时产生不均匀剪切力，球囊瞬间破裂产生高压水流易在移行处造成血管夹层，严重时造成冠脉穿孔。夹层可通过植入支架进行补救；一旦发生冠脉穿孔，则需通过球囊低压长时间压迫或置入覆膜支架。钙化病变处理过程中，由于病变较硬，球囊扩张时易出现打滑现象，可使用 15mm 或 20mm 长球囊、利用双导丝策略或缓慢充盈球囊等方式，或选择使用切割球囊防止打滑。术前应积极利用 IVUS 帮助判断钙化的位置和范围，术中帮助判断支架贴壁和膨胀情况，并利用其预判并发症的发生情况，如夹层、无复流等。

综上所述，钙化病变发生率高，处理起来较为困难，并发症的发生率也高，选择合适的介入策略至关重要。非顺应性球囊在进行充分预扩张和必要后扩张、保证手术操作的成功和远期的疗效至关重要。介入心脏病学医师首先应该正确识别和评估钙化病变，积极利用 IVUS 等影像手段预判钙化的程度并指导支架的植入，对于中重度钙化病变，应主动考虑旋磨术。

北京大学人民医院　刘　健　熊玮珏　王伟民

第五章 球囊导管的选择策略和操作技巧

第一节 球囊导管的临床应用

自 1977 年 Gruentzig 使用自制球囊完成世界首例经皮冠状动脉腔内血管形成术以来，冠状动脉粥样硬化性心脏病（以下简称冠心病）的介入治疗进入了快速发展阶段，各种介入器材层出不穷。尤其是在药物支架广泛应用的当今，球囊导管的应用是不可或缺的器材之一。

一、球囊导管的分类

1. 根据结构特征，球囊导管可分为 4 类：

（1）固定导丝球囊：fixed wire，在头端固定一段 1～2cm 的缠绕导丝，由于没有导丝中心腔，可以缩小外形，便于通过，由于球囊扩张后无法保留导丝，一旦形成夹层，需要再次送入导丝，因此目前已不用。

（2）导丝同轴性球囊：voer-the-wire 其杆部有一个球囊充盈腔和一个导丝腔，导引导丝操纵十分方便，既可以将导丝保留在血管内交换球囊导管，也可以将球囊导管保留在血管内原位交换导丝，缺点是推送杆较粗，需要两位术者和使用延长导丝等。

（3）快速交换球囊也称单轨型球囊：其导丝腔出口距离头端 20～30cm，一般使用 180cm 左右导丝，可由术者单独操作，导丝交换较为方便，是目前最常用的球囊导管。

（4）其他类型球囊导管：①切割球囊：有 3～4 枚成为 atherotome 的刀片，球囊扩张时刀片伸出切割斑块，球囊负压时，刀片被球囊材料包裹，其优点能均匀切割斑块，避免较大夹层，缺点是通过迂曲、严重狭窄病变能力差；②双导丝球囊：由低顺应性球囊和固定在球囊表面外部的导丝组成，球囊扩张时可通过挤压球囊外部导丝对血管壁的斑块产生纵向切割作用，与切割球囊相比，双导丝球囊的外径较小，球囊通过性略好，但其切割能力较差，扩张时球囊容易滑动，严重夹层的发生率较高，因此，目前已逐渐少用；③乳突球囊：是一种特殊的快速交换球囊，球囊表面无亲水涂层，表面有 4 排纵向排列的乳突，提供防滑作用，利于精准定位，避免出现挤西瓜子现象而损伤正常血管，该球囊顺应性低，耐高压，目前临床上多用于钙化病变，支架扩张不良，支架内再狭窄病变的扩张；④灌注球囊：灌注球囊导管的近端和远端有多个侧孔，允许动脉血流在球囊充气时被动地进入远端心肌床。在经皮球囊成形术时代，为预防长时间缺血，灌注球囊曾经被广泛使用，目前情况下，在临时封堵冠状动脉穿孔等情况下仍有一定价值；⑤药物洗脱球囊：在球囊扩张时局部释放抗增生药物，在保留药物洗脱支架优势前提下，通过单纯药物洗脱球囊扩张实现消除狭窄和预防再狭窄的双重目的；⑥其他：还有一些新型球囊，如变径球囊、带侧孔球囊、磨砂球囊、抗打结球囊和软尖球囊等。

2. 根据球囊导管的性能特征分为顺应性球囊、半顺应性球囊和非顺应性球囊

球囊顺应性是指充气时每增加 1 个大气压球囊直径的变化，是球囊拉伸能力的一个评价标准，顺应性越高，相同压力下球囊就会更加扩张，顺应性球囊扩张后球囊两端可因发生过度膨胀而使血管夹层的风险加大，因此，目前已很少应用。中度顺应性球囊即半顺应性球囊主要用于病变的预扩张及支架的输送。非顺应性球囊即低顺应性球囊主要用于支架植入后的扩张或严重钙化病变的处理。

二、球囊的应用

充分预扩张对于支架植入具有重要意义，病变较硬或钙化较重病变常常在加大压力后仍然扩张不充分。这种情况下就要考虑采用其他球囊或技术。下面介绍几种球囊的使用。

1. 药物洗脱球囊

目前药物球囊涂层主要采取 2 种设计方法即无机质涂层技术和基质涂层技术，无机质涂层的 DCB 主要有 3 种：Genie 、 Elutax、Dior。Dior 球囊是将硫酸二甲酯处理后的紫杉醇微晶覆盖于球囊表面的微孔内，含量为 $3\mu g/mm^2$。扩张后局部组织内药物浓度可达 $0.3\sim0.5\mu mol/L$，以命名压扩张球囊，充气时间 $45\sim60$ 秒，$30\%\sim45\%$ 的紫杉醇释放到血管壁上；基质涂层的 DCB 有两种，SeQuent Please 和 IN.PACT.Falcon。SeQuent Please 采用了 Paccocath 技术。该涂层为紫山醇和碘普罗胺的一种分散相，碘普罗胺的亲水性和紫杉醇的亲脂性使得药物可以从球囊表面释放并迅速进入血管壁。有实验证实药物球囊的抑制内膜增生的作用与药物的浓度相关，在浓度为 $3\mu g/mm^2$ 时，可有效抑制冠脉内膜增生。2004 年德国学者首次证明了 DCB 在预防支架内再狭窄方面的安全性和有效性。PACCOCATH ISR Ⅰ和Ⅱ研究随访 2 年，综合分析显示：6 个月时 DCB 组与普通球囊组相比晚期管腔丢失显著降低，再狭窄率分别为 6% 和 49%；MACE 率分别为 11% 和 46%；2 年随访期间未发生支架内血栓事件，显示出良好的安全性和有效性。2009 年 PEPCAD Ⅱ -ISR 研究 SeQuent PleaseTM+BMS 与紫杉醇 DES 对减少支架内再狭窄的作用。131 例 BMS 支架内再狭窄病例被随机分为 DCB 和 DES 组，随访 6 个月发现，DCB 组晚期管腔丢失、再狭窄率显著降低，而两组 TVR 相似，随访 12 个月，DCB 组无事件累计

生存率仍显示出优于 DES 组。2011 年 TCT 发表的 PEPCAD-DES 研究比较 DCB 与普通球囊治疗药物支架内再狭窄的疗效，6 个月随访结果显示 DCB 组显著优于普通球囊组。PEPCAD Ⅰ 是 DCB 治疗小血管病变的临床研究，研究纳入 114 例患者，DCB 治疗组 82 例，DCB+BMS 组 32 例，病变血管直径在 2.25 ～ 2.8mm，长度 ≤ 22mm，管腔直径狭窄 ≥ 70%。DCB 组术后服用氯吡格雷 75mg/dl 个月，DCB+BMS 组术后服用氯吡格雷 3 个月，6 个月冠脉造影随访 QCA，DCB 和 DCB+BMS 组晚期管腔丢失分别为（0.16±0.38）mm 和（0.62±0.73）mm（$P < 0.01$）；节段内再狭窄率分别为：5.5% 和 44.8%；12 个月随访 MACE 分别为 6.1% 和 37.5%；TLR 率分别为 4.9% 和 28.1%；心肌梗死发生率分别为 1.3% 和 3.1%；36 个月 MACE 分别为 7.3% 和 40.6%；心肌梗死发生率分别为 2.4% 和 6.3%；两组无死亡病例。PEPCAD Ⅳ 是针对原发病变和糖尿病患者进行的研究。入选 84 例患者，随机分为 DCB+BMS 组和紫杉醇 DES 组，2.5mm ≤ 病变血管直径 ≤ 3.5mm；≤ 10mm 狭窄长度 ≤ 22mm；随访 9 个月晚期管腔丢失紫杉醇 DES 组与 DCB+BMS 组相似。2009 年 TCT 会议公布的 PEPCAD Ⅴ 研究评价了 DCB 对 28 例冠脉分叉病变治疗的安全性和可行性。主支和分支分别用 DCB 扩张，主支置入 BMS，分支只有在 TIMI 血流小于Ⅲ级和（或）≥ 50% 才置入 BMS。手术成功率 100%，冠脉造影主支成功率 97%，分支成功率 89%，30 天 MACE 率为 0；9 个月无死亡事件发生，2 例支架内血栓，3 例再狭窄，1 例 TLR 在联合应用 DCB 和 BMS 组边支的晚期管腔丢失更高。其他 DCB 在慢性闭塞性病变及急性心肌梗死等治疗中显示出一定的优势，DCB 的应用避免两层甚至三层支架的重叠置入，减少对冠脉解剖的影响；DCB 能将药物均匀地涂布于血管壁，可降低支架金属杆的不均匀分布引起的内皮化延迟，球囊不需要多聚合物，不会诱发晚期血栓形成，可能减少双联抗血小板药物的应用时间，减少其不良反应及并发症，降低费用，对于 DES 不能很好处理的病变，如小血管、解剖弯曲的血管、高度钙化的血管、分叉病变，DCB 操作更灵活。操作药物球囊时注意不要用手触摸药物球囊部位，不能用生理盐水或其他液体浸泡；在使用药物球囊之前必须进行充分预扩张，推荐药物球囊扩张 60 秒，至少扩张 30 秒以上；扩张药物球囊时使用适中压力，通常为命名压 7atm，以避免夹层；避免支架与药物球囊之间的地理缺失，确保药物球囊覆盖整个支架的长度并超过边缘 2mm，使用药物球囊治疗 ISR 时至少需要覆盖预扩张病变和（或）整个支架的面积；药物球囊为一次性使用装置，不能重复使用；在 DCB 治疗后由于冠脉急性弹力回缩或严重夹层，需要植入支架，必须是 BMS。因此，介入医生面对挑战性问题，如支架内再狭窄、小血管病变、分叉病变等又增添了有力武器。

2. 切割球囊

（1）钙化病变：钙化病变是介入治疗的难点之一，是介入操作失败和发生夹层、闭塞等并发症的重要危险因素，对于钙化病变，普通球囊不能充分扩张病变，还容易出现血管内膜撕裂，夹层，支架植入困难等，严重钙化病变会增加支架扩张不全、贴壁不良，增加支架再狭窄和血栓风险。对于钙化病变较硬，使用普通球囊无法扩开时，使用切割球囊可能扩张，对于高度狭窄的中重度钙化病变，不宜使用切割球囊，可在旋磨后再用切割球囊扩张。扩张时切割球囊的全部压力集中在刀刃上，使球囊扩张压减小，对血管壁的牵张及损伤减小术后弹性回缩也减小，缩短扩张时间，提高手术成功率，由于刀片存在，使其通过性差，通过近端弯曲病变困难，从而增加手术失败风险。

（2）小血管病变：有些研究观察了切割球囊与普通球囊在小血管病变中的治疗效果，显示切割球囊优于普通球囊。2001 年 Am Heat J 发表的 CAPAS 研究是前瞻性、随机单中心的研究，对于血管直径小于 3mm 的 B 或 C 型病变进行比较试验，术后随访结果显示切割球囊组血管狭窄程度较低。在小血管病变治疗中与普通球囊比能够降低再狭窄率和靶病变重建率。

（3）开口病变：对于冠状动脉开口病变使用普通球囊扩张后成功率较低，且有严重并发症风险。前降支或回旋支开口病变属于高危病变，球囊扩张一旦造成夹层撕裂致急性闭塞可危及生命，血管开口处具有丰富的弹力纤维和平滑肌环绕，所以开口病变较其他部位病变更易发生弹性回缩。由于损伤及弹性回缩的影响，普通球囊扩张后植入支架再狭窄率较高，切割球囊扩张的内膜撕裂明显比普通球囊少，扩张后血管内径也明显增大，充分扩张后植入支架再狭窄率较普通球囊低。

（4）分叉病变：分叉病变是冠脉介入治疗中的复杂病变，由于球囊扩张或支架植入可能造成斑块移位——铲雪现象，累及分支甚至造成分支闭塞，或分支开口弹性回缩造成再狭窄。在支架植入前对分叉病变部位斑块行先切后扩，不仅减少斑块移位和弹性回缩，还能有效增大狭窄部位的管径，确保支架植入充分释放。

（5）支架内再狭窄成分中平滑肌数量越多，球囊扩张遇到阻力越大，越容易弹性回缩。有研究证实使用切割球囊时，63% 的管腔扩大是由于对斑块的切割作用所致，37% 是由于球囊对血管的膨胀作用；而普通球囊则 27% 是由于对斑块的挤压作用，73% 是对血管的膨胀作用。切割球囊可以切开增生的内膜平滑肌组织，能够更大程度挤压斑块、减少管壁弹性回缩，改善管腔的净增加，2011 年美国 ACC ／ AHA 发布的 PCI 指南及 2010ESC 血运重建指南中均建议将切割球囊作为治疗支架内再狭窄的一种手段。美国 FDA 已批准切割球囊用于支架内再狭窄。

3．双导丝球囊

球囊外径与普通球囊类似，在球囊末端有一供导引钢丝走行的内腔，导引钢丝与球囊表面固有钢丝呈 180°位于球囊两侧。固定在球囊外侧的导丝有助于球囊通过成角病变，扩张时双导丝球囊导丝与标准导丝在小压力状态下联合作用促进斑块断裂，具备切割球囊与普通球囊的优点，规则切开斑块组织，同时对内膜损伤小，对 ISR 治疗能具有更理想结果。双导丝球囊扩张后血管内膜主要表现为规则的撕裂，在处理分叉病变时双导丝球囊可以对边支局部斑块塑形，减少斑块移位及回缩，有效避免边支血管受累，球囊外导丝对斑块局部产生高压，减轻高压扩张球囊对斑块的全面挤压，扩张压力低，减少边支夹层可能，避免边支植入支架，简化了手术，降低费用。双导丝球囊特有操作方式：先以 2atm 扩张，持续 2～4 秒，（目的是双导丝调整至最佳位置，以达到最佳切割效果）；再加压至 4atm，持续 2～4 秒，继续加压至 6atm 持续 2～4 秒（以获得双导丝的聚力切割作用）；最后再升至 8atm 或更高。双导丝球囊还适用于小血管病变、弥漫性病变、开口病变及钙化病变等。具有切割作用的还有三导丝球囊，如 AngioSculpt 球囊，为半顺应性球囊，三条镍钛合金丝包绕球囊表面形成一个笼子，笼子的金属丝在球囊表面产生轴向力量切割斑块，使管腔扩大。球囊扩张时螺旋形的金属丝滑动和旋转，线性切割斑块。

4. 灌注球囊

灌注球囊在远端及近端有多个侧孔，球囊扩张后血流仍可通过侧孔到达病变远端，球囊设计主要为了避免心功能低下，多支病变等高危情况下，球囊扩张时间长而引起的血液动力学改变及严重心肌缺血。灌注球囊主要用于冠状动脉成形术后形成的夹层病变再次延长球囊扩张时间的患者。在血管成形术中因夹层引起的急性闭塞时，灌注球囊不仅可以再次对闭塞的血管成形，并且保证血管远端的血流灌注。随着冠脉支架植入术的应用，灌注球囊在冠脉介入治疗中的应用也越来越少，目前主要应用在冠脉穿孔等并发症领域，因其可以较长时间压迫破孔部位，且不间断病变远端的血流灌注。

5. 其他类型球囊

放射球囊是将放射性液体或气体灌注球囊内，在病变局部利用放射物质的照射作用来抑制血管平滑肌细胞的增殖，达到治疗管腔狭窄的目的；变径球囊分为台阶球囊和锥度球囊，球囊的工作段有不同直径，一个球囊可能有两种或三种不同直径，台阶球囊最初是为分叉病变设计，减少对吻扩张处两个球囊重叠的直径，减少重叠部分过度扩张损伤主支血管壁，减少术后再狭窄。锥度球囊工作段是一个椎体而不是圆柱体，主要是针对超长球囊和支架设计，可减少血管远段过度扩张，近段扩张不足。预设分叉球囊针对冠脉分叉病变的角度与长度预设分叉球囊的角度和长度，使其更加符合血管解剖，最大限度地减少正常血管阶段的损伤。微孔注射球囊可以通过该球囊将作用于血管疾病的新型药物、抗体、基因片段、信息链抑制剂等应用于靶血管节段。

吉林省松原市中心医院　葛在吉

第二节　药物球囊器械特点、操作技巧及注意事项

介入治疗是冠心病治疗领域的革命性突破，2006—2007 年 ESC 公布的多项临床试

验，使得人们开始对 DES 安全性问题进行思考。同时支架内再狭窄的进一步处理问题是继续植入支架，还是单纯球囊扩张？目前仍是介入治疗领域的挑战。药物涂层球囊（drug coated balloon，DCB）是在传统球囊上，均匀地涂上紫杉醇和造影剂（碘普罗胺）的混合基质，只需要短时间的接触已经足以抑制细胞增殖。该方法具有明显的优势，可以使药物在血管壁均匀分布，在不使用高分子聚合物下可以使药物立即释放，具有潜在降低抗血小板治疗的强度和持续时间的作用，可以使某些适应证的再狭窄发生率降低，最终在体内降解并不留下任何的残留物。药物球囊的出现也许能够为目前介入治疗所遇到的难题带来新的希望。

药物球囊的研制，全球呈现方兴未艾之势，即 B.BRAUN 公司的 Sequent Please 球囊获得欧盟 CE 认证应用于冠状动脉领域后，再次于 2009 年获得中国 SFDA 的批准应用于冠脉再狭窄领域。BARD 的 Lutonix035 药物涂层球囊于 2014 年 10 月获得美国 FDA 认证应用于外周血管的治疗，MEDTRONIC 公司的 Admiral 药物球囊于 2015 年 1 月 5 日获得 FDA 认证应用于外周血管领域。数天后，用于治疗股腘病变的另一种 DCB——Stellarex（Covidien）在欧洲获得 CE 标志批准。

药物涂层球囊系统具有均匀的药物释放、较高的药物输送效率、无聚合物导致的炎症的优势，并可预防血栓形成、减少抗血小板治疗时间。既往的药物洗脱支架涂层技术，药物释放多达 30 天并且伴有中期或长期聚合物和药物残留，而 Sequent Please 药物涂层球囊的可吸收基质，无残留，紫杉醇药物释放＜1 分钟。尤其是其特殊的局部药物输送技术，药物均匀分布至动脉血管壁中，可将紫杉醇输送到支架杆未直接覆盖的血管区域（如小血管、弯曲血管），球囊表面的药物非缓释技术可加速愈合和内皮化，其球囊表面无任何合成聚合物，避免出现炎症反应，药物涂层球囊和药物洗脱支架对比见表 5-1。

表 5-1　药物涂层球囊与药物洗脱支架效果对比

药物涂层球囊	药物洗脱支架
立即释放 - 无须聚合物	缓慢释放 - 以聚合物为载体
生物可吸收基质 - 涂层	大多稳定性 - 涂层可导致炎症
短期暴露	持续药物暴露（愈合 / 内皮化覆盖延迟）
300～600μg 剂量	100～200μg 剂量
接触区域为完整的球囊表面（完整的病变覆盖范围）	药物仅通过支架杆扩散（覆盖不均）
可选择预装式支架	必须使用支架

Sequent Please 药物涂层球囊其独特的基质涂层——Paccocath 涂层紫杉醇＋亲水间隔物（碘普罗胺）的结构，亲水间隔物可确保亲脂性药物分子和血管壁之间形成具有高度接触表面的多孔涂层，而其在球囊第一次扩张后，目标药物剂量均匀、完全释放，最终确保紫杉醇在靶向区域的较高生物利用度。

下图解释了药物球囊与普通球囊的区别（图 5-1）。

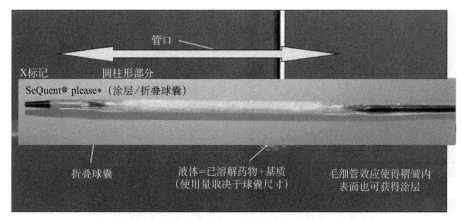

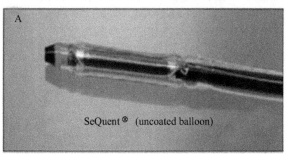

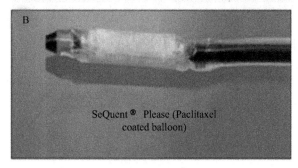

图 5-1 药物球囊与普通球囊的区别

Sequent Please 的球囊头端的白色部分是混有对比剂及紫杉醇的可渗透的包被，这种包被表面的微孔可以储存亲脂性的紫杉醇分子，可充分的作用于血管内皮（图 5-2）。并且药物球囊释放紫杉醇的曲线异于药物洗脱支架，与药物洗脱支架的缓慢持续释放药物方式不同，当球囊扩张时，该包被与病变的接触快速渗透到局部动脉壁内。其采用的折叠技术可减少球囊在到达靶病变前紫杉醇的提前损耗，当球囊扩张时，约 75% 的药物剂量迅速渗透入靶病变的动脉壁内，而剩余的 25% 药物剂量于球囊膨胀时被快速血流冲刷掉。

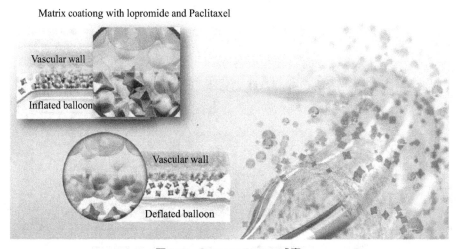

图 5-2　Sequent Please 球囊

目前，已有多个国际指南 / 共识 / 文件涉及药物涂层球囊（DEB）的临床应用，其中 2013 年 8 月德国共识专家组 DEB 临床应用专家共识（更新稿）、2014 年 9 月的 ESC/EACTS 心肌血运重建指南对于支架内再狭窄（BMS&DES）的处理均推荐药物涂层球囊(I，A)。2016 年《药物涂层球囊临床应用中国专家共识》对支架内再狭窄的临床适应证进行了推荐。

目前根据《药物涂层球囊临床应用中国专家共识》的推荐，其临床使用流程如图 5-3。

而对于仅 DCB 策略，德国工作组的推荐流程如下（图 5-4）：

具体操作过程中需要注意：

选择药物球囊与血管参考直径比率为 0.8 ～ 1.0，不要用手触摸药物球囊部位，不能用生理盐水或其他液体浸泡，要尽可能快地到达病变部位，因为药物直接涂于球囊表面，用手触摸或接触液体容易引起药物丢失；扩张药物球囊时使用适中的压力，以避免夹层，因为药物涂层球囊并不是直接物理解除病变狭窄的工具，而是输送药物的工具；推荐药物球囊扩张持续 60 秒，至少扩张 30 秒以上；避免预处理部位或支架部位与药物球囊之间的地理缺失，确保药物球囊覆盖预处理部位长度并超出边缘各 2 ～ 3mm；药物球囊为一次性使用装置，不能重复使用，因为经过 30 ～ 60 秒扩张后药物球囊上的药物已经基本全部释放到病变部位了，重复使用不能达到输送药物的效果。

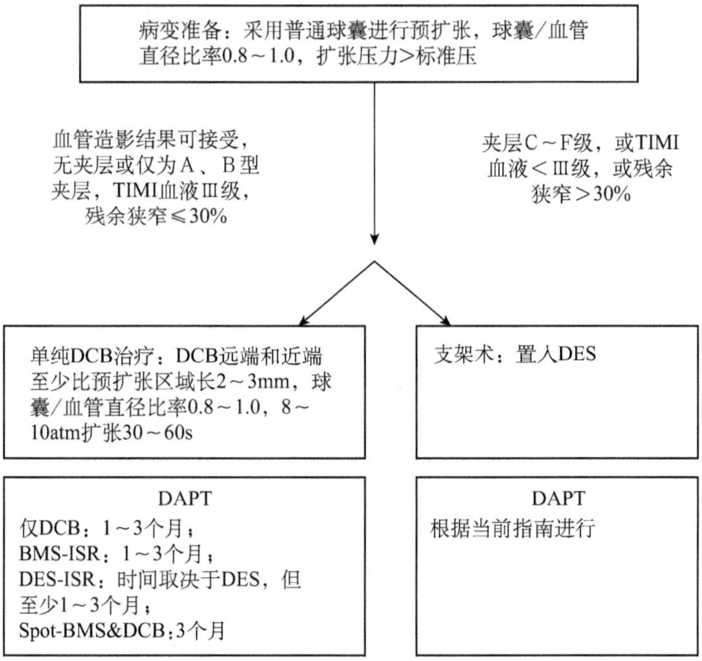

病变准备：采用普通球囊进行预扩张，球囊/血管直径比率0.8～1.0，扩张压力＞标准压

血管造影结果可接受，无夹层或仅为A、B型夹层，TIMI血液Ⅲ级，残余狭窄≤30%

夹层C～F级，或TIMI血液＜Ⅲ级，或残余狭窄＞30%

单纯DCB治疗：DCB远端和近端至少比预扩张区域长2～3mm，球囊/血管直径比率0.8～1.0，8～10atm扩张30～60s

支架术：置入DES

DAPT
仅DCB：1～3个月；
BMS-ISR：1～3个月；
DES-ISR：时间取决于DES，但至少1～3个月；
Spot-BMS&DCB：3个月

DAPT
根据当前指南进行

DCB，药物涂层球囊：DES，药物洗脱支架；DMS，裸金属支架：DAPT，双联抗血小板治疗：ISR，支架内再狭窄；1atm=101.325kPa

图5-3　药物涂层球囊临床使用流程

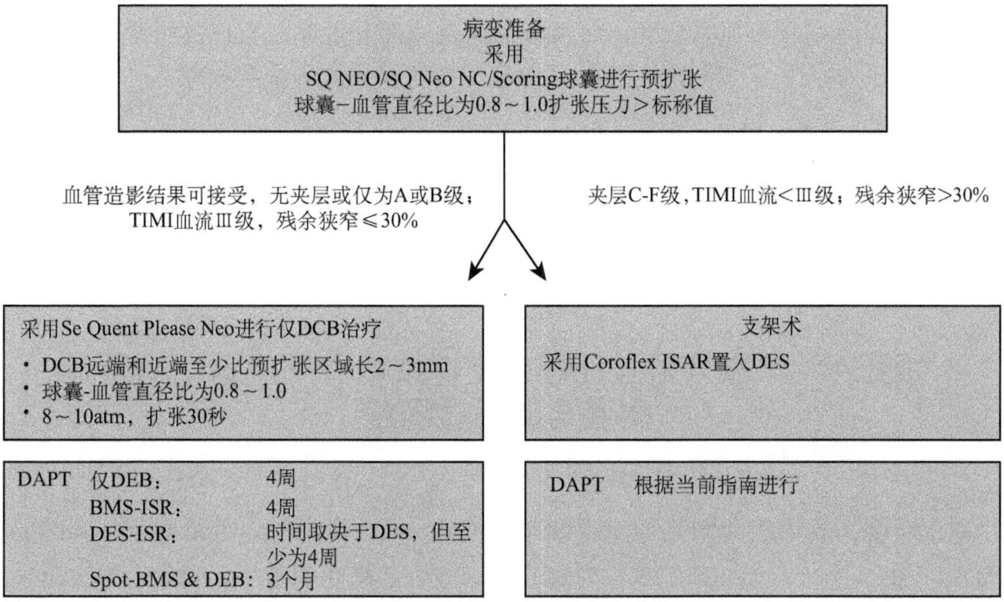

病变准备
采用
SQ NEO/SQ Neo NC/Scoring球囊进行预扩张
球囊-血管直径比为0.8～1.0扩张压力＞标称值

血管造影结果可接受，无夹层或仅为A或B级；TIMI血流Ⅲ级，残余狭窄≤30%

夹层C-F级，TIMI血流＜Ⅲ级；残余狭窄＞30%

采用Se Quent Please Neo进行仅DCB治疗
· DCB远端和近端至少比预扩张区域长2～3mm
· 球囊-血管直径比为0.8～1.0
· 8～10atm，扩张30秒

支架术
采用Coroflex ISAR置入DES

DAPT　仅DEB：　　　　4周
　　　　BMS-ISR：　　　4周
　　　　DES-ISR：　　　时间取决于DES，但至少为4周
　　　　Spot-BMS & DEB：3个月

DAPT　根据当前指南进行

图5-4　德国工作组的推荐流程

结合国际使用经验与目前 DEB 在中国临床应用情况，DEB 的主要使用原则有四点：

1. 使用"DEB only"策略可以达成最佳的结果：即在手术过程中，如果 DEB 治疗后已经达到满意的效果，而不用补救性植入支架，则有利于血管自身恢复，从而达到远期安全有效的结果，使患者长期显著获益。

2. 使用传统球囊进行预扩张（病变准备）：即在使用 DEB 之前，一定要对病变处进行充分预处理。结合预处理的情况，再决定下一步是否继续采用 DEB 治疗策略。

3. 在术中，如果要使用 BMS，必须确保避免"地理性缺失"：结合之前 PEPCAD I 的使用经验，如果在 DEB 使用后出现严重夹层，需要补救性植入 BMS，这时要选择 BMS 的长度小于 DEB 的长度；或者如果植入的 BMS 长度大于之前使用的 DEB，则需要在植入 BMS 之后，再次使用新的 DEB 以确保病变处与 BMS 覆盖处都有 DEB 药物的作用。

4. 药物涂层球囊并不是直接物理解除病变狭窄的工具，而是输送药物的工具。

对于特殊情况患者需要注意：

（1）对于心功能不好的患者，RCA 近端，LAD 开口及近端的病变，若患者能够耐受，扩张时间以 30 秒为宜；

（2）药物球囊治疗 ISR 出现严重夹层后，需要裸支架补救性治疗，并避免地理性缺失。

不可否认的是 DEB 目前不能取代 DES 的地位，但其可重复性及避免植入支架金属异物确是无可比拟的优势；且其没有多聚物涂层设计可以减少再狭窄和晚期支架内血栓的发生。临床证据也显示，DEB 治疗 ISR 效果确实，对于合适的患者完全可以代替支架植入。DEB 治疗小血管病变、分叉病变以及一部分冠脉血管原发病变也有较好的效果，值得深入探讨。严格把握 DEB 适应证，按照操作流程细致操作，必将使更多的患者获益。

吉林大学第二医院　刘　斌　邢　玥

第三节 "额外导丝加球囊支撑技术"解决钙化成角
病变支架通过困难

钙化病变、成角病变均是经皮冠状动脉介入（percutaneous coronary intervention，PCI）治疗的一个难点。如果二者同时存在，则处理起来更为棘手。钙化合并成角病变可导致支架通过困难，易造成介入治疗失败。我们最近采用"额外导丝加球囊支撑技术"成功地解决了 1 例钙化成角病变支架通过困难的问题，现介绍如下。

一、简要病史

患者刘某某，男，80 岁。主因："间断胸痛 20 年，加重 1 个月"入院。患者既往有高血压史 20 年，最高血压达 220/120mmHg，血压控制不佳；糖尿病史 20 年余，现用门冬胰岛素 30 控制。入院查体：血压 210/110mmHg，神清，言语流利，双肺呼吸音清，未闻及干湿性啰音。心率：103 次 / 分，律齐，心音有力，未及杂音，心界向左下扩大。腹软，肝脾未及，双下肢轻度水肿。入院心电图：窦性心动过速，aVR 导联 ST 段抬高 0.1mV，Ⅰ度房室传导阻滞，广泛导联 ST 段压低 0.1 ~ 0.3mV，T 波低平或双向。肌钙蛋白：0.046ng/mL，肌酐：288.2 μ mol/L。入院诊断：①冠心病，急性非 ST 段抬高型心肌梗死，心律失常，窦性心动过速，Ⅰ度房室传导阻滞，心功能Ⅰ级（Killip's）；②慢性肾功能不全；③高血压Ⅲ级（极高危）；④ 2 型糖尿病；⑤前列腺增生术后。

二、造影结果

左主干开口偏心狭窄约 50%，左主干末端严重狭窄约 95%。前降支开口狭窄约 95% 伴局限性夹层影像，前降支中段可见约 95% 严重狭窄伴局限性溃疡影，前降支远段可见另一严重狭窄约 90%，远端前向血流 TIMI Ⅲ级。回旋支开口狭窄约 95%，回旋支近中段可见钙化伴弥漫狭窄约 85%，回旋支远端可见约 90% 狭窄，远端前向血流 TIMI Ⅲ级。右冠状动脉全程管壁不光滑，第 1 屈膝部可见局限性狭窄约 70%，中段可见局限性狭窄约 50%，右冠状动脉远端前向血流 TIMI Ⅲ级（见图 5-5）。

三、介入操作过程

（1）靶病变：左主干、前降支近中段、回旋支近中段。

（2）治疗策略：左主干分叉病变采用 Culotte 技术。

（3）具体操作流程：我们选择左侧桡动脉入路，放置 6F EBU3.5 导引导管（Medtronic）于左冠脉开口，将 BMW 导丝通过 LAD 病变部位到达远端，选择 Runthrough floopy 导丝通过 LCX 病变部位到达其远端。选择 CTO 2.5mm×20mm 球囊扩张左主干末端及 LAD 近段病变（16atm×5s×3 次）。而后，在 LAD 近中段放置 Excel 3.0mm×33mm 支架 1 枚，16atm×5s。其后，应用 CTO 2.5mm×20mm 球囊扩张 LCX 近中段病变（16atm×5s×3 次），再选择 ScoreFlex 3.0mm×15mm 线切割球囊（12atm×5s×2 次）扩张 LCX 近中段病变。在回旋支近中段至左主干末端放置 Excel 3.0mm×36mm 支架 1 枚（16atm×5s）。将另一根 BMW 导丝通过回旋支支架网眼，放置于 LAD 远端，选择 Ryujin 1.25mm×15mm 球囊（16atm×5s×2 次）和 CTO 2.5×20mm 球囊（16atm×5s×2 次）

扩张 LAD 开口支架网眼。在 LAD 至左主干开口放置 Excel 3.5mm×36mm（18atm×5s×2次）支架 1 枚。重入 Runthrough 导丝至 LCX 远端，应用 Ryujin 1.25mm×15mm 球囊（16atm×5s×2次）扩张 LCX 支架网眼。而后，应用 Ryujin 2.5mm×15mm 球囊（16atm×5s×2次）扩张 LCX 开口支架网眼。在 LCX 开口放置 Sappire NC 3.0mm×10mm 球囊（16atm×5s）扩张。在 LAD 至左主干内放置 Sappire NC 3.5mm×15mm 球囊扩张（18atm×3s×2次）。最后，对吻扩张，均（12atm×3s×2次）。复查造影示：支架膨胀完全，术后残余狭窄 0，远端血流 TIMI Ⅲ级（图 5-6）。

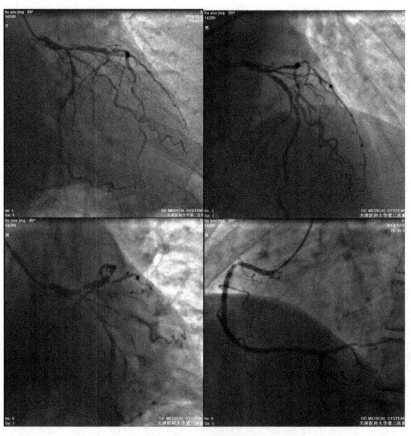

图 5-5　基线造影结果

（4）"额外导丝加球囊支撑技术"：本例患者在应用 CTO 2.5mm×20mm 球囊预扩张 LCX 近中段病变（16atm×5s×3次）后，我们曾尝试将 Excel 3.0mm×36mm 支架放置于 LCX 近中段至主干末端病变部位，但是支架不能顺利通过回旋支近中段的钙化成角病变。而后，我们选择 ScoreFlex 3.0mm×15mm 线切割球囊（12atm×5s×2次）扩张 LCX 近中段病变，尝试通过充分预扩张来改善病变部位的支架通过性，但未能奏效。我们采用双导丝做滑轨，也未能奏效。因此，我们采用"额外导丝加球囊支撑技术"。具体操作如图 5-7 所示，在回旋支内放置另一根 BMW 导丝，在回旋支近中段成角部位放置已使用过的 CTO 2.5mm×20mm 球囊，给予球囊一定的前向推送力使其贴靠在支架不易通过的侧壁上（A 部位），然后推送支架，即可实现支架滑过球囊壁顺利通过病变部位。

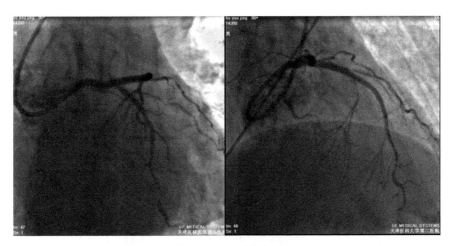

图 5-6　PCI 最后结果

四、讨论

钙化成角病变是介入治疗的一个难点。有专家形象地称之为"陷阱"。因此，如何成功地处理此类病变是考验介入医师实战能力的重要标准。解决钙化成角病变支架通过困难的途径有：①增强导引导管主动或被动支撑力；②改变病变部位斑块形态。目前，常用的解决钙化成角病变支架通过困难的方法有：①选用较大尺寸的预扩张或后扩张球囊对病变部位进行充分预扩张；②放置双导丝，形成滑轨效应；③在病变血管或其他血管远端放置导丝及球囊并扩张球囊进行锚定；④子母导管技术（5F in 6F）增强导引导管支撑力；⑤冠脉旋磨等。充分预扩张

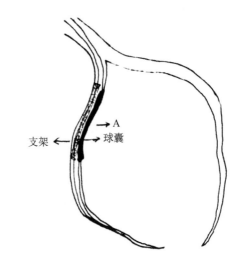

图 5-7　"额外导丝加球囊支撑技术"操作示意图。
A：代表钙化成角病变

和放置双导丝较为简单易行，在本例中我们也曾尝试，但未能奏效。而上述方法中的后三种则操作较为复杂。

在本例 PCI 中我们采用的"额外导丝加球囊支撑技术"其原理为：①应用球囊贴靠在成角钙化病变支架难以通过的部位，避免了支架直接接触病变部位，显著降低了支架与钙化部位接触产生的摩擦力；②双导丝加球囊显著增加了导引导管的支撑力，避免在推送支架受阻时导引导管脱出冠脉口。其优点为：①可以随时扩张病变部位的球囊，解决预扩张后病变快速弹性回缩的问题；②本技术可应用已有的器械，避免复杂操作，可减少手术时间和患者的费用。总之，我们在处理钙化成角病变的过程中，在充分预扩张后，如仍遇到支架通过困难，额外导丝加球囊支撑技术或可成为介入医师攻克此类难题的一个重要选择。

天津医科大学第二医院　陈康寅　郑心田　李广平

第四节　急性闭塞病变球囊导管的选择

冠状动脉粥样硬化性心脏病（冠心病）常见于老年人、男性及绝经后女性。糖尿病、高血压、吸烟、高脂血症、腹型肥胖及有早发冠心病家族史者多发。急性冠状动脉综合征（acute coronary syndromes，ACS）是其中一种常见的严重的类型，是以冠状动脉粥样硬化斑块破裂或侵蚀，继发完全或不完全闭塞性血栓形成为病理基础的一组临床综合征，包括急性 ST 段抬高性心肌梗死（STEMI）、急性非 ST 段抬高性心肌梗死（NSTEMI）和不稳定型心绞痛（UA）。其中心外膜冠状动脉急性闭塞所导致的 STEMI 是冠状动脉粥样硬化性心脏病的一种最为严重的类型，患者常常表现为持续性胸痛、胸闷等症状，可导致血流动力学不稳定、恶性心律失常、心力衰竭、甚至猝死。对于发病 12 小时内的 STEMI 目前通常选择急诊 PCI 治疗策略，尽早开通闭塞的心外膜冠状动脉，实现再灌注，能够大大降低病死率，并减少并发症，改善患者的预后。此类患者在行急诊 PCI 过程中有别于择期手术操作，入路选择、器械选择、进一步干预策略均须以患者生命安全为第一考虑，因此对器械的要求快速到位、尽快判明梗死相关血管后尽早实现血流再灌注。

一、导引导管

按照导引导管的形态分：Judkins、Amplatz、XB、EBU、Voda、Q curve、3DRC、WRP 等等。按照导引导管的大小和结构分为：5F、6F、7F、8F 等。

选择合适的导引导管是进行介入治疗的必要条件。相对于股动脉途径而言，经桡动脉介入（transradial intervention，TRI）受桡动脉血管直径的影响，一般不能使用大口径（如8F）的导引导管。因此，选择具有良好支持力的导引导管（被动支持）并熟练掌握一些可增加导管支持力的手术技巧（主动支持）尤为重要。6F 导引导管可以完成绝大多数急诊 TRI 操作，包括复杂病变的介入治疗，如左主干、迂曲病变和分叉病变等。通常左冠状动脉使用 EBU、Judkins 系列，右冠状动脉使用 JR4.0、SAL、TR4.0 等导引导管可满足绝大多数情况的需要。Judkins 导引导管的优点在于能够迅速到位，但被动支持稍弱。对于左右冠脉开口部位闭塞的病变使用 Judkins 可以灵活操作，迅速开通闭塞的冠脉。需要较强支持力的病变可选择 Amplatz 导管。不同的技术或器械有其特殊的适应证，应根据患者的具体情况及术者的经验灵活选用。

1. 选择强支撑力的导引导管

PCI 前，术者应对病变的复杂程度进行充分的评估，考虑到冠状动脉血管病变可能迂曲，钙化，或者血栓负荷重需要抽栓治疗，根据冠状动脉解剖形态直接选择被动支撑力（导管结构和外形决定）强的产品，如左冠状动脉可选择 EBU、XB、BL，Amplatz 1、Amplatz 2 导引导管等；右冠状动脉可选择 SAL、XBRCA、RBU Amplatz 1、Amplatz 2 等，都是很好的选择。

2．导引导管主动深插技术

可以通过深插技术获得主动支撑力。将导引导管沿球囊或支架输送杆往前推送，并轻轻顺钟向旋转，给予导引导管持续性向前的压力，球囊或支架可再向前推送。深插时一定要注意动脉压力大小和波形变化，注意导引导管的形状与冠脉的同轴关系，并注意一定沿球囊或支架输送杆往前推送。当深插导引导管送入球囊或支架达病变远端后，应迅速回撤导管深插部分，避免造成长时间血管缺血。导引导管深插的同时也增加了损伤冠脉近端的风险，术后应该多体位造影充分显示冠脉近端以及主动脉窦壁有无夹层或内膜撕裂。

二、导引导丝的分类

PCI 导引导丝作为冠心病介入治疗的最基本平台，在整个 PCI 过程中起着非常重要的作用。正确选用导引导丝是 PCI 成功的关键。

通常根据冠状动脉病变的不同导引导丝分为：

1. 通用型导丝

这一类型的导丝能够达到调节能力好和支持力强的双重要求，操作更方便，实用性更强，属功能"通用型"的导丝。多用于普通冠脉病变。代表性导丝有 Abbott Vascular 公司的 BMW 系列、Floppy 系列、Traverse、Whisper 系列导丝；Cordis 公司的 Stabilizer Supersoft、ATW、soft 及 Wizdom 等系列导丝；Terumo 公司的 Runthrough NS、Cross

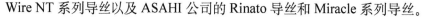

Wire NT 系列导丝以及 ASAHI 公司的 Rinato 导丝和 Miracle 系列导丝。

2. 闭塞型导丝

此类导丝针对慢性闭塞病变细化成数个系列，具有不同的功能特点和用途。根据导丝护套设计不同又分为：①超滑型导丝，如 Abbott Vascular 公司的 Pilot 系列、Boston 公司的 PT2 系列导丝。②缠绕型导丝，如 Abbott Vascular 公司的 CROSS IT 系列导丝、ASAHI 公司的 Miracle 及 Conquest 系列导丝以及 Cordis 公司的 Shinobi 导丝。

急性闭塞的冠脉多数情况下自身固定狭窄较轻，导致冠脉闭塞的主要是新鲜的血栓团块，质地较软，易碎裂。普通导引导丝容易通过。通用型导丝为首选。这一类型的导丝调节能力好，支持力强，操作更方便，实用性强。其头端较软，非超滑，在不明闭塞段远端血管走形、大小，分支分布等情况下的的穿孔并发症低，安全性高。常用的上述提及的各种导丝。尽量不主张使用聚合物涂层的超滑导丝（尤其初学者），因为超滑导丝的尖端触觉反馈性能差，导丝容易进入假腔而术者不觉。所以，对于急性心肌梗死导致的闭塞病变，特别是血栓闭塞性病变，建议使用通用型导丝，增加尖端的触觉反馈能力，减少进入夹层或穿孔的概率。

三、急诊 PCI 术中导丝的选择应遵循以下原则

符合各种不同要求的完美导丝是不存在的，导丝综合性能中的各个特点是相互制约和限制，故选择导丝时要根据病变的实际情况，依据导丝的综合性能进行选择，以发挥其最佳效果。

1. 扭曲、成角病变

该病变指病变近端血管过度迂曲或靶病变血管全程严重扭曲，甚至呈各种角度发出。对于这类病变要求导丝具有易于通过扭曲血管的柔软尖端，还应具备良好的血管跟踪性及顺应性，同时应有较强的拉伸扭曲血管的能力，以使球囊、支架能够顺利通过扭曲、成角血管到达病变处。可以选择 Abbott Vascular 公司的 Pilot 50、Traverse 导丝；Cordis 公司的 Stabilizer Supersoft、ATW 导丝；Boston 公司的 PT2 系列导丝；Terumo 公司的 Runthrough NS 导丝和 ASAHI 公司的 Rinato 导丝。

2. 冠状动脉分叉病变

对于冠状动脉分叉病变，特别是边支血管粗大、供血范围广泛的血管，在对主支血管进行介入治疗时，往往需要对边支血管送入导丝进行保护。另外当主支血管植入支架影响边支血流或主、边支血管以特殊的术式进行支架植入治疗后，需对吻球囊扩张时，往往需要选择一些操控灵活、顺应性、支持力均好的导丝，以求顺利穿过支架网孔到达边支，这时可以选择超滑的软导丝如：Whisper 导丝、Pilot 50 导丝以减少穿过支架网孔进入边支血管的阻力。同时还可以选择非聚合物涂层的导丝如：Runthrough NS、Rinato、Traverse、ATW 和 IQ 等。

3. 某些需要超强支持的病变

如严重钙化、扭曲、成角的病变血管，要求导丝具有柔软的头端和更好的支持力，以便拉伸血管输送体积较大的治疗装置如血栓抽吸导管或较硬、较长的支架到达病变处。符合这一要求的导丝有 Abbott Vascular 公司的 Extra Support & All Star 导丝；Cordis 公司的 Supersoft 导丝；Terumo 公司的 Cross Wire NT 系列导丝。

PCI 技术是近些年来发展迅猛的新兴学科，它的出现是冠心病治疗领域的一大飞跃，同时也是对心脏科医生介入治疗技术和对介入治疗器材，特别是导引导丝性能了解的双重考验。对冠状动脉病变的充分认识与评估，对各种导引导丝的正确选择、灵活运用以及对其结构特性的精确掌握是保障冠状动脉介入治疗成功的关键。

首都医科大学附属北京朝阳医院 王乐丰 刘 宇

第五节 Crossboss 和 Stingray 导管系统
——慢性完全闭塞病变正向策略新利器

冠状动脉慢性闭塞性病变是冠状动脉闭塞 3 个月以上的病变。病理学成分包括近端纤维帽、闭塞段及远端纤维帽，近端纤维帽较硬，闭塞段纤维钙化成分较多，病变开通成功率低。在需行介入治疗的冠心病患者中，慢性完全闭塞（CTO）病变约占 20% ~ 30%，但文献报道 CTO 介入治疗成功率仅为 49%。手术时间长、难度大、花费高，是 CTO 介入治疗中的难点。CTO 病变患者常常因介入治疗失败行冠状动脉旁路移植术，是 CABG 手术的独立预测因子。

导丝通过闭塞段到达远端真腔是开通慢性闭塞性病变最重要的一步，也是慢性闭塞性病变介入治疗失败的最主要原因。当导丝通过闭塞段后，极少数因球囊或支架无法跟进而导致手术失败。因此，导丝通过闭塞段是开通慢性闭塞性病变的重中之重。然而，由于术者经验及手法的不同，导丝开通慢性闭塞性病变的成功率不一。近期，新的器械及方法的出现，提高了慢性闭塞性病变开通成功率。BridgePoint 装置便是开通慢性闭塞性病变的利器。

BridgePoint 是新近研制成功的开通 CTO 病变的重要器械，它包括两部分：CrossBoss 和 Stingray。CrossBoss 是一个 3F 的金属中空导管，具有一个亲水涂层覆盖的无创钝圆形头端，其轴杆由多股导丝盘绕而成，旋转其尾端装置时，可提供 1:1 的扭距（图 5-8）。可单独应用，也可配合导丝或 Stingray 应用。CrossBoss 中空结构可兼容 0.014" 导引导丝。应用导引导丝将 CrossBoss 调至 CTO 病变闭塞段近端，然后快速旋转并推送

CrossBoss 尾端装置，由多股导丝盘绕的轴杆提供 1∶1 扭矩传导，其头端可钻通 CTO 病变纤维帽及闭塞段，但其无创钝圆形亲水涂层头端设计又使其难以穿过血管外膜，避免了冠脉破裂等严重并发症的发生。

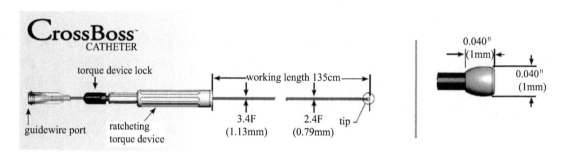

图 5-8   CrossBoss 导管系统

CrossBoss 可通过两种方式通过闭塞段：一种方式是真腔 - 真腔，CrossBoss 经过血管真腔到达远端血管真腔；另一种是 CrossBoss 经过内膜下到达远端血管（图 5-9）。由于血管外膜张力约为血管内膜张力的 3 倍，CrossBoss 无创钝圆头端的穿透力难以穿出血管外膜，导致冠脉穿孔的发生。这也保证了慢性闭塞性病变应用 CrossBoss 的安全性。但若 CrossBoss 头端进入分支而未及时发现，快速旋转并推进 CrossBoss 时有可能导致 CrossBoss 头端穿出分支，造成冠脉破裂的发生。

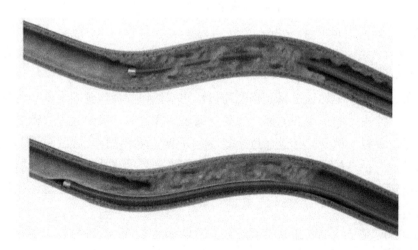

图 5-9   上图示 CrossBoss 经真腔 – 真腔通过闭塞段；下图示经闭塞段血管内膜下到达远端血管内膜下

真腔 - 真腔方式是 CrossBoss 开通慢性闭塞性病变的最佳方式。有文献表明，20% ～ 30%CTO 病变患者可通过此种方式开通闭塞段，当 CTO 病变血管位于前降支或为支架内 CTO 病变时开通概率更高。CrossBoss 通过闭塞段直接到达远端真腔后，经其中空结构可将导丝送至远端血管真腔，之后撤出 CrossBoss，导丝便成功通过闭塞段，继而应用球囊及支架完成血管重建。

另一种方式是 CrossBoss 通过闭塞段血管内膜下到达远端血管内膜下。经逆向造影或侧支循环显影发现 CrossBoss 已越过闭塞段，则需停止推送 CrossBoss。继续推送 CrossBoss 只能沿血管内膜下前行，加重血管夹层，很难再次进入真腔，这就需要配合导丝或 Stingray 球囊重新进入真腔，即真腔再入技术。此种技术与内膜下寻径技术相似，当导丝进入远端血管内膜下后，可调整导丝方向穿刺，使导丝远端重新进入真腔，称为内膜下寻径技术。内膜下寻径技术的出现，提高了 CTO 病变的成功率。但由于导丝末端方向难以控制，部分患者可由于导丝穿出冠脉而导致手术失败，更有甚者并发冠脉穿孔而危及生命。经 CrossBoss 内腔送入导丝，调整方向"穿刺"后导丝可重新进入真腔。但与内膜下寻径技术相似，由于导丝头端方向难以掌控，部分导丝会穿破冠状动脉，导致冠脉破裂的发生。

Stingray 球囊是 CrossBoss 进入远端血管内膜下导丝再入真腔技术的配套装置，需配合使用 Stingray 专用导丝。Stingray 球囊是可兼容 6F 导管的扁平球囊，球囊远端具有 3 个出口，球囊远端 2 个不透光的标记带用于精确定位。通过球囊最远端出口可沿普通导丝将 Stingray 球囊送至远端内膜下。Stingray 球囊折叠状态下与普通球囊相似，但应用造影剂 4 个大气压使球囊充盈时，Stingray 球囊便成为一个宽 3mm 高 1mm 带有两翼的扁平球囊，透视下便可见此种扁平球囊两翼沿内膜下紧紧环抱血管，使血管轮廓显影。球囊上另两个出口呈 180°，分别位于球囊两侧，一个出口朝向血管外膜，另一个出口朝向血管真腔。Stingray 专用导丝头端预塑形 28°角，可随机进入这两个出口。Stingray 应用造影剂充盈，透视下，便可判断 Stingray 专用导丝出口朝向血管外膜面还是血管真腔。若 Stingray 专用导丝出口朝向血管外膜面，将 Stingray 专用导丝旋转 180°，则导丝便由面对血管真腔的出口而出。Stingray 专用导丝头端带有一个短而硬的探针，可刺破血管内膜。撤出 Stingray 专用导丝，应用普通导丝便可经穿刺口重新进入血管真腔。与内膜下寻径技术不同，Stingray 球囊配合专用导丝，可精确调整导丝头端方向，选择性朝向血管真腔穿刺，避免冠脉破裂的发生（图 5-10）。

2008 年，人类首次应用 CrossBoss 开通 CTO 病变，并取得了显著成效。之后，欧洲一项研究显示 CrossBoss 开通 CTO 病变成功率高达 67%。2012 年，FAST-CTOs 研究中结果发表于美国心脏病学会杂志上，该研究入选了 147 例患者，共 150 处 CTO 病变。入选标准为 CTO > 3 个月，导丝难以开通的陈旧性病灶，造影下闭塞残端处到分支 ≥ 10mm，闭塞血管造成的心梗 / 心绞痛症状的患者。排除标准为 LVEF < 20%，静脉桥血管或支架内 CTO，阿司匹林或吩噻并吡啶类过敏，主动脉口部病变，肌酐 > 2.3 mg/dl，靶病变 2 周前做过 PCI。结果显示，BridgePoint 器械通过 CTO 病变的总体通过率为 77%，明显高于之前的研究结果，且随着术者对 BridgePoint 技术的熟练掌握，在后半期的实验中，成功率从 67% 提高至 87%，应用 BridgePoint 手术时间降低 28%，造影时间降低 17%，并且没有增加并发症的发生率。成功组患者中 51%CTO 病变只需要 CrossBoss 导管就可以在真腔中成功通过病变，49%CTO 病变需要配合使用 Stingray 球囊。对于支架内 CTO 病变，支架相当于一层保护屏障，阻止了 CrossBoss 头端穿出支架网眼。支架的可视结构为 CrossBoss 的前行指引方向。配合 Stingray 球囊，即使 CrossBoss 穿出支架区域后进入内膜下形成夹层，也可重新进入真腔。2014 年，一项针对 CrossBoss 应用于支架内 CTO 病变的研究发表于欧洲介入杂志上。该研究共入选 30 例患者，共 31 处 CTO 病变。CTO 病变闭塞时间平均为 24 个月，长度平均为 39mm，约 48% 的患者以前尝试行 PCI 治疗但以失败告终。90% 患者应用 CrossBoss 装置后成功开通 CTO 病变，其中 81% 的患者 CrossBoss 起了主要作用，绝大多数以真腔 - 真腔的形式开通闭塞段。成功组患者开通闭塞段最短用时 1 分钟，最长用时 40 分钟，平均用时 8 分钟，大大缩短了手术时间、曝光时间及造影剂用量。

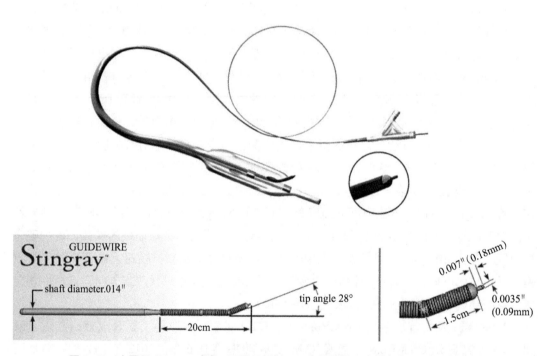

图 5-10　上图示 Stingray 球囊，下图示 Stingray 专用导丝，头端存在一 28° 预塑形

　　由于 CrossBoss 的穿透力有限，对于钙化病变，CrossBoss 难以穿透钙化组织，因此，对于钙化严重 CTO 病变，不建议应用 CrossBoss。当病变血管迂曲时，会消减 CrossBoss 前进的推送力，且 CrossBoss 头端容易进入内膜下或穿出冠脉外膜，降低 CrossBoss 开通 CTO 病变的机率。特别注意的是，开通 CTO 病过程中需密切关注 CrossBoss 是否在主支

内，若 CrossBoss 头端进入分支，继续旋转推送 CrossBoss 则极有可能导致 CrossBoss 穿出分支，导致冠脉穿孔及心包填塞的发生。

吉林大学第二医院　刘　斌

第六节　切割球囊处理分叉口部病变

切割球囊是由 3 ～ 4 片尖锐金属刀片（0.25mm 高）纵向安装在非顺应性球囊表面上的装置。3.5mm、4.0mm 直径的切割球囊有 4 个微型刀片，其他尺寸球囊仅有 3 个微型刀片。在球囊未到达病变之前，刀片被紧密包绕在经过特殊折叠的球囊材料之内，不会损伤路径的正常血管。

切割球囊成形术较安全，这是因为正常人的冠状动脉壁厚度一般都 > 1mm，冠心病患者的冠状动脉内膜又有粥样斑块，而切割球囊的刀片高度只有 0.22mm，工作高度 0.177mm。所以只要选择大小合适的球囊，就不会造成冠状动脉穿孔。使用切割球囊的潜在并发症包括：冠状动脉穿孔、夹层、冠状动脉痉挛和切割球囊嵌顿。

随着切割球囊开始扩张，刀片逐渐露出于球囊表面，沿血管纵轴方向辐射状切开纤维帽、弹力纤维和平滑肌，形成一个扩开的几何模型。当球囊成型完全扩张时，球囊扩张充盈压力降低，降低血管弹性回缩程度，减少严重撕裂的发生。这种先切后扩的特点，能够减少单纯球囊经冠状动脉腔内血管成形术时所致的血管损伤。

Tsuchikane 等通过血管内超声证实切割球囊通过切割扩张使斑块更易于压向血管壁而实现管腔扩大。而普通球囊的扩张机制则是由于球囊的扩张导致斑块的压缩、破裂及血管弹性扩张。Adamian 将切割球囊与普通球囊的钝性随意扩张相比，切割球囊能以较低的压力获得充分扩张。这样对血管内膜不规则撕裂小，因而对血管损伤小，减少反应性平滑肌细胞增殖，降低再狭窄率。

分叉病变操作复杂，术后晚期血栓、晚期再狭窄发生率均较高。目前国际上公认分叉病变理想的处理原则是尽可能的在主支植入一个支架。在保证主支理想开放的前提下，分支血管满足残余狭窄 < 50%、血流 TIMI Ⅲ 级或冠状动脉血流储备分数 ≥ 0.75 等条件即可。单支架技术处理分叉病变，是当今的主流。但必须指出的是，临床中确实有部分分叉病变，单支架植入后，因斑块移位造成分支开口严重狭窄和（或）闭塞，如果分支血管的管径较粗（≥ 2.5mm）、供血范围较大，此时不得不考虑采用双支架治疗策略。如果采用切割球囊先行斑块切割术，再植入支架，这样可以减少斑块的移行，避免

分支闭塞，增加单支架植入可能，并降低支架再狭窄率。

2004 年，Takebayashi 等对比在 87 例分叉病变患者中分别应用切割球囊与普通球囊成形术的即刻及术后 3 个月随访结果，发现切割球囊组手术成功率高于普通球囊组（92% vs. 76%，$P < 0.05$），且术后 3 个月随访发现切割球囊组再狭窄发生率低于普通球囊组（40% vs. 67%，$P < 0.05$）。但两组患者随访期的临床事件发生率无明显差异。2008 年，Dahm 等对 NICECUT 亚组 63 例分叉病变为 Duke E 型及 B 型患者切割球囊处理分支病变后的即刻及随访结果表明，单以切割球囊处理分支病变有利于提高简单策略处理分叉病变的成功率，并有较低的再狭窄率及靶血管重建率。

对自体冠状动脉开口病变的狭窄使用普通球囊扩张，手术成功率低，且有较高严重并发症的风险，同时因为弹性回缩和痉挛作用而使球囊扩张不理想，再狭窄率高。使用激光或旋切技术解决上述问题常由于再狭窄的发生而得不到好的效果。冠状动脉支架植入较单纯普通球囊扩张相比能够减少局限性病变的再狭窄，然而开口病变再狭窄，特别是小分支再狭窄病变的处理仍是问题。切割球囊与普通球囊相比对于开口病变的处理更有益，尤其对于直径小于 3mm 的血管。Chung 等比较了自体冠状动脉小分支使用切割球囊和直接支架植入的早期和晚期结果以及对主支血管的影响。研究结果表明，切割球囊对于小分支开口病变是可行的，而且不能引起主支血管的显著狭窄。冠状动脉开口病变的介入治疗有较高的风险性，单纯球囊扩张有很高的再狭窄发生率，即使置入金属裸支架，其再狭窄的发生率亦明显高于冠状动脉其他部位的原发病变的再狭窄率。

陈纪林等对 66 例有冠状动脉开口病变的患者行切割球囊预扩张后置入金属裸支架，38 例患者完成了 6～8 个月的冠状动脉造影随访和 4 年的临床随访。结果显示，术后再狭窄率低于文献报道的普通球囊预扩张后置入金属裸支架的再狭窄率。

左主干病变在冠状动脉病变中一直是最具风险的病变，特别是无保护左主干，一旦血流被阻断，会出现严重的心肌缺血并发症，如心室颤动等，所以处理左主干病变应简洁、快速。而切割球囊压力回撤较慢，用于左主干病变风险较大，仅限于少数技术非常熟练的术者开展。

切割球囊是短球囊，不宜用于严重成角病变。其外形轮廓较大，扩张后的球囊回撤不好，在病变近端血管严重弯曲时，回撤球囊的过程中有可能造成近端血管损伤。避免球囊多次往返进出损伤近端血管，确认扩张效果满意后再将球囊回撤。对闭塞病变及切割球囊不能顺利到位的严重狭窄病变，可先用普通小球囊预扩张，如果先用大球囊预扩张，血管内膜已有明显不规则损伤，则失去了使用切割球囊的意义。

切割球囊直接扩张病变时选择切割球囊的大小与血管实际口径的比例为 1：1，最高大气压一般不超过 8，少数情况可加至 10 个大气压；治疗支架内再狭窄时选择较支架直径大于 0.25mm 的切割球囊进行治疗，最高大气压一般为 8～10，少数情况加至 12 个大气压；切割球囊扩张狭窄病变时，应采用缓慢加压，即每隔 1 ～ 2 秒加 1 个大气压的方法，抽瘪气囊后需等待 15 ～ 20 秒，再回撤球囊以防刀片划伤血管壁。

四平市中心医院　王建中

第七节　拘禁球囊技术在冠状动脉分叉病变介入治疗中的应用

分叉病变见于 10% ～ 20% 的冠状动脉介入治疗（percutaneous coronary intervention，PCI）。由于操作复杂，发生边支丢失、围术期心肌梗死以及术后靶血管重建率（target vessel revascularization，TVR）较高，分叉病变一直是 PCI 领域最具挑战性的病变类型之一。对于边支供血范围较小、开口狭窄程度较轻的分叉病变，循证医学证据更支持主支单支架，必要时再对边支植入支架，即必要时支架（provisional stenting）策略，2011 年 ACCF/AHA/SCAI 联合发布的 PCI 指南也把此策略列为 I 类推荐（证据水平：A）。必要时支架策略已被广泛认可和采用，但是，在实施必要时支架术过程中，即使使用导丝保护边支，仍然有高达 51% 的病例边支血流受影响。如何有效保护边支成为实施必要时支架术的考量重点。

一、分叉病变 PCI 中边支受累机制

既往观点认为，分叉部位斑块移位是造成边支受累的主要原因。随着影像学研究的增多，血管嵴移位在边支受累中的作用逐渐受到重视。Granillo 等用 CT 检查左主干分叉病变，发现超过 90% 斑块分布于血管嵴对侧的低剪切力区域，利用血管内超声（intravascular ultrasound，IVUS）进行的研究也证实了类似的分布规律。分叉部位斑块的这种分布特点提示，在主支植入支架时斑块移位对边支血流影响有限，Xu 等对分叉病变 PCI 中边支受累机制的研究则显示了血管嵴移位的重要作用。该研究用 IVUS 比较主支支架植入前后主支及边支的斑块容积、管腔容积和血管容积，结果发现边支受累与血管嵴移位显著相关（r=0.941，P < 0.001）。虽然越来越多证据证实血管嵴移位是边支受累的重要机制，但是斑块移位的作用也不应该被忽视。Hahn 等的研究显示，边支开口近端的主支狭窄≥ 50% 是边支受累的预测因素（OR2.34，95% CI1.59 ～ 3.43，P < 0.001），这提示分叉开口近端的斑块移位是导致边支受累的原因之一。而 Dou 等利用 QCA 资料建立的 RESOLVE 边支闭塞预测模型则发现了 6 个边支闭塞的危险因素，包括斑块分布在

血管嵴一侧、主支血流缓慢、分叉处严重狭窄、分叉角度大、主支-边支直径比率大和边支严重狭窄。这提示分叉病变 PCI 中边支受累可能有多种机制参与，需要结合实际病例进行个体化分析。

二、分叉病变 PCI 中的边支保护策略

传统边支保护技术是在主支植入支架时，留置导丝于边支，谓之保护导丝。但是，即使采用导丝保护，主支支架后边支受累仍较常见，保护导丝的主要作用更多体现在边支闭塞后的补救性介入处理而非预防边支闭塞。当发生边支闭塞后，保护导丝可作为路径标志指引补救导丝再进入，而预先放置于边支的导丝也可改变分叉的角度而有助于补救导丝的再进入。然而，即使使用了导丝进行保护，一旦发生边支急性闭塞，补救性介入的成功率并不高。COBIS II 研究中，主支植入支架后边支急性闭塞率 8.4%（n=187），并且在发生急性闭塞后，除 26 例（13.9%）自行复通外，103 例（55.1%）患者可行补救性介入处理，余 58 例（31.0%）未能补救而造成边支丢失，而实施补救性介入处理的病例，球囊扩张或支架植入后仍有 14 例（13.6%）发生边支丢失。该研究还发现边支急性闭塞与导丝保护与否无关，这提示传统的边支导丝保护技术对预防和补救边支闭塞的效果都不尽如人意。另一方面，对边支实施球囊扩张或者支架植入等补救措施，无可避免会破坏主支支架完整性，可能导致主支靶病变重建（target lesion revascularization, TLR）的风险仍然增加。COBIS 注册研究对采用主支单支架策略的分叉病变患者（n=1165）平均随访 22 个月，发现实施对吻球囊扩张的患者其主要不良心血管事件（HR 2.58, 95% CI 1.52～4.37, $P < 0.001$）及主支 TLR（HR 3.39, 95% CI 1.86～6.19, $P < 0.001$）风险均高于未行对吻球囊扩张的患者。以上证据提示，对边支实施补救性处理可能是以牺牲主支支架植入效果为代价的。由于边支补救性处理的成功率不高，补救边支时可对主支支架造成潜在损害，我们认为，分叉病变 PCI 时应该最大限度保持边支开放，降低补救性处理边支的机会，进而避免对主支支架的潜在危害。

实施必要时支架术时如何最大限度保存边支血流，降低边支植入支架的机会及围 PCI 期心肌梗死的风险，近年来讨论较多。2007 年以来，一种基于单支架策略的边支保护技术，拘禁球囊技术（jailed balloon technique, JBT）应用于临床。与传统的只用导丝保护边支的拘禁导丝技术（jailed wire technique, JWT）相比，JBT 减轻主支支架所致的血管嵴移位及主支斑块向边支的移位，降低了边支急性闭塞的风险，减少了对吻后扩张和边支支架植入必要性。即使在边支严重受累不得不进行球囊扩张或边支支架植入时，由于边支球囊建立了较充裕的主支-边支通道，导丝通过主支支架网眼进入边支血管的难度和进入假腔的风险均降低，从而可提高边支补救性介入的成功率。

Jasindar 等的回顾性研究发现，在 101 处分叉病变使用 JBT，仅 9% 的患者需要穿主

支网眼向边支送入导丝进行补救性扩张，2%的患者需要进行边支支架植入，最终边支血流 TIMI Ⅲ 级率 99%，仅发生 1 例边支血管丢失。对患者平均 2.7 年的随访进一步发现，采用 JBT 的患者边支血管永久丢失率较低（*OR* 0.22，95% *CI* 0.10 ～ 0.49，*P*=0.0001），随访死亡、心肌梗死或靶血管重建的复合终点事件也较少（*HR* 0.22，95% *CI* 0.06 ～ 0.76，*P*=0.02）。

　　Jasindar 等所应用的 JBT 具体方案如下：①在分叉病变的主支和边支均置入标准 PCI 导丝；②半顺应性球囊预扩张主支病变；③在边支送入与边支直径相近的单轨球囊，在主支送入冠脉支架；边支球囊近端超出主支支架近端约 2mm，球囊远段保留在边支内；④以命名压释放主支支架，负压的支架球囊保留原位；⑤若边支血流无受损（TIMI Ⅲ级），以 3 ～ 4atm 压力充盈边支球囊，如果低压扩张后边支血流受损，则按实际情况进行充分球囊扩张；⑥撤出边支球囊，保留边支导丝；⑦支架球囊于原位充盈至相应压力以确保支架贴壁；⑧冠脉造影提示结果良好则撤出主支及边支导丝；若冠脉造影提示边支受累明显，可操作导丝穿主支支架网眼进入边支后在撤出边支的闭陷导丝，并根据实际情况进行边支球囊扩张或者支架植入，所有穿网眼边支球囊扩张或者支架植入的病例均需对吻后扩张（图 5-11）。

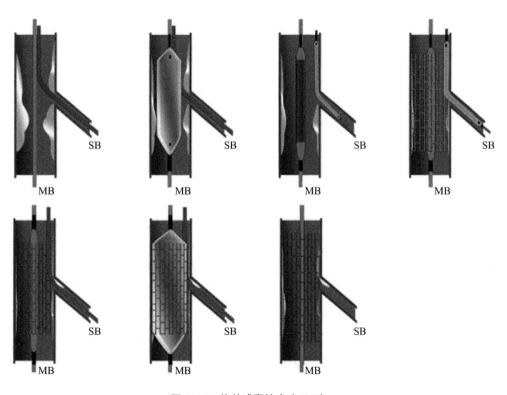

图 5-11　拘禁球囊技术（JBT）

MB= 主支，SB= 边支

我国同行也开展了边支球囊保护技术的相关研究，并将其命名为球囊 - 支架对吻技术（balloon-stent kissing technique，BSKT），其手术步骤与 JBT 基本相似，主要区别在于先以命名压充盈边支球囊然后再以命名压释放主支支架，完成主支支架 - 边支球囊对吻后再退出边支球囊，其余步骤与 JBT 一致（图 5-12）。该研究回顾性分析了使用 BSKT 的 60 例分叉病变 PCI，所有边支术后即刻都达到 TIMI Ⅲ级血流，没有发生边支丢失。

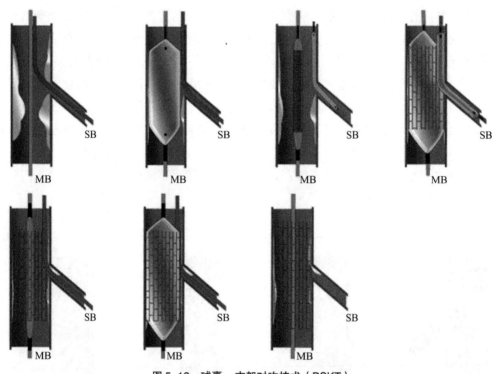

图 5-12　球囊 - 支架对吻技术（BSKT）

MB= 主支，SB= 边支

我们中心也已应用上述 JBT 和 BSKT 处理分叉病变，两种技术有别于传统 JWT 的关键都在于预埋边支球囊，通过边支球囊起到更有效保留和重建主支 - 边支通道的作用。从这个角度看，BSKT 可以视为 JBT 的亚型，我们可将之称为对吻 JBT（kissing jailed balloon technique，KJBT），而把经典的 JBT 称为序贯 JBT（sequencial jailed balloon technique，SJBT）。针对某些特定的病变特点，我们在实践中对预埋球囊还可不做常规扩张，仅仅在主支支架释放后发生边支急性闭塞才扩张预埋的边支球囊，可称为补救 JBT（bailout jailed balloon technique，BJBT）。BJBT 可应用于计划 Culotte 双支架术时，如果第一枚支架植入后发生另一边支闭塞且导丝难以通过网眼进入，可以使用预埋球囊挤压支架重建血流，并更改术式为操作较简单的 Crush 术式（图 5-13）。这种方法尤其适用于高危患者左主干分叉病变 PCI，由于前降支和回旋支任何一支闭塞持续时间过长都可能引起严重后果，通过扩张预埋球囊可以迅速恢复分支血流，稳定血流动力学。上述分支丢失时，经验丰富的术者还可以把预埋球囊轻度扩张至恢复血流而又不至于对支架造成明显挤压，在血流动力学稳定后继续完成 Culotte 术式。在如此紧急的情况下采用何种策略，需要术者结合病变特点、血流动力学状态及术者能力做出迅速判断。在三种 JBT 中，KJBT 由于在主支支架释放时使用相对高压力对边支球囊进行扩张，可有效减轻血管嵴移位，但是导致边支夹层的风险最高，适用于边支较大且开口无钙化的分叉病变；SJBT 边支球囊扩张程度较轻，对血管嵴移位的预防作用稍弱，但安全性较高，可用于边支较小及开口钙化的分叉病变；而 BJBT 则主要作为 Culotte 技术的保护措施用于左主干分叉等高危病变 PCI。

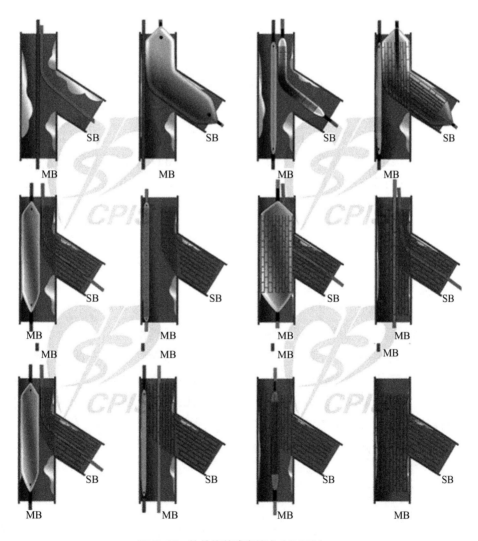

图 5-13　补救拘禁球囊技术（BJBT）

MB= 主支，SB= 边支

虽然目前已有证据支持 JBT 的边支保护作用优于 JWT，其边支丢失风险和不良心血管事件风险更低，但是，无论采取何种 JBT，不管边支球囊扩张与否，边支球囊回拉均可能会损伤主支支架血管壁面的药物涂层，增加主支 TLR 的可能性。而且使用球囊扩张边支，尤其 KJBT 中对边支的较高压力扩张，除了可能导致夹层等并发症，远期还存在再狭窄的风险。尽管 JBT 已初步显示出其优势，但由于现有的研究病例数较少，随访时间较短，JBT 对主边支的远期影响尚未十分明确，JBT 在分叉病变 PCI 中的作用还有待进一步验证。

广东省人民医院　罗建方　何鹏程

第八节　嵌入式球囊在钙化病变中的应用

冠状动脉钙化病变广泛存在于冠状动脉粥样硬化斑块中，弥漫重度钙化病变如同坚硬的钢环一般紧箍在血管壁上。对于钙化病变，应用普通球囊不能充分扩张病变，并且容易出现血管内膜夹层撕裂，或存在支架植入困难，严重的钙化会增加支架扩张不完全、再狭窄和支架血栓的风险等。即使高压球囊也难以成功，而且增加球囊破裂、冠状动脉撕裂、穿孔和无复流等手术风险。所以冠状动脉钙化病变成为介入医生的难题。对于钙化病变，嵌入式球囊和旋磨都可以应用，但部分心功能不全的患者可能无法耐受旋磨。

一、嵌入式球囊的分类

嵌入式球囊是一类特殊的球囊，将微切割技术与球囊相结合。广义上的嵌入式球囊包括切割球囊、棘突球囊以及双导丝球囊。目前市场上广泛应用的有波士顿科技（Boston Scientific）的第三代切割球囊（Flextome Cutting Balloon）、深圳业聚研制的双导丝球囊（Scoreflex）、日本 Goodman 株式会社的棘突球囊（Lacrosse NSE）。由于双导丝球囊表明的切割材料为金属导丝，切割较为表浅和细小，故不常应用于中重度钙化病变，而在钙化病变中较常应用的嵌入式球囊为切割球囊和棘突球囊。

二、棘突球囊在钙化病变中的应用

棘突球囊设计上通过在球囊近端至远端增加 3 条特质尼龙棘突，使其更好形成有效的斑块嵌入，制造斑块裂缝，同时最大限度避免了球囊滑脱。随着球囊滑脱的消除，从而获得了更优异的扩张效果。棘突结构为 3 条间隔 120°的特质尼龙棘突，棘突仅与球囊的头尾相连。棘突的连接处延伸到了比球囊本体更远的远端处（同样的近端构造相似），因此，球囊即使不到病变部分，棘突作为楔状锥形结构也有帮助形成裂缝的可能性。

2013 年 Kazuhiro Ashida 等报道了棘突球囊针对钙化病变的匍匐前进操作技术（Leopard Crawl）。棘突球囊末端部位较小的通过外径（0.020"），以类似镊子的锥形结构嵌入病灶区域；棘突球囊良好的回抱性和球囊末端部位渐细的锥形设计，使球囊嵌入病灶，在钙化处进行多次扩张，关于钙化病变球囊匍匐前进是否成功，取决于球囊的能否再折叠（re-wrapping）；棘突球囊特质尼龙棘突可形成有效的斑块破裂。棘突球囊实现了从病变末端部位进行扩张从而使得匍匐前进技术成为可能。切割球囊的回抱性不如棘突球囊良好，一旦扩张球囊外径也会扩大。

棘突球囊在使用过程中的注意要点：①因棘突球囊尺寸不包括棘突部分，建议选择尺寸时直径比传统球囊尺寸小 0.25mm，比如：传统球囊直径选择 2.75mm，棘突球囊则考虑用直径 2.50mm。②在最初的 2 ～ 3atm 的扩张中，需缓慢地扩张直到棘突接触到病变处，同时考虑到支架扩张的原理机制，在至少两个位点制造裂痕效果很重要。③不要在人体内旋转本产品，这可能会导致棘突缠结。④棘突固定在球囊的远近两端处，而没有固定在球囊的表面。存在导丝或者其他产品在经过球囊时，棘突发生缠结的风险。当撤回棘突球囊时，不要将任何设备的尖端穿过棘突的球囊部分。组合使用时，请在移出其他设备后再移出棘突球囊导管。当棘突球囊导管处于导引导管内时，请不要插入任何设备。⑤扩张后将棘突球囊导管撤回导引导管中时，请确保导引导管尖端和棘突球囊导管位于同轴位置。⑥球囊扩张后，请不要使用保护鞘或再包装工具进行再包装，这可能会对球囊造成损伤。

三、切割球囊在钙化病变中的应用

第三代切割球囊系统是在非顺应性尼龙球囊材料上纵向安装 3 片或 4 片显微手术刀片。3.5mm、4.0mm 直径的切割球囊有 4 个微型刀片，其他尺寸球囊有 3 个微型刀片，刀片高度为 0.011"/0.2794mm ～ 0.013"/0.3302mm。在球囊未到达病变之前，刀片被紧密包绕在经过特殊折叠的球囊材料之内，不会损伤所过路径的正常血管。到达病变后，在扩张球囊时刀片伸出球囊外面，造成血管中膜的纵形切口。与普通球囊的钝性、无序扩张相比，切割球囊能以较低的压力获得充分扩张，对血管内膜不规则撕裂小，因而对血管损伤小，减少反应性平滑肌细胞增殖，降低再狭窄率。对于钙化病变切割球囊可以将扩张时的全部压力集中于很小的刀刃上，使球囊扩张压减小，对血管壁的牵张及损伤减小，术后弹性回缩也减小，并且缩短了扩张时间，提高了手术成功率。李伟杰等报道对 102 例患者的 116 处病变行切割球囊扩张，B 型和 C 型病变占 75%，成功率为 94%。董少红等将切割球囊技术应用于非顺应性病变（僵硬或某种程度的钙化病变），总成功率达 87.9%。但切割球囊一个明显的不足是由于刀片的存在，致使其通过性差，通过近端弯曲的病变困难，从而增加手术的失败率。总的来说切割球囊适合轻中度钙化而普通球囊不能扩张的病变，对高度狭窄的重度钙化病变，不宜直接使用切割球囊，可以考虑在旋磨基础上采用切割球囊进行扩张，提高手术成功率。

切割球囊在使用时应注意几点：①切割球囊的直径最好与血管直径相符，球囊直径与血管直径之比不要超过 1∶1。②切割球囊在进入导管之前需进行体外湿化，增强通过性。③应当将切割球囊直接送至病变处，如无法顺利到达病变处，需事先使用小球囊预扩。④释放切割球囊时注意缓慢加压，约每 5 秒增加 1atm 逐渐增加至 6 ～ 8atm，最大压力时应持续 5 ～ 10 秒，以保证球囊充分张开，对病变进行有效切压扩张。⑤相同部位反复扩张，内膜损伤最小，切割效果最好。⑥因切割球囊扩张后球囊回缩缓慢，扩张完毕后，应当充分回吸为负压，使手术刀片完全收在球囊中，避免导管撤出过程中伤及血管。

四、双导丝球囊

双导丝球囊是一种新型的球囊导管，其球囊外径与普通球囊类似，在球囊末端有一供导引钢丝走行的内腔，导引钢丝与球囊表面的固有钢丝位于球囊两侧呈 180°角，固定在球囊外侧的导丝有效协助球囊通过成角病变；标准导引丝协助球囊到达目标病变。扩张病变时，双导丝球囊的固有导丝和标准导丝在小压力的状态下联合使用，明显促进斑块断裂，同时又保证球囊在扩张时不易移位，能够规则切开斑块组织，并且对血管内膜损伤较小。另外，球囊的设计使其有较好的推送性、跟踪性、跨病变能力和扩张能力，使其同样适用于分叉病变、钙化病变、小血管病变、弥漫性病变、开口病变及预扩张。但是由于双导丝球囊表明切割材料为金属导丝，切割较为表浅和细小，故不常应用于重度钙化病变。

双导丝球囊操作要点：①双导丝球囊头端设计不同于普通球囊，通过病变时要轻柔，以避免头端损害。②在球囊扩张时应逐渐加压如每加 2 个大气压等数秒后再加压，以防备加压过快导致两根钢丝缠绕在一起。

五、结语

对于钙化病变，旋磨是最有效的武器。然而，旋磨设备昂贵，旋磨操作相对复杂，目前这一技术尚未普及。嵌入式球囊将微切割手术与球囊扩张机制完美地结合在了一起，在钙化病变中的应用可以解决这一难题。同时，嵌入式球囊也可以同旋磨联合应用，达到更完美的效果。

首都医科大学附属北京安贞医院　金泽宁

第九节　冠状动脉分叉病变介入治疗中球囊对吻技术的合理应用

对吻球囊扩张是分叉病变介入治疗的特需技术操作，旨在使分叉病变的主支和边支血管在介入治疗中同时获益，主要体现在开放和维持边支、主支开口，修复主支支架变形使之充分扩张贴壁。双支架术中，对吻球囊扩张的获益是明确的，应尽可能、高质量完成；单支架术中是否均行对吻扩张尚无定论，建议术者依据实际情况决定是否行对吻扩张。

一、对吻扩张的球囊选择

1. 非顺应性球囊

双球囊对吻扩张时，务必选择两枚非顺应性球囊，因其扩张效果精准可控，损伤血管的风险将显著减少，切忌用顺应性不同的两球囊进行对吻扩张。若选择半顺应性球囊进行对吻扩张，则可发生明显的"狗骨头"效应，血管破裂的风险增高；而且，当采用某些双支架术式如经典 Culotte 术时，若选择半顺应性球囊进行对吻扩张，则分叉血管汇合多边区域（polygon of confluence，POC）或分叉"髂部"因双层支架的存在常不能被有效扩张，此时若继续加压将导致母血管近端过度扩张、支架严重变形甚至血管破裂。

2. 对吻球囊大小

球囊大小的选择应根据主支和边支血管口径、分叉病变术式（单/双支架）、对吻扩张方式而定。

（1）对于双支架术式：一般选择与两分支血管或两分支支架内径相同的球囊，但对吻扩张时近端球囊重叠部分可能过大，此时可采用高压顺序球囊扩张和低压最终球囊对吻扩张的方法以防血管破裂；亦可根据简化的 Murray 定律推算主支近端两球囊重叠部分的直径、再分配两分支球囊各自大小。

（2）对于单支架术式：若需要球囊对吻扩张，目前多主张边支球囊/参考血管内径的比值为 0.75、甚至更小，据此以减少边支狭窄程度、恢复边支正常的 TIMI 血流或使 FFR $\geq$ 0.8，并避免损伤边支开口。

（3）对必要时 T 支架术：若边支不需或不必植入支架，则边支球囊选择同单支架术式；若边支需补救性植入支架，则边支球囊宜大，球囊/参考血管内径的比值为 1.0、甚至更大。

二、对吻扩张的一般操作

1. 精准的钢丝技术

在球囊对吻扩张前，应根据不同介入治疗策略及术式的要求，准确操作钢丝进入分

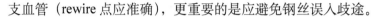

支血管（rewire 点应准确），更重要的是应避免钢丝误入歧途。

2. 球囊的推送顺序

边支球囊通常较难进入，故应先送入边支球囊；有时为了增加支撑，亦可先送入主支球囊，甚至在主支球囊到位后适当加压以增加支撑再推送边支球囊，但应注意避免强行推进使支架变形毁坏。在推送球囊过程中，若遇到阻力，最常见的原因是钢丝缠绕，其次是球囊与支架剐擦，应厘清原因、区别对待。

3. 球囊的对齐位置

最终球囊对吻扩张时两球囊近端标记对齐，重叠部分应较短，位于血管嵴之上、正对血管分叉的"髂部"，或者相当于 POC 区域。若两分支血管直径显著小于母血管直径，对吻扩张球囊位置可高移，借助双球囊对吻以使母血管段支架充分贴壁（但支架内腔呈卵圆形）。

4. 球囊的充盈时间

因非顺应性球囊充盈时间短于 10 秒时扩张效果不佳，故建议：球囊对吻扩张时，充盈峰压维持时间至少 10 ～ 15 秒。

5. 球囊的充盈速度

若无特殊要求，球囊的加压充盈速度应尽量慢，尤其当选择超大口径的球囊时，如此可降低血管破裂的风险。

6. 球囊的充盈时序

若无特殊要求，应尽量同步充盈球囊、务必同步减压球囊。异步减压可能造成分叉嵴偏移，导致先减压的分支开口受压。

三、对吻扩张的特殊技术

除了传统的"同步球囊对吻扩张"外，在分叉病变 PCI 术中，应十分注意并善于根据不同情况，采用不同的特殊球囊对吻扩张技术。下列为常用的特殊球囊对吻扩张技术。

1. 先扩边支后对吻

对吻扩张之前先以非顺应性球囊高压扩张边支开口，而后再行对吻扩张，如此能更有效地将支架梁推离边支开口。本法适应于双或单支架术式，若用于单支架术式，将有助于边支开口优化，从而可获得"单支架术式 - 双支架效果"。

2. 序贯球囊对吻术

技术步骤为首先以球囊扩张边支并维持充盈压力，紧接着充盈主支形成对吻扩张之势。与传统的同步对吻扩张相比，其优点是序贯球囊扩张使血管壁所承受的瞬间应力大大减少，如此既可充分扩张分支开口又可有效防止血管破裂。本法适应于选用超大尺寸球囊进行对吻扩张者。

3. 顺序球囊扩张术

技术步骤为分别以较高的压力（≥ 16atm）顺序扩张主支与边支支架（即主支与边支异步高压扩张、其间有减压间歇），再以较低的压力（10 ～ 12atm）行最终球囊同步对吻扩张。较之序贯球囊对吻术，其优点是顺序球囊扩张术更可大幅降低血管壁所承受的瞬间应力，达到既可充分扩张分支开口又可有效防止血管破裂的目的。本法适应于病变较硬、分支血管开口支架膨胀不良者，或者选用超大尺寸球囊进行对吻扩张者。

4. 球囊依偎扩张术

不同于传统的同步球囊对吻扩张术，球囊依偎扩张术的主支与边支球囊近端不对齐，而是将边支球囊近端标记置于边支开口平齐或略高位置，然后进行对吻扩张。此种技术的优点是主支内球囊重叠段较短、主要位于 POC 区域，故双球囊同步扩张后，主支母血管段变形较少，且边支开口几何形态保留较好。其主要用途是减少分叉部主支支架变形或血管损伤。

5. 边支开口优化术

本法适合于单支架及必要时 T 支架术。我们首先提出的边支开口优化术（ostial optimization treatment，OOT）的基本操作步骤同序贯球囊对吻术。对于单支架及必要时 T 支架术但无须补救 T 支架植入者，边支球囊应选小（球囊 / 参考血管直径为 0.75 ～ 0.80），采用较小边支球囊的序贯球囊对吻术可将部分主支支架有效地外翻、推向并覆盖边支开口近端上缘，从而在一定程度上获得"单支架术式 - 双支架开口覆盖"的效果。对于必要时 T 支架术但需补救 T 支架植入者，边支球囊应选大（球囊 / 参考血管直径为 1.0 ～ 1.1），采用较大边支球囊的序贯球囊对吻术可将部分主支支架更有效地外翻、推向并覆盖边支开口近端上缘，如此可为后续补救性 T 支架的置入提供了精确定位的可能，从而既可避免采用边支支架突入主支的 TAP 术式又可避免 T 支架术边支开口上缘的支架覆盖不全（图 5-14）。

6. 嵴移位与复位术

嵴移位致分支受累的防治方法：①最终球囊对吻扩张。采用两非顺应性球囊行最终对吻扩张，充分扩张 POC 区域以减少血管嵴移位对分支 [主支和（或）边支] 开口的影响；②最终球囊对吻扩张时应尽可能同步加压、务必同步减压，以防减压时两球囊压力失衡导致血管嵴偏移；③球囊对吻扩张后若有血管嵴明显偏移，可适当调整两球囊的压力以纠正血管嵴偏移但应尽量照顾主支开口。

7. 其他技术性优化

针对各种治疗策略的优化措施。譬如，应用 TAP 支架术时，突出至主支血管的边支支托悬空在主支血管中而无法贴壁；对吻扩张时，如先抽瘪边支球囊，则可将该部分支架梁推向边支开口。此外，球囊对吻扩张可导致支架近段变形，多呈椭圆形；若近段球囊成交叉状重叠，则可导致局部支架膨出变形。若变形明显，可在对吻扩张后用一枚更大口径的球囊对支架近段进行后扩张以达到矫正支架变形的目的。

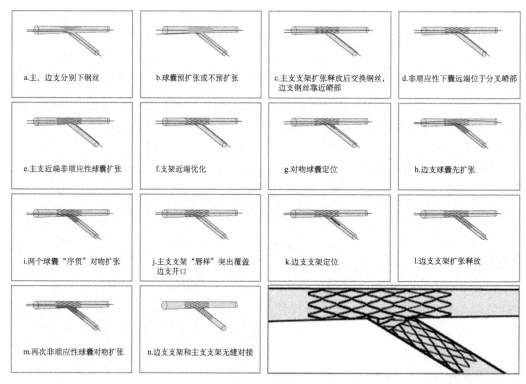

图 5-14　边支开口优化术

　　T 支架术时若需补救植入边支支架，首先，行近端优化（POT）使钢丝易于接近血管嵴进入分支；接着，边支开口优化术（OOT）使主支支架有效外翻；最后，植入边支支架，此时边支支架定位方便准确。

四、对吻扩张的适应证

　　1.绝对适应证

　　①所有双支架术式；②单支架术或必要时 T 支架术，但术中边支开口受累而最终需要植入补救性 T 支架者。

　　2.相对适应证

　　①单支架术式，术中边支开口受累较轻者；②必要时 T 支架但无须补救性 T 支架植入者。

五、球囊对吻的支架影响

　　双球囊对吻扩张必然或多或少地造成支架变形及药物涂层破裂。轻度支架几何变形及涂层皲裂是对吻扩张需要付出的代价，其对短期和长期预后的不良影响尚未明确。毫无疑问，各种支架的严重变形多为操作不当所致，后果严重，应以杜绝。

1. 支架几何变形

对吻扩张后，由于在主支支架近端两球囊重叠在一起，对吻扩张后可使两球囊重叠处支架呈椭圆形，使局部支架网眼变大，意味着支架对于斑块的覆盖和支撑减少。两球囊重叠位置和角度不同，主支支架膨出的部位也不一样。如，两球囊前后重叠，正面观主支支架近端较窄，侧面观主支支架近端则较宽。

2. 支架涂层破坏

对吻球囊扩张也可能破坏支架的涂层，操作次数越多涂层破坏越明显，通常以边支开口处的支托涂层受损最为明显。

3. 支架严重变形

可发生于任何部位，但多在主支支架近端及边支支架开口。支架严重变形包括纵向缩短或拉长以及横向过度膨胀或压闭乃至毁损等，多由导引导管或（和）球囊的不恰当操作所致，球囊推送或回撤均可致支架纵向缩短或拉伸，球囊回撤导致导管深插是近端支架压短的常见原因，钢丝误入歧途及随后的球囊操作可致支架闭塞、毁坏。

六、对吻扩张的注意事项

1. 切勿强行通过器械

当较大尺寸的非顺应性球囊通过主支支架或边支开口有困难时，切勿强行通过以免支架变形、毁坏。此时应查明原因、分别处置：①当球囊在支架近段就遇阻力时，常见原因是钢丝误入歧途、两钢丝发生纠缠或主支支架膨胀不全；②当球囊在边支开口才遇到阻力时，常见原因是钢丝通过的网眼太小、钢丝穿过位点过高或过低或钢丝穿出支架外。在排除上述各种原因后，若确系钢丝通过的网眼太小，可先以小口径球囊进行预扩张，之后再行双气囊对吻扩张。前面操作使用过器械（如非顺应性球囊等）若后续需要再用，应尽可能复形后再予以使用，否则应更换新球囊。

2. 谨慎选择超大器械

如无特别需要，应避免选用明显超出血管大小的器械（支架与后扩球囊）。一旦需用较大的器械，术者必须采取适当的处置方法如顺序球囊对吻扩张技术以防发生血管破裂。

3. 切忌超压对吻扩张

预计病变硬度大而需要高压扩张者，应避免直接进行高压或超高压球囊对吻扩张，建议采用顺序或序贯球囊扩张术，以便充分扩张分支开口并有效规避血管破裂风险。

4. 切忌反复对吻扩张

漫无目的反复多次对支架进行扩张或对吻扩张非但无益，反而增加支架损伤的程度。在保证主支及边支开口最小直径足够大及支架充分贴壁的前提下，对支架扩张或对吻扩张的次数越少越好。

福建医科大学附属协和医院　陈良龙

第十节　经桡动脉冠心病介入治疗中导丝和球囊的应用

冠心病介入治疗近年来发展迅速，仅 2012 年我国就实施经皮冠状动脉介入治疗手术约 38 万例，已经成为心血管疾病的主要治疗手段之一。一方面是技术的发展和新器械的研发，手术成功率不断提高，并发症显著下降；另一方面，不断拓宽的介入适应证和复杂病例的增多也增加了发生并发症的风险。从目前的临床资料看，经桡动脉途径越来越多的用于处理复杂手术和高危风险病变，如临床上最具挑战性的慢性完全闭塞（chronic total occlusions，CTO）病变、左主干病变和分叉病变等。而作为手术主要辅助工具的导丝和球囊技术，也越来越受到重视。

一、导丝的应用

1. 导丝的作用

主要有：①建立轨道；②穿越病变；③固定 guiding；④保护边支；⑤特殊技术等。

2. 按照用途分类

（1）主力导丝：Rinoto、Soft、IQ、IQ marker、Floppy、BMW、ATW、Cougar、Runthrough、Sion 等，占 70%；

（2）二线导丝：Fielder 系列、PT 系列、Whisper、Pilot 等，占 20%；

（3）CTO 导丝：Miracle 系列、Conquest 系列、Crosswire NT、Cross-IT、Shinobi，占 10%。

按照病变分类（表 5-2）：

3. 导丝的选择

根据冠脉解剖形态（如迂曲、钙化等）、病变形态（如闭塞、狭窄程度等）和手术者的偏好。

4. 导丝塑形

导丝的操控性与导丝头端设计有关，导丝的头部形状对其通过性能起主要作用，因此对导丝塑形非常重要。①选择头端弯曲半径等于或略大于靶血管直径的导丝。但穿边支或支架网眼时选择头端弯曲半径大于靶血管直径的导丝。② CTO 病变时选择头端弯曲半径小于靶血管直径的导丝。有时导丝尖端塑形的长度尽可能短，角度要小。③主支血管直径越大，导丝前端弯曲部分也应越长。④分支血管与主支血管之间的角度越大，导丝头端塑形角度也应越大。

表 5-2　导丝按照病变的分类

普通病变	Rinato Soft BMW Cougar Runthrough IQ ATW™ Sion Markerwire	迂曲血管病变	Fielder Whisper MS Pilot 50 PT2
需超强支撑病变	Grand slam Thunder S'Port	高度狭窄病变	Miracle Conquest（pro，pro12） Cross-IT Pilot 100，150 Crosswire NT

5. 导丝操作技巧

不同的导丝，其软、硬、支撑力、操控性及跟踪性都不同，需要操作者熟练掌握、选择。塑形的头部使导丝易于进入分支血管，导丝进入边支后，操作导丝要轻、柔、慢、小。导丝穿支架时，导丝旋转幅度要大，避免进入支架网眼，其要点：①选择充分显示主支和边支开口解剖关系的投照体位；②导丝重新塑形；③先将导丝送至分叉远端，缓慢回撤调整寻找进入分支开口；④更换亲水涂层导丝。

二、导丝技术

下面以 CTO 病变为例介绍导丝技术：

1. 了解 CTO 病变解剖特征

可通过：①多体位冠脉造影。②对侧冠脉造影。③多层螺旋 CT 等，帮助判断闭塞段长短，闭塞段走行是否扭曲、成角；闭塞断端形态，是否有分支；侧支循环的走形；供血支到闭塞支的侧支循环对整体心脏供血的影响等。

2. 选择合适的导丝

常需选择头端较硬的导丝，并根据病变形态对导丝顶端进行塑型。闭塞段合并扭曲、钙化时，建议选用亲水涂层导丝如 Pilot 系列等具有很强通过病变的能力；闭塞段前有边支血管、闭塞段无严重扭曲时，建议选用不易进入边支的导丝如：Miracle、Conquest、Cross-IT 等，即使进入假腔后也能再次寻找真腔；对于短、硬的闭塞病变，建议选用 Conquest 系列、Miracle 系列导丝。

3. 选择合适的技术

操控导丝通过闭塞段，可以简单地归纳为"钻"和"穿"两种技巧。前者通过顺时针和逆时针旋转导丝，同时对病变施加轻微的前向压力，对病变进行钻孔，同时寻找病变中最软弱的部位。后者准确的判断远端真腔，而且闭塞血管可能比较直，可以尝试使用很硬并且穿透力强的导丝穿过闭塞段。选择合适的前向或逆向技术开通闭塞病变非常关键。

4.PTCA 导丝技巧

（1）平行导丝（parallel wire）或导丝互参照（seesaw wire）技术。指引导丝进入假腔后，保留该导丝于假腔中做路标，然后插入第二根导丝。

（2）双导丝轨道（buddy wire 或 track wire）技术。向病变远端插入两根导丝，或向非 CTO 血管插入另一根导丝，为球囊顺利通过提供轨道，在球囊扩张时还可防止球囊滑动以减少损伤。

（3）多导丝挤压斑块（multi-wire crushing plaque）技术。用于导丝通过闭塞段而球囊通过失败时，保留原导丝在真腔内，沿原导丝再插入 1～2 根导丝进入真腔使斑块受到挤压，然后撤出其中 1～2 根导丝，使 CTO 病变处缝隙变大，有利于球囊通过病变。

（4）内膜下寻径及重入真腔（subintimal tracking and reentery，STAR）技术。当导丝进入假腔后，尝试在假腔远端再次进入血管真腔，常将导丝头端在假腔中形成环状，在某一分支前形成钝性分离，往往同时使用 OTW 球囊，然后操纵导丝进入血管真腔。

（5）逆行导丝（retrograde wire）技术。指通过侧支循环血管将导丝逆行送至闭塞病变远端，以逆行导丝为路标，操控前向导丝与逆向导丝相互抱紧，在逆行导丝指引下通过闭塞段。

（6）球囊锚定（anchoring）技术。在靶病变近端的分支血管或另一支非靶血管中扩张球囊并轻轻回拖，以此固定导引导管并增强其同轴性和支撑力，有利于球囊通过病变。

（7）血管内超声指导导丝（intravascular ultrasound guiding wire）技术。在有分支的情况下，可用血管内超声（IVUS）确定 CTO 病变的穿刺入口。术中一旦导丝进入内膜下假腔且尝试进入真腔失败时，可采用 IVUS 定位辅助导丝重新进入真腔，需先用 1.5mm 小球囊扩张假腔，IVUS 导管才能进入内膜下。

（8）控制性正向和逆向内膜下寻径（controlled antegrade and retrograde subintimal tracking，CART）技术。将正向导丝从近端血管真腔进入 CTO 内膜下，在微导管或球囊支持下从对侧冠脉插入逆向导丝，经侧支循环到达 CTO 远端，从远端真腔插入 CTO 内膜下，随后用直径 1.5 ～ 2.0mm 的小球囊沿逆向导丝进入内膜下并扩张球囊，将球囊放气并留置于内膜下以维持通道开放。

三、球囊的应用

1. 球囊的分类

（1）依据顺应性不同分为：顺应性球囊、半顺应性球囊和非顺应性球囊。顺应性球囊随扩张压力的增加其直径明显增加，不应用于 PCI 术；非顺应性球囊随扩张压力的增加其直径变化不明显，具有更高的爆破压，多用于支架植入术后的后扩张、较硬病变和支架内再狭窄等病变的预扩张；半顺应性球囊的直径随扩张压力的增加趋势介于顺应性和非顺应性球囊之间，用于病变的预扩张。

（2）根据使用特点分为：①快速交换球囊：多为单轨（monorail）球囊，目前应用最广；② OTW（over the wire）球囊：可交换导丝及加强导丝支撑，常用于 CTO 病变；③固定导丝球囊：导丝与球囊无法更换，需同步前进；④灌注球囊：球囊远、近端有多个侧孔，用于冠脉穿孔时。

2. 球囊的作用

（1）球囊的基本作用：①扩张成形作用；②预扩张作用；③后扩张作用；④整形作用。

球囊预扩张：适应病变包括简单病变、开口病变、钙化病变、扭曲病变、慢性闭塞病变、左主干病变、弥漫病变、分叉病变以及血栓等。简单病变选择半顺应性球囊；钙化病变使用非顺应性球囊，球囊长度应与靶病变相当，依据球囊 / 血管比 1：1 的原则选择球囊大小；CTO 病变常选用外径小、推送力强及长度短的球囊进行预扩张，随后再换用大直径的球囊进行充分预扩张。

球囊后扩张适应证包括：简单后扩张、小血管病变、支架局部扩张不充分、支架近远段参考血管直径相差悬殊、多个支架重叠的长病变、弥漫性支架内再狭窄、开口病变、分叉病变、斑块负荷重的病变等。通常选用非顺应球囊，球囊直径 / 血管直径比率（1.1 ～ 1.2）：1。一般后扩张球囊长度应小于支架长度，避免支架边缘夹层，球囊压力扩张达到理想效果即止。

整形作用：①对吻球囊扩张（KFS）：分叉病变双支架术必须 KFS，但单支架术中是否 FKS 则由术者和病变决定；② POT 技术：支架植入后于分叉近端行球囊扩张，优点在于支架近端整形，最大限度主支支架网眼突入并覆盖分支开口；③挤压支架操作：支架释放后或 KFS 后整形必要。

（2）球囊的附加作用：①平台作用：引导导引导管深插及回撤；②支撑作用：CTO 病变球囊支撑，球囊锚定技术；③测定作用：作为支架选择的参照物；④引导作用：CTO 病变引导导丝方向；⑤扩展作用：CTO 介入中假腔撕裂技术；⑥探测作用：冠状动脉夹层至血管局部闭塞，急性血栓病变远段血管评判；⑦介导作用：经 OTW 球囊更换导丝，注射造影剂；⑧补救作用：血管破裂时。

3. 特定功能球囊

（1）切割球囊：装有 3～4 个纵向平行包裹于球囊折缝中的刀片，球囊扩张刀片突出于球囊表面，使病变血管内膜损伤局限于切口处，减少不规则撕裂。临床常用于支架内再狭窄、分叉病变、开口病变预处理。

（2）双导丝聚力球囊：在普通球囊的外面附上一钢丝，在球囊扩张时钢丝起到类似"刀片"的切割作用，类似于切割球囊，但具有外径小、通过病变能力强等特点。常用于支架内再狭窄、中度钙化病变、开口病变、分叉病变及小血管病变的预扩张处理。

（3）药物洗脱球囊：采用基质涂层的方法将紫杉醇等药物涂载于球囊表面，球囊扩张时将药物释放在血管壁上，在血管壁局部可维持对细胞增殖的抑制作用 2～4 周。药物洗脱球囊可以减少支架内再狭窄，尤其是分叉病变、小血管病变的再狭窄率。

4. 球囊操作技巧

（1）根据病变特点选择合适的球囊，并须与导引导管和导丝匹配。

（2）通过困难时更换小号球囊。

（3）球囊放置要准确，球囊的中心部位应放置在狭窄最严重的部位，尽量避免夹层。

（4）渐渐增加压力，重复扩张可以减少回缩率和急性闭塞。

（5）准确评估扩张效果，如①至少比扩张前增加 20%；②残余狭窄＜50%；③血流 TIMI3 级。

（6）双导丝轨道技术。

（7）多导丝挤压斑块技术。

（8）球囊部分膨胀技术。

（9）球囊锚定技术。

（10）支架内锚定技术：将导管前端的弹性球囊段定位于支架内，通过注液通道注入显影剂使弹性球囊扩张膨胀，表面的凸起可增加锚定力，增强冠脉器械通过扭曲、钙化等病变的能力。

（11）预埋球囊技术：目的是保护边支血管，遇闭塞可扩张球囊使血流恢复。

随着医疗器械不断革新，在介入治疗过程中导丝和球囊选择余地越来越多，根据患者具体病变选择个体化的治疗策略，合适的就是最好的。导丝和球囊的改进、介入医生手术技巧的提高，将会有更多的冠状动脉粥样硬化性心脏病患者从中获益。

首都医科大学附属北京安贞医院　周玉杰
首都医科大学附属北京同仁医院　邓可武

第十一节　围手术期心肌梗死与血栓保护装置

经皮冠状动脉介入手术期间栓塞形成的病理机制的阐明是 20 世纪 90 年代介入心脏病学的主要进展之一。有关冠状动脉粥样斑块定向切除术的试验帮助研究者进一步理解了栓塞形成与围手术期心肌梗死的关系。虽然围手术期心肌梗死对预后的重要性起初曾引起激烈争论，但围手术期心肌梗死与临床的关联性已毋庸置疑。经过对临床试验资料的系统整理，发现围手术期心肌梗死发生率高于医生自我报告的数据。因为采用了更为精确心肌坏死指标，发现的围手术期心肌梗死愈加常见。采取药物和机械方式来减少栓塞形成和围手术期心肌梗死已成为目前活跃的研究课题。而且，防止栓塞形成的研究也扩展到了其他血管介入领域。

一、栓塞形成和围手术期心肌梗死的病理生理学

经皮冠状动脉介入期间栓塞形成可导致围手术期心肌梗死，引发心肌坏死的机制是多方面的。肉眼可见的血栓通过阻塞心外膜下血管导致心肌梗死；镜下可见的微小碎片激活血小板和炎症反应，形成栓塞，阻碍微血管灌注导致心肌损害；微血管受损能造成左心室功能不全，降低致心律失常的阈值。尽管栓塞引起的微血管闭塞和血小板聚集作用在 20 年前就已经提出，但近十年才在临床引起重视。急性冠状动脉综合征溶栓治疗、冠状动脉旁路移植和经皮冠状动脉介入均可伴有自发的栓塞形成。侧支闭塞和闭塞性夹层也可产生围术期心肌梗死。绝大部分是由于操作时微血栓形成，常无明显的冠状动脉影像学或心电图改变。事实上，现代临床实践中，侧支闭塞相对少见，发生率不到3%。支架时代，罕见的还有闭塞性夹层导致的持久性血流丧失。因此栓塞形成是围手术期心肌梗死的主要机制。

镜下微血栓形成和血流的关系是复杂的，主要取决于栓子数目和大小。Hori 和同事应用狗灌注模型，应用微球导致栓塞，观察它对冠状动脉血流的影响。随着栓子数目增多，冠状动脉一级血流储备减少，继而静息时血流减少。引起血流障碍的栓子数目的多少主要取决于栓子大小，如栓子直径超过 $100\mu m$，则所需栓子数目相对少。内源性腺苷释放起初能减轻微栓塞导致的缺血，但这种保护性反应在血栓大小超过一定阈值后，便受到抑制。这些研究者在犬模型中也有同样的发现，茶碱和哌唑嗪可抵消腺苷的保护性作用。其他研究者在猪模型中发现微栓塞起初使血流增加，但血流增加的程度不足以避免梗死的发生，仅能减少梗死后的耐受性。对人来说，很多药物可影响心肌对栓塞产生的正性或负性作用。当微栓塞发生时可产生氧自由基，影响氧化应激的因素也与之有关。

二、围手术期心肌梗死的重要性

Evalution of Platelet Ⅱb/Ⅲa Inhibition for Prevention of Ischemic Compilication（EPIC）试验是一项里程碑式研究，它首次报道了围手术期心肌梗死的长期预后情况。随着围手术期 CK 水平升高，死亡危险增加。即使 CK 升高至正常上限的 1 倍，也与长期死亡有统计学意义的相关性。随着 CK 升高 3 倍、5 倍和 10 倍，相关性增强。并且观察到生存曲线明显分离。虽然部分围手术期心肌梗死死亡率的增加是由于术后 30 天内出现的早期事件，但一定比例的事件在此后发生。The Evalution in PTCA to Improve Long-Term Outcome with Abciximab Glycoprotein Ⅱb/Ⅲa Blockade（EPILOG）试验显示，低危患者围手术期心肌梗死对预后也有同样的影响。对 253 例 CK 升高与 120 例无 CK 升高患者回顾性分析发现：围手术期心肌梗死是术后心脏死亡的标志。平均随访时间超过 3.5 年，像 EPIC 一样，CK 升高越大，心脏死亡的危险也越大。即使 CK 中度升高（正常上限 1 到 3 倍），亦足以使死亡的危险性增加。

对连续 4664 例成功经皮冠状动脉介入术的患者，采用 COX 比例危险回归模型校正的 Kaplan-Meier 生存分析显示，CK 水平升高明显增加心脏死亡的风险（危险比 2.19，$P=0.0001$）。研究特别显示，即使 CK 升高至正常上限的 2～5 倍，死亡危险也增加。该研究另一重要贡献是发现在不同临床和血管造影特点与围手术期心肌梗死之间存在相关性。例如，下列因素与围手术期心肌梗死相关：近期心肌梗死、血流动力学不稳定、冠状动脉栓塞、导管操作时一过性血管闭塞、静脉旁路移植术和大的夹层，这些因素预示可能形成栓塞。所以，逻辑上可以推断，在其他手术操作过程中，采用降低栓塞所致心肌坏死的措施也是有益的，可减少大血管事件，诸如迅速血管闭塞、侧支闭塞和明显 Q 波梗死等，这些都将影响到手术的成功率。

大量证据支持围手术期心肌梗死作为预后预测因素的重要性。不过也有文章提出了相反的观点。该试验为单中心大的队列研究，对在围手术期已测定 CK 值的经皮冠状动脉介入患者进行随访。结果发现，出现围手术期心肌梗死患者预后较无围手术期心肌梗死者差。但这仅见于 CK-MB 超过正常上限 8 倍的患者。作者认为较小幅度的 CK 升高并无临床重要性。本研究中，随访时间相对短（只有 2 年），出现围手术期心肌梗死例数少，这些限制了围手术期心肌梗死对晚期死亡影响的充分评价。重要的是，该试验记录到 37.3% 患者术后出现酶学升高。17.9% 患者 CK-MB 高于正常上限的 3 倍。其中球囊血管成形术组酶学升高比例最低，冠状动脉斑块旋磨并植入支架组最高。大量多中心随机化试验和单中心注册研究仅记录围手术期心肌梗死发生的比例。

虽然 CK-MB 水平高于正常上限 3 倍是诊断围手术期心肌梗死最常见的标准，但要制定更加确切的标准仍有许多需要解决的问题。肌钙蛋白是最敏感的心肌坏死标志物，预期升高人数比 CK-MB 更大。确实，约 40% 的患者在介入术后引起肌钙蛋白升高，这反映栓塞形成的普遍性。肌钙蛋白已被证实是急性冠状动脉综合征患者死亡的预测指标，它在诊断围手术期心肌梗死方面将发挥更大作用，有可能作为经皮冠状动脉介入术后预后指标。来自上述 CK 和 CK-MB 的研究可得出这样的结论；术后酶学升高程度越大，预示越差。无论怎样，如果研究入选的患者数量足够多、随访时间足够长，即使微小的心肌坏死，危险性也可能会增加。所以，应切实努力减少围手术期心肌梗死病例。

三、冠状动脉旁路移植术围术期心肌梗死

围术期心肌梗死是经皮冠状动脉介入预后的决定因素，对它的研究是介入心脏病学家关注的一个领域。由此所获取的部分经验教训至少可应用于冠状动脉旁路移植术。长期以来，外科医生已经意识到栓塞形成是围手术期心肌梗死的原因。Keon 及其同事报告了 13 例栓塞造成的致死性围手术期心肌梗死。两例发生于冠状动脉粥样斑块破裂，5 例由于来源于主动脉根部接近静脉移植血管开口处的动脉粥样硬化血栓，2 例为冠状动脉内膜旋切部位的栓子，4 例是再次冠状动脉旁路移植术操作时引起原移植静脉血管的栓子。该作者认为，尸检资料证实在冠状动脉旁路移植术时医生对栓塞的发生率估计不足。另一项最近的研究观察到，在多支血管病变的冠状动脉旁路移植术患者中，CK-MB 升高占 61%，12.6% 患者的 CK-MB 超过正常上限 5 倍，后者也是冠状动脉旁路移植术后围手术期心肌梗死通常采用的定义。CK-MB 升高是临床不良事件的独立预测因素。实际上，它是冠状动脉旁路移植术患者 1 年时预后的主要预测因素。正如预测的一样，冠状动脉旁路移植术围手术期心肌梗死发生率是经皮冠状动脉介入的两倍。虽然冠状动脉旁路移植术围手术期心肌梗死确切机制还未彻底阐明，主要原因是心外科医生不愿意进一步追踪研究。不管确切的原因和机制如何，围手术期心肌梗死确实令人困扰。对大型的 Clevelank Clinic CABG 数据库分析发现，冠状动脉旁路移植术后轻度 CK 升高与 5 年时所有原因的死亡率相关。The GUARD During Ischemia Against Necrosis（GUARD IAN）试验也发现 CK 水平和 6 个月时的死亡率之间呈等级相关。

四、经皮冠状动脉介入与栓塞形成

所有方式的经皮冠状动脉介入都可能引起栓塞。每次操作都可能产生不同程度的栓塞。血管造影能见到的栓塞有明显的重要性，较小的栓塞可通过生化检验或其他影像检查发现。

球囊成形术可引起栓塞形成，使用球囊之外的其他器械发生血栓的可能性更大，产生的血栓更多。一项研究表明，在使用非球囊器械时，CK-MB 升高发生率为 19.5%，而球囊成形术的发生率为 11.5%。因为"棋子碾压"效果，支架植入术比球囊成形术更可能导致冠状动脉远端栓塞。支架植入术围手术期心肌梗死发生率高于球囊成形术这一事

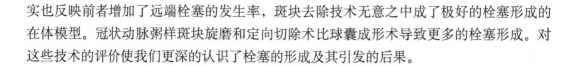

实也反映前者增加了远端栓塞的发生率，斑块去除技术无意之中成了极好的栓塞形成的在体模型。冠状动脉粥样斑块旋磨和定向切除术比球囊成形术导致更多的栓塞形成。对这些技术的评价使我们更深的认识了栓塞的形成及其引发的后果。

五、冠状动脉粥样斑块旋磨术

旋磨术用来去除血管的钙化斑块，虽然非常有效，但由此产生的斑块颗粒可导致较严重的无复流现象（与球囊成形术比较）。斑块内钙化与栓子有关，栓子的多少取决于斑块内钙化的程度。糖蛋白Ⅱb/Ⅲa抑制剂除了可以减轻微血管内栓塞的形成，还可减少高速旋切所诱发的血小板聚集。

Koch及其同事通过单光子发射CT断层扫描对患者休息时、术前、术中和术后进行研究，发现栓塞形成导致心肌灌注损伤和收缩功能异常。尽管糖蛋白Ⅱb/Ⅲa抑制剂并不能彻底阻止栓塞形成造成的灌注损伤，但可很大限度地减少这种损伤。使用阿昔单抗患者中，33%呈现一过性灌注缺损，而未用者为88%（$P=0.001$）。灌注扫描好转与CK和（或）肌钙蛋白升高呈负相关。在相对小的队列研究中，梗死的酶学和生化证据在阿昔单抗组和非阿昔单抗组无明显差异，而灌注在两组有高度统计学差异。这说明灌注扫描是一种更敏感的检测缺血的方法，可能也是判断糖蛋白Ⅱb/Ⅲa获益疗效的敏感方法。

六、应把栓塞形成的影响降到最小

决定栓塞形成和围手术期心肌梗死程度的主要因素是斑块负荷。血管内超声研究发现，病变位置、参考血管段的斑块负荷及钙化程度都影响栓塞形成的程度。另一项研究发现围手术期心肌梗死与多处弥漫性动脉粥样硬化有关。大隐静脉血管移植也容易形成栓塞，这也再次证明斑块负荷和栓塞形成之间的关系。此外，血管重建方式的创伤性越大，发生围手术期心肌梗死的可能性越大。并且按如下顺序递增：球囊成形术→支架植入术→冠状动脉粥样斑块旋磨术→冠状动脉粥样斑块定向切除术→冠状动脉旁路移植术。各种介入器械引起栓塞形成的事实，部分解释了糖蛋白Ⅱb/Ⅲa抑制剂对预后的有益影响。不管使用何种介入器械，糖蛋白Ⅱb/Ⅲa抑制剂都能减少死亡或心肌梗死发生率。即使仅分析死亡或大面积心肌梗死时，这种有益效果仍具有统计学意义。糖蛋白Ⅱb/Ⅲa抑制剂保护微血管血流的益处最终转化为左室功能改善。微血管闭塞和围手术期心肌梗死的减少至少可以部分解释糖蛋白Ⅱb/Ⅲa抑制剂降低死亡的获益。

虽然支持糖蛋白Ⅱb/Ⅲa抑制剂作用的资料非常充分，也许其他抗栓治疗在抑制血栓形成方面同样有效。例如，直接血栓素抑制剂血蛭素可防治不稳定心绞痛患者经皮冠状动脉介入后肌钙蛋白的释放；支架植入时提前使用ADP受体拮抗剂，可减少围手术期心肌梗死；提前服用氯吡格雷也可减少围手术期心肌梗死的发生，这种效果在基线C反应蛋白升高患者中最明显。

其他药物也可降低围手术期心肌梗死。已知 β 受体阻滞剂对急性心肌梗死患者有保护作用。Sharma 和助手研究 1675 例经皮冠状动脉介入患者，其中 38.4% 术前服用 β 受体阻滞剂。使用 β 受体阻滞剂患者围手术期心肌梗死发生率明显降低，而且这些患者术后胸痛更少见。由此可见，常见的支架后轻度胸痛综合征很可能是由于栓塞形成所致。另外，围手术期应用 β 受体阻滞剂能降低死亡率。

无复流现象是微血管远端栓塞形成的结果，治疗微血管痉挛的药物可能对它有效。过去曾用使用钙拮抗剂、腺苷和硝普钠治疗无复流，并且取得一些成功。例如急性心肌梗死冠状动脉内使用维拉帕米，心肌声学造影发现可以改善微血管灌注，室壁运动恢复较好。但是，无复流患者不是都对药物治疗有效，无效者的预后很差。所以，应寻求治疗微血管痉挛的新途径，以增加微血管灌注。血管扩张剂尼可地尔、ATP 敏感钾通道开放剂可以改善急性心肌梗死患者经皮冠状动脉介入后微血管灌注，减少无复流现象，这也被心肌声学造影证实，血流改善与心力衰竭和室性心律失常减少有关。促进腺苷释放药物如 acadesine 可减轻栓塞形成造成的后果。前已述及，Hori 及其同事在开胸犬模型上发现 acadesine 有助于维持栓塞区域心肌内 ATP 含量和心肌缩短分数。超氧化物歧化酶通过促进腺苷的释放来减轻栓塞造成的后果。内皮素 A 拮抗剂能逆转微血管缺血作为临床治疗的案例，已得到心肌声学造影的肯定。

虽然通过调节凝血链和血流动力学因素可能会减少栓塞形成及其造成的后果，其他一些途径也值得去探索，特别是抗炎药物的有益疗效被人们寄予厚望。初步的资料显示，即使通过多因素和趋因分析来校正了其他基线差异之后，经皮冠状动脉介入时服用他汀药物的患者比未用者效果好。来自 EPIC 试验激动人心的结果显示经皮冠状动脉介入前服用他汀患者发生围术期心肌梗死可能更小。实际上，Fluvastatin Angiographic Restenosis （FLARE） 试验显示经皮冠状动脉介入前 2 ～ 4 周服用氟伐他汀，可降低 1 年时的死亡和心肌梗死发生率。所以影响血栓或炎症的药物可以阻止微血管内血栓和炎症之间复杂的相互作用。

七、药物预防栓塞形成的限制性

虽然对非急诊经皮冠状动脉介入时的栓塞形成已有所了解，但大隐静脉桥血管和急性心肌梗死的介入治疗需要特别关注。前者存在大量斑块负荷，后者的血栓负荷大，这两种情况都增加了形成栓子的危险，给介入操作带来困难。虽然静脉使用糖蛋白 Ⅱ b/ Ⅲ a 抑制剂可降低急性心肌梗死的危险性，但并不能完全消除这种危险。对大隐静脉桥血管的干预来说，静脉应用抗栓剂是否有抑制远端栓塞形成的实际疗效还不清楚。因此，现在已经着手来研究减少血栓形成的机械方法。

八、血栓保护装置

血栓保护器械有两种基本类型：滤器和封堵球囊。滤过作用使一定大小的栓子碎片随血流经过滤器时被捕获。封堵球囊阻断远端血流，以便吸除栓塞物。每种滤器有潜在的优缺点，有些是实际应用时的，有些是理论上的（表5-3）。

表 5-3　两种基本类型栓子保护装置的优点和缺点

	滤器	球囊封堵
灌注	允许血流通过；患者耐受性好	阻断远端血管床灌注——若无侧支血流，可引起缺血
栓塞	阻挡大于孔径（100μm）的栓子	一旦扩张充气，捕获全部栓子
血管源性物质和细胞因子	无阻碍通过	可能阻止这些物质到达微循环
横断面大小	目前产品的有点大	比滤器好
恢复形状后的大小	折叠充满栓子碎片的滤器偶尔会有困难	不存在这个问题
导丝进入引起栓塞形成	更可能发生	可发生
血管的可视性	无妨碍	成问题

九、封堵装置

PercuSurge GuardWire 系统是球囊封堵装置的原型，它是一根由 0.014 英寸镍钛合金构成的带有内腔的指引导丝。导丝末端有一较小的可回缩的封堵球囊，球囊远端有 2.5cm 长的易操纵尖端。导丝有 200cm 和 300cm 长度两种型号。导丝通过病变后，将球囊置于病变远端的正常血管处。然后对球囊充气来封堵血管，封堵直径在 3～6mm，可通过向冠状动脉内注射造影剂确认球囊封堵是否严密。当必要的血管成形术、支架植入和支架后球囊扩张都完成后，沿导丝送入吸引导管，由远及近缓慢回撤来抽取脱落的碎片。球囊负压后回撤导丝。需造影确定远端血流是否通畅。

Theron 是一种球囊封堵导管，Arteria 兼有球囊封堵导丝和导管，不同封堵装置抽吸碎片的机制不尽相同。某些封堵系统需要同时阻断病变远端和近端血流。

十、滤器装置

所有非封堵装置都由导丝和滤器构成。Angio Guard 滤器导丝是滤器装置的原型，由一根 0.014 英寸导丝组成，靠近导丝末端有一个网篮。滤器前有一小段导丝，可以塑形。现在所用的滤器上都分布着直径为 100μm 的微孔。滤器直径应大于血管参考直径的 0.5 ～ 1.0mm，这是一般的原则。导丝送到血管鞘内，使网篮回缩；导丝跨过病变部位后，将网篮放置在相对没有病变的部位，将血管鞘沿导丝回撤到体外。在保持血流通畅并在造影剂指导下进行介入操作。手术操作完成后，将血管鞘沿导丝前送到网篮处，使网篮安全地折叠，连同里面的栓子碎片一并撤出。栓子保护装置的类型见（表5-4）。

表 5–4　栓子保护装置的类型

滤器

  Cordis Angio Guard

    MedNova Carioshied

    Metamorphical Surgical Devices E-Trap

    Boston Scientific FilterWire

    Microvena TRAP

    Guidant AccuNet

    Intra Therapeutics Intra Guard.

封堵装置

  远端血流封堵

    Medtronic Percusurge Gurdwire

    Kensey Nash TriActiv

    Theron

  近端血流封堵

    Arteria

    Invatec Mo.MA

十一、急性心肌梗死

PercuSurge GuarsWire 装置最初用于急性心肌梗死时对冠状动脉的保护。8 名患者中的 7 名成功地应用该装置抽吸血栓，另一名患者因为左回旋支角度太大没能成功。令人惊讶的是，血管远端可视性差这一缺点并非不能克服。另一个试验研究了 50 例急性心肌梗死患者，在支架植入时使用 Angio Guard 装置，与过去相比，患者的 TIMI 血流分数和 TIMI 灌注分级更高。EMERALD 是一个经皮冠状动脉介入试验，入选的 550 例患者随机接受 PercuSurge GuardWire 装置。主要终点是心肌充盈计分，Angio Guard 装置已在急性心肌梗死患者的冠状动脉中成功地使用。因此，栓子保护装置可用于急性心肌梗死期间，而且随着技术的进一步改进，栓子保护装置将更好地应用在冠状动脉血管中。

十二、大隐静脉血管移植

对于大隐静脉血管移植来说，经皮介入引起的栓塞已成为特定的问题。一个大规模研究对大隐静脉移植血管与自身冠状动脉的经皮冠状动脉介入比较，前者围术期心肌梗死发生率增加，主要不良事件增加两倍。其他研究发现，静脉桥血管移植的患者在经皮冠状动脉介入时出现围术期心肌梗死会增加远期死亡率。另外，作为血管远端栓塞形成后果的无复流问题一旦出现，很难进行有效治疗。

如果大隐静脉桥血管内存在粥样斑块负荷，采用冠状动脉粥样斑块定向切除术去除斑块是合乎情理的方式。该方法优于球囊扩张术的假设已得到前瞻性试验 CAVEAT-Ⅱ 的检验。该试验入选 305 例患者，随机冠状动脉粥样斑块定向切除组患者远端栓塞发生率为 13.4%，球囊成形术组为 5.1%（P=0.011）。行冠状动脉粥样斑块定向切除术和有血栓性病变是预测栓塞形成的独立因素。远端栓塞形成使患者在住院期间出现更多的事件，同样也增加 12 个月时的不良事件，栓塞形成患者在 12 个月时不良事件的发生率要多 3 倍。通过该研究，提供了许多重要观点：首先，尽管冠状动脉粥样斑块定向切除术后有较好的造影效果，但也引发更多的栓塞形成，其次，不管经皮冠状动脉介入的策略如何，血栓的出现将进一步增加栓塞的风险。最后，栓塞形成增加住院并发症的风险并带来不良的远期后果。

虽然糖蛋白Ⅱb/Ⅲa 抑制剂对多种类型的病变都发挥了有益作用，但它对大隐静脉桥血管介入是否有益还不完全清楚。对来自 EPIC 试验中 101 例静脉移植血管介入治疗的患者进行分析，结果显示糖蛋白Ⅱb/Ⅲa 抑制剂的使用明显减少了远端栓塞形成，并减少了大面积非 Q 波心肌梗死。不过，这些得益在 30 天或 6 个月时并不存在。分析来自 EPIC 和 EPILOG 试验病例中阿昔单抗对病变形态学的有益影响时发现，除静脉移植血管外，该药的作用与病变病变类型无关，同时静脉移植血管不能从阿昔单抗治疗中明显获益。对几个糖蛋白Ⅱb/Ⅲa 抑制剂试验汇总分析显示：糖蛋白Ⅱb/Ⅲa 抑制剂在减少缺血事件方面没有明显的益处。研究采用的是 post hoc 分析，入选患者的数量是静脉移植血管介入研究中最大的一个系列。另外，对一个大规模的单中心注册研究进行回顾性分析未发现糖蛋白Ⅱb/Ⅲa 抑制剂对静脉移植血管介入有益。尽管有上述这些资料，但根据全部应用非预定亚组分析试验的结果，许多介入心脏病学家仍然相信糖蛋白Ⅱb/Ⅲa 抑制剂对桥静脉血管会有作用，大量栓子堆积会抵消抗血小板药物的保护作用，这一观点似乎是正确的。

十三、大隐静脉移植血管介入中的 PercuSurge GuardWire 装置

对 55 例大隐静脉移植血管的患者接受经皮冠状动脉介入时应用 PercuSurge

GuardWire 装置，86.9% 可见肉眼碎屑。有趣的现象是两例患者在通过病变时出现了围手术期心肌梗死，单独使用栓子保护装置不足以消除栓塞，最终证明联用应用药物和机械方式的疗效是最好的。

Web 和同事在使用 PercuSurge GuardWire 装置的单中心试验中，研究了 27 例大隐静脉移植血管介入的患者发现 3.7% 患者的 CK-MB 高于正常上限 3 倍，而过去的资料中主要不良心脏事件的发生率是 17.8%。在大多数病例中抽吸到一定的物质，平均大小 204μm × 83μm。依据这些事实，现在启动了一项多中心登记计划。

Saphenous Vein Graft Angiogplasty Free of Emboli（SAFE）试验是平行试验，目的是去评价 PercuSurge GuardWire 装置对移植血管介入治疗疗效的影响。SAFE 研究在欧洲七个中心进行，入选 103 例患者，主要心脏不良事件（MACE）发生率 4.9%，其中 3.9% 是非 Q 波心肌梗死，过去未用保护装置的心脏不良事件发生率是 17.8%，两者形成鲜明对比。这些鼓舞人心的结果为开展大规模多中心随机化试验提供了动力。

十四、SAFER 试验

The SVGs Angiogplasty Free of Emboli Randomized（SAFER）试验是第一个评估栓子保护装置作用的大规模随机试验。大隐静脉旁路移植术后的患者接受经皮冠状动脉介入时随机分为术中使用 PercuSurge GuardWire 装置（干预组）或无栓子保护装置组（对照组）。特殊的入选标准包括静脉桥血管狭窄程度在 50% ～ 100%，病变距近端吻合口至少 5mm、距远端吻合口至少 20mm，血管至少有 TIMI1 级血流。接受过动脉粥样斑块切除术、心肌梗死演变期、射血分数小于 25% 和肌酐大于 2.5mg/dl 的非血液透析者除外。47 个中心共入选 801 例患者。一级终点是 30 天内死亡、Q 波心肌梗死、非 Q 波心肌梗死（CK-MB 超过正常上限 3 倍）、急诊冠状动脉旁路移植术或需要再次靶血管重塑。约 40% 病例造影显示存在血栓，封堵球囊平均扩张时间近 6.5 分钟，约 3% 患者不能耐受长时间缺血，90.1% 患者获得技术成功。院内一级终点在干预组明显减少（从 16.5% 到 9.6%；P=0.004）。许多重要二级终点也显示出有益的作用：干预组达到 TIMI Ⅲ级血流者为 98%，对照组 95%（P=0.04）。同样，干预组无复流现象也更少见（9.0% vs. 3.0%；P=0.02）。各组间穿孔或夹层的发生率相似。结果还发现使用糖蛋白 Ⅱ b/ Ⅲ a 抑制剂还是使用 PercuSurge GuardWire 装置组都能获益。当然这并不是研究事先设计的正式内容。

SAFER 试验中不常被提及的一个重要发现是，使用 PercuSurge GuardWire 装置可以减少围手术期非 Q 波心肌梗死，这也是导致一级终点事件降低的真正原因。SAFER 试验定义心肌梗死的酶学标准是 CK-MB 超过正常上限 3 倍。该研究中，病死率降低 50%，这与围手术期非 Q 波心肌梗死降低 50% 相平行。该结果与其他静脉使用糖蛋白 Ⅱ b/ Ⅲ a

抑制剂试验的结果类似。药理学和机械装置的试验结果肯定了以围手术期非 Q 波心肌梗死（包括相对小面积的）作为试验评价终点的价值（表 5-5）。

表 5-5　SAFER 试验主要终点结果

	保护装置（n=406）	无保护装置（n=395）	P 值
死亡	1.0%	2.3%	0.17
所有心肌梗死	8.6%	14.7%	0.008
Q 波心肌梗死	1.2%	1.3%	
非 Q 波心肌梗死	7.4%	13.7%	
急诊冠状动脉旁路移植术	0	0.5%	0.24
主要不良心脏事件	9.6%	16.5%	0.004

十五、大隐静脉血管旁路移植术后的介入与血管保护

The Saphenous Vein Graft Intervention Using AngioGuard™ for Reduction of Distal Embolization（GUARD）试验将患者随机分为接受栓子保护装置组和标准治疗组。虽然美国食品和药品管理局批准使用 PercuSurge GuardWire 装置，但并不清楚标准治疗是否可能成为栓子保护的治疗方案。主要终点是 30 天时的主要不良心脏事件，包括死亡、Q 波或非 Q 波心肌梗死、急诊冠状动脉旁路移植术或靶血管血运重建。预计入选患者 400～700 例，入选标准有单支 SVG 中一或两处病变、血管直径 3.0～5.5mm，病变和远端吻合口间至少有 20mm 正常血管。同 SAFER 试验一样，心肌梗死发病 24 小时内的患者被排除。因为许多介入心脏病学家已不再对移植血管进行预扩张，GUARD 试验方案要求必须对病变预扩张，这可能增加栓塞的发生率。由于 GUARD 试验不包括明显左心室功能不全患者，这可能低估了 AngioGuard 装置的有益作用。因为左心室功能受损患者耐受栓塞后果能力最差，在这种情况下使用栓塞保护装置的价值最大。

十六、其他动脉的栓塞保护

虽然栓塞的病理、生理和临床意义首先在经皮冠状动脉介入术中阐明，但在介入心脏病学的其他领域也是相同的。颈动脉和肾动脉介入操作易发生栓塞。颈动脉支架植入术比颈动脉内膜切除术更易发生栓塞。实际上，运用经颅多普勒（TCD）监测，微血栓形成在颈动脉成形术和支架植入发生率至少是颈动脉内膜切除术 8 倍。确实，大部分接受颈动脉支架植入术的患者在 TCD 监测中能发现微栓塞的证据。所以，在颈动脉支架植

入取代颈动脉切除术普及之前，栓塞保护装置是必不可少的。

十七、颈动脉介入

即使小颗粒栓塞对脑微循环来说也难以耐受。在颈动脉血管成形术离体模型中，将人颈动脉斑块产生的微粒注射到鼠的脑循环中。有趣的发现是，植入支架时发生栓塞的可能是球囊成形术的两倍；指引导丝的通过也会产生栓塞，但栓子数量仅为球囊成形术的 1/4，小于 200μm 颗粒并不会引起脑缺血（在术后前三天内），而 200～500μm 粒子却可导致脑死亡。不过，在 7 天时两种大小颗粒引起的损害均可被检测到。因此，如果较小直径的栓子也对人造成影响，封堵装置要比滤器装置好。尽管可以把滤器的孔径设计得很小，但这可能增加血栓形成的危险并减少远端血流。

颈动脉支架植入时，可运用滤器捕获各种栓子。对 84 例患者进行研究，53% 的患者用滤器收集到了肉眼可见的碎屑。碎屑的组织学分析显示含丰富脂质量的巨噬细胞、纤维蛋白和胆固醇。临床随访 30 天，仅 1 位患者发生一次微小中风，并在 1 周内痊愈。栓子保护装置可将高危患者转变为低危患者，并在很大限度上促使颈动脉支架植入代替颈动脉内膜切除术。虽然上述的结果鼓舞人心，但颈动脉支架植入时栓塞保护装置的疗效正在接受大规模临床试验的验证。

The Stenting and Angioplasty With Protection in Patients at High Risk for Endarterectomy（SAPPHIRE）试验随机将高危患者随机分为 Angio Guard 滤器保护下颈动脉支架组和颈动脉内膜切除术组。有、无症状的患者均可入选，比较两组 30 天时死亡、卒中和心肌梗死发生率，以及 12 个月内死亡和同侧卒中的发生率。试验预计入选 800 例患者。

AccuNet 可行性研究入选 50 例患者，评价颈动脉支架（AccuLink 支架）植入时使用 AccuNet 栓子保护系统的作用。AccuNet 栓子保护系统由聚乙烷滤器组成，附装镍钛合金网篮。中高危患者随诊 30 天。评价装置使用成功率及 30 天死亡、卒中和心肌梗死发生率；Carotid Revascularization Endarterectomy Stenting（CREST）试验随机将患者分为颈动脉内膜切除组和 AccuNet 栓子保护＋支架植入组，入选的是比 SAPPHIRE 试验更低危的人群；The Carotid Angioplasty Free of Emboli（CAFÉ）美国注册试验评价了 122 例颈动脉支架植入时使用 PrecuSurge GuardWire 装置的的高危患者。30 天的死亡率和卒中率是 4.8%；Carotid Stenting of high Risk Patients：Extracrannial Lesion Trial with Emboli Removal（SHELTER）注册研究对接受颈动脉支架植入的患者使用 Wallstent 支架和 Percu SurgeG UardWire 保护装置的高危患者观察 30 天和 1 年的预后，结果将与以前颈动脉内膜切除术作对比。

已经使用颈动脉支架来预防颈动脉内膜切除术中卒中的发生。这类卒中由夹层和(或)血栓引起，植入支架是合适的，使用栓子保护装置也是可取的。然而，患者不是能都耐受 PercuSurge GuarsWire 保护装置。因而针对特定的临床适应证和病变特点，应使用特

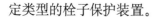

定类型的栓子保护装置。

十八、肾脏介入

虽然很少有资料显示肾血管动脉粥样硬化栓塞的重要性，但肾动脉栓子确实是有害的。Krishnamurthi 等研究了肾动脉狭窄外科血管重建术后栓塞的影响。共观察 44 例患者，术中进行肾活组织检查，结果发现 16 例患者存在明显的动脉粥样硬化栓塞。该组 5 年生存率为 54%，而无动脉粥样硬化栓塞组为 85%（P=0.011）。经皮肾血管重建术亦可发生栓塞。出现栓塞者预后较差。实际上，肾脏介入后近 1/4 患者发现肾功能降低，虽然肾功能降低的原因是多方面的，栓塞形成可能是原因之一。所以，设计一种最大限度限制栓塞形成的器械是合理的。

PercuSurge GuardWire 装置已成功地运用于肾脏介入术。一个系列研究中，使用该装置处理 16 处病变，在所有病例中肉眼可见的碎屑都能被吸除。平均封堵时间是 262 秒，颗粒数目在 15 ～ 187 个，其直径在 42 ～ 6206μm 不等。微粒包含动脉粥样硬化斑块、胆固醇结晶、坏死组织、纤维蛋白、血栓、泡沫细胞和血小板。这一小规模观察中，未见肾功能恶化。Angio Guard 滤器也已被成功地应用于肾脏介入术中。

十九、栓子保护装置：何种类型最好？

理想的器械是外形直径越小越好，这样就减少了跨过病变时可能造成的栓塞。现在 PercuSurge GuardWire 装置横截面比 AngioGuard 装置小，但它的重复使用性较差。其他正在试验的滤器比现在的横切面小。封堵装置的潜在优点是能防止治疗区血管活性物质和炎症细胞因子向下游移动；滤器不能阻止释放的化学物质到达微血管，也不能阻止小于一定直径的粒子。当然，滤器的孔径可以设计成更小，但这样就可能使滤器充满碎片，从而阻断血流，导致血流停滞，使栓子碎片飘浮其中，当滤器回收时，大团栓子向远处漂散；球囊封堵装置不能去除所有的血栓颗粒。正在试验中的最新封堵球囊有更精细的抽吸导管，可能移除更多的颗粒物，但很可能造成更大限度的血流丧失；糖蛋白 II b/ III a 抑制剂价值的相对增加不仅依赖于是否应用栓子保护装置，而且取决于特异性栓子保护装置。

恰当地设计一个试验可以判断出经皮冠状动脉介入的最佳方式，即接受经皮冠状动脉介入的患者随机分为三组：糖蛋白 II b/ III a 抑制剂组、栓子保护组及糖蛋白 II b/ III a 抑制剂＋栓子保护组，滤器与封堵球囊比较试验都要在不同动脉中进行，以判定何种装置对何类病变最好。如果较小栓子是重要的，则优先选择封堵装置，大量的栓子负荷可能超过滤器装置捕获栓子能力。在目前可供选择的方式中，比较封堵系统与滤器时，前者导致的缺血时间和缺乏可视性是有害的。例如，静脉移植血管吻合口病变不适合使用球囊封堵系统，因为在抽吸栓子过程中，使栓子移向脑循环，造成卒中。封堵球囊系统也不能阻止逆行性栓塞（封堵球囊充气膨胀区之上的分支）。对急性心肌梗死、大隐静脉移植血管、颈动脉和肾动脉等不同血管的介入治疗，我们关注的问题也不一样。只有设计合理的试验去评价不同的特殊装置之后，谁优谁劣的问题才能阐述清楚。

二十、结论

经过数年的争论，围手术期心肌梗死可增加心脏死亡的危险性这一观点已成定论。庆幸的是，糖蛋白Ⅱb/Ⅲa抑制剂强大的抗血小板作用可以降低围术期心肌梗死和相关不良缺血事件的发生率这一事实也毋庸置疑。静脉糖蛋白Ⅱb/Ⅲa抑制剂的有益作用得到大量证据的支持，现已广泛应用于经皮冠状动脉介入中。初步资料提示其他形式的抗小板治疗，如具有抗炎特性的药物（如他汀类）的有益作用也被证实。滤器或封堵球囊等机械性栓子保护装置在理论上具有巨大的吸引力，日益积累的证据显示了它们的安全性。正在进行的贯穿心血管介入领域的试验将阐明栓子保护装置的确切作用。需要进一步的研究来阐明如何将药物和机械方式整合起来，以便把栓塞的形成及其产生的临床后果降低到最小。

中国医科大学附属盛京医院　庞文跃

第六章 球囊导管应用的疑难问题

第一节 球囊不能通过慢性完全闭塞病变时的策略

    冠状动脉慢性完全闭塞（chronic total occlusion，CTO）病变是指冠状动脉100%闭塞且闭塞时间超过3个月的病变。闭塞程度包括前向血流 TIMI 0 级的绝对性闭塞和TIMI 血流 I 级的功能性闭塞。功能性闭塞只有微量造影剂向前充盈，但远端的血管床不能完全显影，不能实现真正意义上的供血功能。开通 CTO，可使患者获益，对于缓解心绞痛、改善心室重构和改善心脏功能、提高生存质量和改善预后均有益。2007 年 2 月美国第四届 CTO 峰会更新的 PCI 开通 CTO 病变的适应证是：有心绞痛或胸闷、气短、疲劳症状，CTO 供血区有存活心肌证据，临床或影像学检查（包括 ECG、心肌核素现象等）具有存活心肌证据。开通这类 CTO 病变使患者获益巨大。但由于 CTO 病变的病理特点是由纤维化斑块、钙化斑块、软化非钙化斑块和新生微孔道等组成的复合性病变，PCI 开通 CTO 病变的技术难度较大，成功率相对较低（合理选择的 CTO 病变，PCI 成功开通率在 80% ～ 90%）。结合患者临床特点及造影特点，选择成功率高、获益明显的病例行 PCI，一直是应遵循的原则。开通 CTO 病变的关键是导丝通过病变，后续球囊能否通过。约有 20% 的 CTO 病变，导丝通过后球囊不能通过，而导致手术失败。出现此等球囊不能通过情况的处理策略如下。

一、增加导引导管的支撑力

    增加导引导管的支撑力，使球囊推进病变。在导丝通过病变后，球囊不能通过病变的情况中，50% ～ 60% 的患者可以通过提高或增加导引导管的支撑力和稳定性的措施而使球囊通过病变。采用以下方法可以实现增加导引导管的支撑力的目的。

    1.选用合理的导引导管或较粗的导引导管（如 7F 或 8F 导引导管时，可使用无鞘管技术），可提供比较细的导引导管提供更强的支撑力。PCI 开通 LAD 或 LCX 的 CTO 病变时，首选 XB、 EBU、 AL 导引导管。 开通 RCA-CTO 病变，可考虑使用 XBRCA、

AL、IL 导引导管等可提供较好的支撑力。对于操作熟练者也可应用 XB 或 EBU，能提供超强的支撑力。但操作困难和费时，技术熟练者可在 0.035 的导丝支持下完成操作，使导管到位。还要注意避免导引导管对冠脉开口处造成损伤和导管到位后的再次飞扬（应在导管到位后，迅速插入一条头端较软的导丝到达非靶血管的远端，起到固定导引导管的作用，可防止导引导管到位后的再次飞扬）。

2. 采用导引导管深插技术。深插导引导管后，会使支撑力提高，使球囊前行通过病变。此方法简单常用。

3. 在导引导管内插入 0.035 的造影导丝。把 0.035 的造影导丝较硬的一端插入到导引导管前端弯曲处（不能突出到导引导管外），使导引导管的硬度增加，从而使导引导管的支撑力提高。这种方法在某些情况下可奏效，可使后续的球囊推送进入病变。

4. 5F in 6F 子母导管。即 5F 进 6F 技术，该技术可较好地提高导引导管的支持力，较常用。

5. 锚定技术。是指在靶病变近端的分支血管，或另一支非靶病变血管中放置导引钢丝和球囊，并低压（4～6atm）扩张球囊，借此固定导引导管并增强其同轴性和支撑力，从而有利于球囊通过病变。例如当治疗 RCA-CTO 病变时，在锐缘支或圆锥支内放入球囊，然后低压充盈球囊。球囊的直径应和被锚定的血管一致，多采用比分支血管直径略大的球囊，然后低压力扩张（4～6atm）。当球囊位于圆锥支血管内充盈时，偶尔可能导致窦性心动过缓，此时只要降低球囊的充盈压力即可消除症状。

6. 双导丝技术（Buddy wire）。也可称作"伙伴导丝"。即选择尖端较软的一条导丝，把其送入到靶病变血管近端的分支中或非靶病变血管的任何一条血管中，并尽量送到该分支血管的远端。这在一定的程度增加了导引导管的支撑强度。

二、多导丝挤压斑块技术

首先选择非亲水涂层的较硬的导丝（或非超滑导丝）刺穿 CTO 病变近端的纤维冒和通过病变，通过多角度 CAG 判断导丝走行在远端的真腔内后，推送球囊不能通过病变时，再选择第二条亲水涂层超滑较硬导丝，沿着第一条导丝的踪迹通过病变到达远端。之后撤出一条导丝，推送 1.25mm×1.5mm 小球囊仍不能进入病变时，选择一条较软的导丝沿着第一条导丝的踪迹通过病变到达远端真腔，再插入第三条较硬的导丝以同样的方法通过病变到达远端。然后撤出二条较硬的导丝，保留较软的丝。这样挤压病变，使通道变大，推送球囊多能通过病变，完成预扩张。

三、撬杠技术

撬杠技术的操作要点是：第一步是应用正向导丝通过病变；第二步是沿着第 1 条导

丝的踪迹送入等二条和第三条导丝，使其通过病变，到远端血管真腔；第三步是沿着其中一条导丝送入直径为 1.25mm 或 1.50mm 的小球囊，在保持适当的推送力状态下，高压（14～16atm）反复扩张球囊。这样每扩张一次，球囊会前进 2～3mm，直至球囊通过病变；第四步是撤出球囊和二条导丝，保留一条较软的导丝（或更换头端较软的导丝）在血管内，在应用直径为 2.0mm 或较大的球囊进行预扩张，之后植入支架。该方法是当导丝通过病变而球囊难以通过时开通 CTO 病变的有效方法，手术操作技术简单，操作成功率高，是开通 CTO 病变方法的重要补充。在其他技术应用都不奏效时，可以使用该方法。

四、使用 Tornus 导管

Tornus 导管是全金属编织杆，由 8 根不锈钢导丝顺时针缠绕制成，可以提供更好的支撑性，最早用于 CTO 病变。其特点和益处是外表呈螺旋状，通过螺旋效应，可以方便导管前进，帮助球囊通过病变。

五、球囊锚定＋Tornus 技术

在很多时候由于导引导管的支撑力量不够而需要球囊锚定，提供强有力的锚定作用，这时再使用 Tornus 导管，可以明显地增加成功率。

六、总结

在处理 CTO 加钙化病变时，尽可能选用支撑力较强的导引导管，选用操控性好的导引导丝和采用双导丝技术，使用通过性好的小球囊。球囊难以通过病变时，可以综合考虑、合理运用上述技术或综合运用上述技术，使球囊通过病变，完全扩张预扩张和植入支架，达到持续开通 CTO 病变的目的。

北华大学附属医院　刘同库

第二节　慢性完全闭塞病变钢丝通过而球囊不能通过病变时的解决方案

冠状动脉慢性完全闭塞（chronic total occlusion，CTO）病变是指冠状动脉完全闭塞且时间超过 3 个月的病变。2007 年 2 月美国第四届 CTO 峰会更新的 PCI 开通 CTO 病变的适应证是：有相关症状，临床或影像学检查（包括 ECG、心肌核素现象等）具有存活心肌证据。开通此类 CTO，可以缓解心绞痛、提高生存质量、改善心室重构和心功能、改善预后。但因 CTO 病变的病理特点是复杂复合性病变，PCI 开通 CTO 病变有一定的难度，成功率相对较低。开通 CTO 病变失败的主要原因：一是导丝不能通过病变，占 85%，包括导丝不能穿过近端或远端的纤维帽、进入假腔或穿孔等；二是球囊不能通过，占 10%；三是其他原因，占 5%，如不能扩张病变等。出现球囊不能通过情况的处理策略如下：

1. 增加导引导管的支撑力

在导丝通过后球囊不能通过病变的情况中，50% ～ 60% 的患者可以通过增加导引导管支撑力和稳定性的措施而使球囊通过病变。

（1）选用本身支撑力交强的导引导管。开通 LAD 或 LCX 的 CTO 病变时，首选 XB、EBU、AL 导引导管。开通 RCA 的 CTO 病变，可考虑使用 XBRCA、AL、SAL 导引导管，其可提供较好的支撑力。

（2）选用大腔导引导管。如 7F 或 8F 导引导管可提供比 6F 导引导管更强的支撑力。6F、7F 差一个 F0.33mm，支撑力相差 40%。部分人桡动脉可使用 7F 导引导管，亦可使用无鞘导管系统；

（3）改变入路。相同的导引导管，经股动脉支撑力更强。

（4）采用导引导管深插技术。深插导引导管后，会使支撑力提高，使球囊前行通过病变。深插时注意不要损伤冠脉开口。

（5）锚定技术。"锚定技术"是指在靶病变近端的分支血管，或另一支非靶病变血管中放置导引钢丝和球囊，多采用比分支血管直径略大的球囊，并低压（4 ～ 6atm）扩张，借此固定导引导管并增强其同轴性和支撑力，从而有利于球囊通过病变。例如当治疗 RCA-CTO 病变时，在锐缘支或圆锥支内放入球囊，然后低压充盈球囊。LAD-CTO 病变时可以在 LCX 放置球囊，注意时间不宜过长。

（6）5F in 6F 子母导管。即 5F 进 6F 技术，该技术可较好地提高导引导管的支持力，子导管伸出母导管 5mm 则相当于提供了 7F 导引导管的支撑力，伸出 10mm 则接近于提供 8F 导引导管的支撑力，同时母导引导管尖端为直头、导管非常柔软，对冠脉口部的损伤相对较小。但因其采用 OTW 的设计，近端末端还需要额外连接一个 Y 阀，才能送入球囊，因此球囊伸出远端指引段的距离有限。这种设计，一些远端病变球囊就无法到达病变，难以处理。

（7）双导丝技术（Buddy wire）。也可称作"伙伴导丝"。即选择尖端较软的一条导丝，把其送入到靶病变血管近端的分支中或非靶病变血管的任何一条血管中，并尽量送到该分支血管的远端。这在一定的程度增加了导引导管的支撑强度。

2. 多导丝挤压斑块技术

首先选择非亲水涂层的较硬的导丝刺穿 CTO 病变近端的纤维帽和通过病变，确定导丝走行在真腔内后，球囊不能通过病变时，再选择第二条亲水涂层超滑较硬导丝，沿着第一条导丝的踪迹通过病变到达远端。之后撤出一条导丝，推送小球囊以通过病变，如仍不能进入病变时，选择一条较软的导丝沿着第一条导丝的踪迹通过病变到达远端真腔，再插入第三条较硬的导丝以同样的方法通过病变到达远端。然后撤出二条较硬的导丝，保留较软的丝。这样挤压病变，使通道变大，推送球囊多能通过病变，完成预扩张。

3. 撬杠技术

首先应用一条导丝通过病变，沿着第 1 条导丝的踪迹送入等二条和第三条导丝并到达远端血管真腔；然后沿着其中一条导丝送入小球囊，在保持适当的推送力状态下，高压（14 ～ 16atm）反复扩张球囊。这样每扩张一次，球囊会前进 2 ～ 3mm，直至球囊通过病变；最后保留一条较软的导丝在血管内，逐渐应用稍大直径球囊进行预扩张，之后植入支架。

4. 使用 Tornus 导管

Tornus 导管是全金属编织杆，其头端由 8 根直径 0.12mm 的不锈钢金属丝顺时针缠绕制成，头端 150mm 逐渐变细并且顶端有不透 X 线标志，具有良好的操控性和扭矩力。其特点是外表呈螺旋状，通过螺旋效应，可以方便导管前进。Tornus 导管主要适用于严重冠状动脉病变（包括 CTO 和严重钙化病变）在导引钢丝成功通过病变后，而球囊导管无法通过时，可沿导引钢丝逆时针旋转导管，利用不锈钢丝的穿透性，如同拧螺丝一样穿透坚硬致密的病变。在很多时候由于导引导管的支撑力量不够而需要球囊锚定，提供强有力的支撑作用，这时再使用 Tornus 导管，可以明显地增加成功率。

5. 使用 Corsair 导管

Corsair 导管尖端柔软，呈锥形设计，与病变之间的协调性好、通过性好。Corsair 微导管的操作类似于 Tornus 微导管，在导丝过去后可以旋转前进通过病变。逆时针方向旋转前进，顺时针旋转后退，而且 Corsair 微导管推进性和跟踪性比 Tornus 微导管强。建议术者不要同一方向过度旋转 Corsair 导管（同一方向不要超过 10 周）。旋转 Corsair 导管时，术者应在透视下，单手控制导引钢丝，避免扩张微导管旋转的同时导引钢丝发生旋转。扩张微导管通过闭塞病变相当于 1.25mm 球囊导管扩张，一旦该导管通过闭塞病变，可以通过该导管更换导引钢丝，大部分病例可直接选用直径 2.0 ～ 2.5mm 的球囊对闭塞病变进行预扩张。

6. 使用旋磨技术

在血管内膜呈环形表浅严重钙化，导丝通过病变而球囊不能通过时可考虑使用冠脉斑块旋磨术，其采用钻石颗粒旋磨头，根据"选择性切割"的原理选择性地祛除纤维化或钙化的动脉硬化斑块，而具有弹性的血管组织在高速旋转的旋磨头通过时会自然弹开。对于球囊无通过的病变，不仅提高即刻效果，并降低远期再狭窄率。

7. 使用 Guidezilla™ 导引延长导管

Guidezilla™ 由 120cm 不锈钢近端海波管和 25cm 导引导管段组成，内径 0.057″（1.45mm），外径 0.066″（1.68mm），采用快速交换设计，像球囊一样输送进入冠状动脉，为 PCI 治疗创建了一条通路，达到增加支撑支持和器械输送的目的。与子母导管比较，一是球囊可以沿着 6F 导引导管末端（Guidezilla 伸入的同一个口）伸出更长的有效距离，处理更远端病变。二是输送能力较子母导管增加 22%。三是外径较子母导管小 0.001F，更容易进入到复杂的解剖结构，更容易通过钙化和迂曲的病变。

Guidezilla 临床使用方法和技巧：① Guidezilla 头端从导丝尾部连接送入，像送球囊一样输送 Guidezilla。注意：不要扭转 Guidezilla 导丝和 Guidezilla，避免扭转可能导致 Guidezilla 轴杆和导丝缠在一起，损伤血管壁和器械。②打开止血阀，送入 Guidezilla 到 Guiding 内。③沿着导丝送 Guidezilla，透视下直接可定位 Guidezilla，请注意 Guidezilla 伸出导引导管段不要超过 25cm。Guidezilla 导管段离头端和近端各有 1 个 Marker，如透视下观察到第二个 Marker 时需非常注意，不要再过分向前推送 Guidezilla，以免与导引导管不同轴影响器械输；④轻轻推送 Guidezilla，撤回时，先小心将 Guidezilla 撤到导引导管中，但不全撤出。完全撤出支架或球囊等器械，再小心撤回 Guidezilla，确保止血阀充分打开。再完全撤出 Guidezilla。

总之，在处理 CTO 病变时，尽可能选择支撑力较强的导引导管、操控性好的指引导丝、非折叠球囊通过病变等。球囊难以通过病变时，合理或综合运用上述技术，使球囊通过病变，达到开通 CTO 病变的目的。

中国人民解放军陆军总医院（原北京军区总医院）　李俊峡　田新利

第三节　药物球囊治疗支架内再狭窄 1 例

一、第一次入院 2010 年 2 月 24 日

【病史】患者，男，51 岁，1 年前出现胸闷、气短，无心前区疼痛，未系统诊治，6 天前突然出现心前区疼痛，呈压榨感，就诊于当地医院诊断为"急性前间壁心肌梗死"。既往否认高血压病、糖尿病病史。吸烟史 25 年，平均每天 2 包，未戒烟。饮酒史，平均每天 150～250ml，未戒。心电图：急性前间壁心肌梗死；心脏彩超：主动脉硬化、左室收缩功能减退。临床诊断：缺血性心脏病、急性前间壁心肌梗死、心功能 I 级。

【冠状动脉造影】前降支近中段 80% 左右狭窄、中段 75% 左右狭窄；回旋支近段

30% 左右狭窄、第一钝缘支近段 30% 左右狭窄，右冠中段内膜不光滑（图 6-1）。

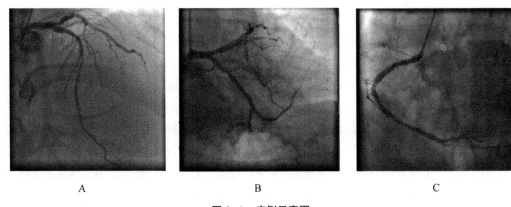

A   B   C

图 6-1　病例示意图

【PCI 过程】前降支中段置入 3.0mm×18mm 的 EXCEL 支架（图 6-2A）、前降支近段置入 3.5mm×15mm 的垠艺支架（图 6-2B），术后造影显示无夹层、远端 TIMI 血流 Ⅲ级（图 6-2C），生命体征平稳。

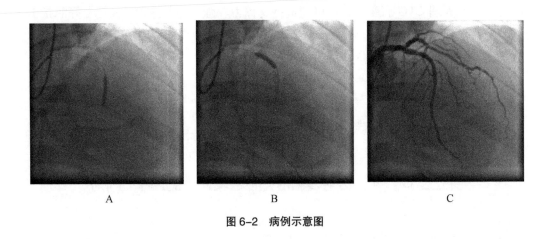

A   B   C

图 6-2　病例示意图

二、第二次入院 2011 年 10 月 31 日

【病史】阵发性胸闷 1 年，加重半个月于 2011 年 10 月 31 日。

【冠状动脉造影】前降支近中段支架内 70% 狭窄，回旋支近段 60% 狭窄，远段 60% 狭窄，右冠状动脉全程弥漫 30% 左右狭窄。

【药物球囊扩张过程】6F EBU3.5 导引导管到达左冠状动脉开口，选择 BMW 导丝通过前降支近中段支架内狭窄至血管远端，选择 2.5mm×15mm 的 B.Braun 球囊置于前降支近中段支架内狭窄处，以14atm、16atm扩张，造影见前降支近中段支架内狭窄完全解除，选择3.5mm×20mm的B.Brumu药物球囊（紫杉醇）置于前降支近中段支架内狭窄处，以20atm扩张40秒，造影见前降支近中段支架内狭窄解除，冠状动脉无夹层，远端血流TIMI Ⅲ级（图6-3、图6-4、图6-5、图6-6）。

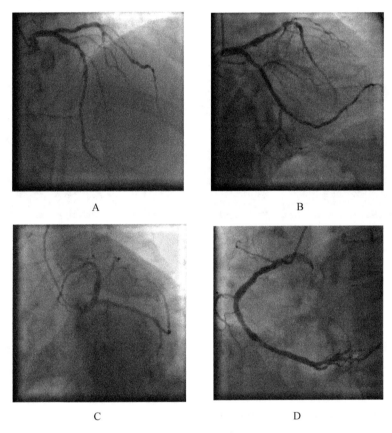

图6-3　病例示意图

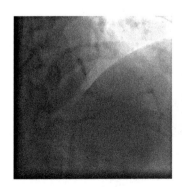
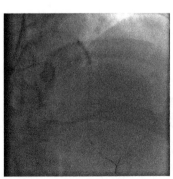
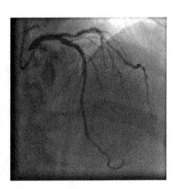

图6-4　充分预扩张　　　　图6-5　药物球囊扩张　　　　图6-6　药物球囊扩张后

三、第三次入院 2012 年 8 月 2 日

【病史】药物球囊术后 9 个月冠状动脉造影复查，患者仍偶有活动性胸闷、气短症状，伴有活动性心前区疼痛。

【冠状动脉造影】前降支近段支架药物球囊扩张处未见明显狭窄，中段支架内及支架外狭窄约 95%；回旋支近段 30% 狭窄，第一钝缘支近中段 80% 狭窄，右冠状动脉全程内膜不光滑，存在 20%～30% 狭窄（图 6-7）。

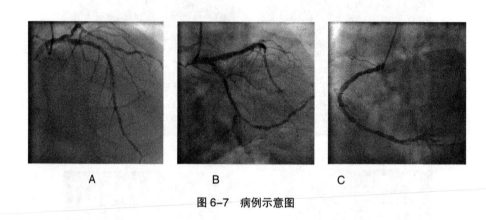

图 6-7　病例示意图

【PCI】6F EBU3.5 导引导管到达左冠状动脉开口，BMW 导丝到前降支远端，另一BMW 导丝至钝缘支远端，选择 2.5mm×15mm 的 B.Braun 球囊置于钝缘支狭窄病变处，以 14atm 扩张球囊，选择 3.0mm×24mm 的 Excel 支架置于钝缘支病变处（图 6-8A），以14atm 释放支架，造影见支架扩张欠充分，选择 3.0mm×15mm 的 kongou 球囊以 14atm 对支架内行后扩张，造影见支架扩张充分，冠脉无夹层，远端血流 TIMI Ⅲ级（图 6-8B）；选择 2.5mm×15mm 的 B.Braun 球囊置于前降支狭窄病变处，以 14atm 扩张球囊，选择3.0mm×29mm 的 Partner 支架置于前降支狭窄病变处（图 6-8C），以 12atm 扩张，造影见支架扩张欠充分，选择 3.0mm×15mm 的 kongou 球囊分别以 14atm，14atm 对支架内行后扩张，造影见支架扩张充分，冠脉无夹层，远端血流 TIMI Ⅲ级。

四、第四次入院 2013 年 3 月 1 日

【病史】患者无明显不适症状，因冠状动脉造影复查住院。

【冠状动脉造影】前降支支架内药物球囊扩张处未见明显狭窄（图 6-9A）；回旋支近段 30%～40% 狭窄，与前次造影相比略有进展，但不需干预，钝缘支支架内未见明显狭窄（图 6-9B、图 6-9C）；右冠内膜不光滑，与前次造影相比未见明显变化（图 6-9D）。

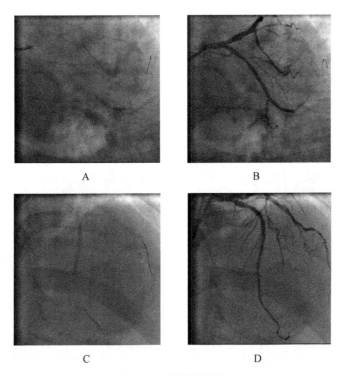

图 6-8　病例示意图

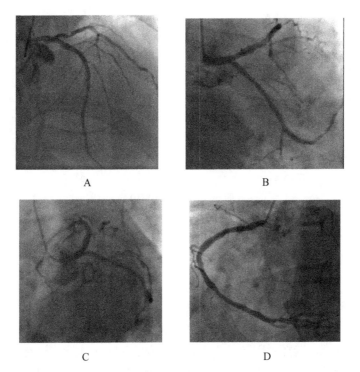

图 6-9　病例示意图

五、第五次入院 2014 年 3 月 25 日

【病史】患者自觉前胸及后背部刺痛，思想负担较重，强烈要求复查冠脉造影。

【冠状动脉造影】前降支支架内药物球囊扩张处未见明显狭窄（图 6-10A），回旋支近段 30% ～ 40% 狭窄，与前次造影相比无明显进展，钝缘支支架未见狭窄（图 6-10B、图 6-10C）；右冠仍有内膜不光滑，与前次造影相比无明显进展（图 6-10D）。

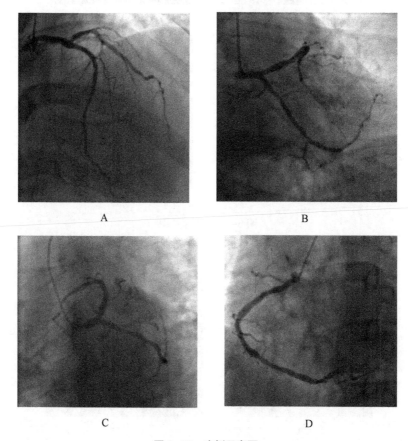

图 6-10　病例示意图

六、总结

药物涂层球囊（drug coated balloon，DCB）基于非支架通过造影剂携带药物使血管壁短暂暴露，对药物充分摄取从而抑制再狭窄发生。该病例在首次支架植入术后 20 个月后出现支架内再狭窄，选择贝朗公司生产的紫杉醇药物涂层球囊进行扩张，并积极术后随访。在药物球囊扩张术后 9 个月造影随访时发现药物球囊扩张处并没有出现支架内再

狭窄，而在前降支中段及钝缘支再次出现新的病变，并给予干预。并在药物球囊扩张术后16个月、28个月分别造影显示药物球囊扩张部位未见明显狭窄。

Scheller 相继在2006年美国心脏病学院（ACC）年会和2007年TCT年会上发布了完整的PACCOCATHISR Ⅰ和Ⅱ试验的结果，DCB与普通球囊相比可明显降低再狭窄率，2年随访期间未发生支架内血栓事件，紫杉醇DCB显示出了良好的安全性和有效性。PEPCAD-ISR 系列研究显示紫杉醇DCB治疗支架内在狭窄不劣于药物涂层支架，但对于小血管病变和分叉病变还有待于更多的循证医学证据。

2013年7月在中国进行的PEPCAD-China ISR临床试验结果公布，9个月造影随访结果：药物球囊组节段内晚期管腔丢失为（0.46±0.51）mm，紫杉醇支架组节段内晚期管腔丢失为（0.55±0.61）mm。结果示药物球囊组治疗支架内再狭窄不劣于紫杉醇支架组。这一结果在国内心血管介入领域引起广泛关注，药物球囊应用前景光明。

目前DCB主要用于再狭窄病变，在分叉病变、小血管病变中的应用目前正在研究之中。

吉林大学第二医院　刘　斌　武军铎

下 篇

导引导丝篇

第七章　导引导丝的结构和性能

第一节　导引导丝的结构

　　虽然各导管器械厂家所生产的导引导丝因选取制作材料和设计结构不同，对于不同病变操作效果各有优劣，但各种导引导丝的结构大致类似（图7-1），可分为：柔软尖端、连接尖端和核心杆的中间段、近端推送杆段以及护套、涂层部分。导引导丝的核心钢丝贯穿整个导丝，其远端锥形由过渡或阶梯式变化所致的过渡段长短及过渡方式决定了导丝的头部硬度和支持力、推送力以及柔韧性、可控性。

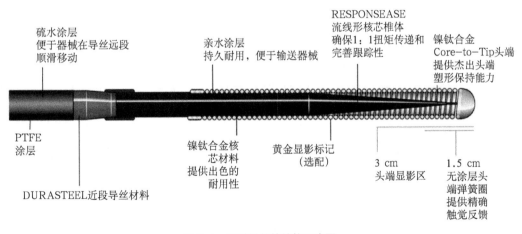

硫水涂层
便于器械在导丝远段
顺滑移动

亲水涂层
持久耐用，便于输送器械

RESPONSEASE
流线形核芯椎体
确保1：1扭矩传递和
完善跟踪性

镍钛合金
Core-to-Tip头端
提供杰出头端
塑形保持能力

PTFE
涂层

镍钛合金核
芯材料
提供出色的
耐用性

黄金显影标记
（选配）

3 cm
头端显影区

1.5 cm
无涂层头
端弹簧圈
提供精确
触觉反馈

DURASTEEL近段导丝材料

图7-1　导引导丝的结构示意图

1.柔软尖端设计

（1）金属轴心多聚酯外包裹及超滑涂层的尖端设计（图7-2）：该系列导引导丝的尖

端为超滑尼龙头，其通过性较好，适合长扭曲闭塞和钙化病变。如 Cordis 公司的 Shinobi 导丝、Terumo 公司的 Cross NT 导丝和 Boston 公司的 PT 系列导丝等。

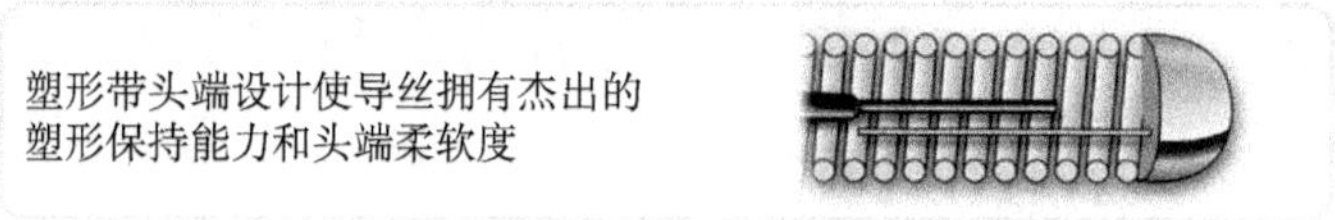

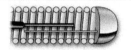

塑形带头端设计使导丝拥有杰出的
塑形保持能力和头端柔软度

图 7-2　Shaping ribbon 导引导丝塑形带头端设计

（2）柔软螺旋头端设计即轴心靠一细钢丝连接未达到弹簧缠绕圈帽端：该系列导丝柔软，对血管损伤小，适合通过扭曲病变；但调节力和通过力较差，不适合通过闭塞病变。如 BMW、BHW 和 ACS 公司的 Floppy Ⅱ 导丝等。

（3）与柔软螺旋头端设计相对应的轴心直达弹簧圈帽端的螺旋头设计：其一根轴心直达帽端的设计使导丝的尖端操控性能即调节能力得以改进，更适合扭曲、成角病变和经支架网眼穿入边支血管的操作。如 Cordis 公司的 Stablizer、ATW、Wizdom 系列导丝，ACS 公司的 Extra-support、Travers、Cross IT 系列导丝和 Boston 公司的 Trooper、Choice 系列导丝等。

2. 连接尖端和核心杆中间段设计

（1）中心轴直径不同导致导丝的传送强度不同，常用导引导丝的中心轴直径为 0.0085" 和 0.0070"，中心轴直径越大其传送力越强。

（2）中间轴渐变形式不同决定导引导丝通过扭曲病变的难易程度和操控力不同，锥形渐变导丝因推送力传导均匀，较阶梯式渐变导丝更容易通过扭曲和成角病变。

（3）金属丝缠绕以点接触血管内膜的方式和以多聚酯加亲水涂层的方式减少中间段摩擦力，直接影响导丝的通过能力。

（4）中间段和两端的连接方式决定导丝的综合性能，如导引导丝的整体一体化的轴心设计使操控性和通过性优于多点焊接的导丝。

3. 近端推送段设计

目前导引导丝多采用 0.0135 ～ 0.0140" 的金属材料，因材料不同，推送杆的硬度不同。

4. 护套

目前有弹簧圈护套和聚合物护套两类：中段弹簧圈护套（图 7-3）使术者获得良好的尖端触觉反馈，同时增强了导丝的可视性，但增加了导丝与病变间的摩擦力，不利于通过严重钙化、扭曲及闭塞病变；聚合物护套使导丝表面光滑，减少了导丝的通过阻力，但它不能提供良好的尖端触觉反馈。

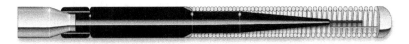

中段弹簧圈护套：
- 保持导丝的直径为0.14″，使器械的推送更顺滑
- 亲水涂层增强导丝的跟踪丝

图 7-3　中段弹簧圈护套

5. 涂层部分

为降低导丝表面的摩擦力，改善器械间（球囊 / 导丝、支架 / 导丝）的相互作用，提高导丝在血管中的跟踪性，对导丝表面进行涂层，包括亲水涂层和疏水涂层处理：亲水涂层导丝（图 7-4）吸引水分子形成"凝胶状"表面，降低导丝的通过阻力；疏水涂层导丝抵制水分子形成"蜡状"表面，减小摩擦力，增加导丝的跟踪性。

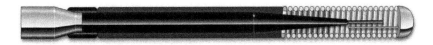

导丝中间段覆有聚合物护套，外面涂有亲不涂层

图 7-4　聚合物护套 + 亲水涂层

吉林大学白求恩第一医院　李　航

第二节　导引导丝的性能

随着冠状动脉介入治疗技术的不断发展，为适应不同冠状动脉病变特点和要求，应运而生功能各异的导引导丝。因为其各部分独特的设计和材料决定了它具有多种性能。导丝性能的优劣主要通过支撑性、柔韧性、跟踪性、扭控性、视觉反馈、可视性六个方面评价，认识和了解导丝的性能，可进一步为临床实践提供参考。

一、支撑性

1. 定义

导引导丝的支撑性：是指导丝作为球囊和支架的输送轨道，对其输送器械所提供的机械支撑力，也就是导丝协助球囊、支架等介入器械通过病变的能力。当血管严重弯曲、近端严重成角或有严重钙化，导致血管的弹性降低时，推送器械时常需要克服较大的阻力，这时就需要导丝的支撑力来支持。支撑力强的导丝质地坚韧，可以对弯曲和严重成角的血管有拉直作用，有助于介入器械的输送。

2. 结构基础

支撑力的大小主要与轴心钢丝的材料、硬度和支撑段的直径有关。

（1）轴心钢丝的材料、硬度：目前导引导丝的主要材料是传统不锈钢、镍钛记忆合金（Elastinite）及新型不锈钢（Durasteel）（图7-5）。轴心钢丝的材料不同决定着导丝的硬度及支撑性。轴心钢丝材料的硬度越高，导丝的支撑性就越强。一般来说，新型不锈钢支撑力最大，其次是传统不锈钢及镍钛记忆合金。

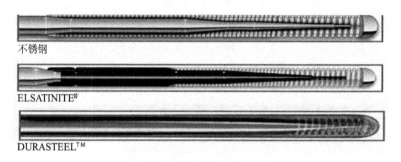

图 7-5 导引导丝主要的材料

（2）导丝支撑段的直径：随着导丝支撑段轴心钢丝直径的增加，导丝的支撑性逐渐增强（图 7-6）。

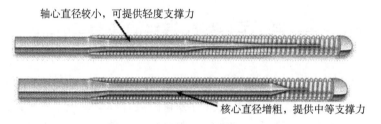

图 7-6 导丝支撑段直径与支撑力的关系

3. 导引导丝支撑力的临床应用

PCI 中体现导引导丝强支撑力的病变主要是迂曲成角病变或钙化病变，此种情况输送介入器械时需要额外的支撑力。临床上针对这样的病变，需要导引导丝的强支撑力将血管拉直，有利于器械的输送。强支撑力导引导丝多为传统不锈钢或新型不锈钢轴心，这类导丝的代表有：Cordis Stabilizer、Guidant Ironman、Guidant Balance Heavyweight 和 Boston Scientific Mailman 导丝。但强支撑力导丝在设计上突出支撑力，却以牺牲柔顺性和跟踪性为代价，因而导丝的操作性、输送性较差。

二、柔韧性

1.定义

导引导丝的柔韧性：是指导丝顺应血管自然状态通过病变的能力。

2.结构基础

导引导丝柔韧性主要取决于核心钢丝的直径、过渡段的结构形态以及核心钢丝与导丝尖端的连接方式。

（1）轴心钢丝的直径：轴心钢丝的直径越大，导丝硬度越，柔韧性越差，拉直血管的可能性增大；而轴心钢丝直径越小，导丝硬度越小，柔韧性越好，拉直血管的可能性较小，但跟踪能力提高（图7-7）。

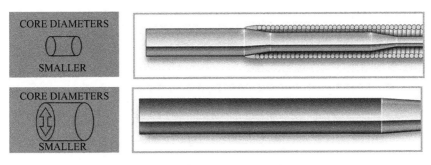

图7-7　轴心钢丝直径越大，柔韧性越差

（2）过渡段的结构形态：长锥形渐变的过渡段设计使导丝具有更好的柔韧性，使其不易下垂，更易通过扭曲的血管和侧支血管；而短过渡段的设计会降低导丝的柔韧性，增加其下垂倾向，不易通过扭曲、成角的血管（图7-8）。

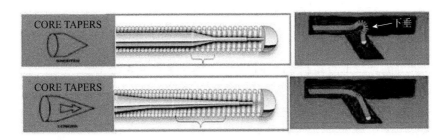

图7-8　长过渡段的设计使导丝具有更好的柔韧性

（3）轴心钢丝与导丝尖端的连接方式：轴心钢丝与导丝尖端的连接方式也是影响导丝柔韧性的重要因素。Shaping Ribbon 设计的导丝的柔韧性要优于轴心直达尖端的 Core-to-tip 设计。

Shaping Ribbon 设计：其轴心钢丝远端靠一根细钢丝与导丝的帽端连接，此种设计增加了导丝的柔韧性，适合扭曲、成角病变，对血管的损伤小，但操控性及通过能力较差，不适合通过闭塞病变（图 7-9）。Abbott Vascular 公司的 Floppy Ⅱ 系列、BMW 系列导丝属于此类导丝。

Core-to-tip 设计：轴心钢丝直达导丝的帽端，改进了导丝的尖端调节能力，增加了尖端硬度，其柔韧性也大大降低。适用于扭曲、成角和经支架网孔穿入边支血管的操作（图 7-10）。如 Abbott Vascular 公司的 Travers、Extra Support 和 CROSS IT 系列导丝，Cordis 公司的 Stabilizer Supersoft、Wizdom 及 ATW 系列导丝，Boston 公司的 Trooper 系列和 Choice PT 系列导丝都属于这一类。

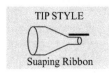 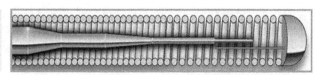

图 7-9　Shaping Ribbon 设计

 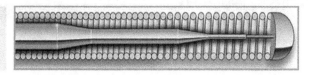

图 7-10　Core-to-tip 设计

导丝根据软硬可分为柔软导丝、中硬导丝、硬导丝等。一般来讲柔软导丝即可满足大部分冠状动脉病变的处理，慢性完全闭塞 CTO 病变则需要中硬或硬导丝来处理。

3. 导引导丝柔韧性的临床应用

导引导丝柔韧性最大的优点是避免血管与病变的损伤，标志位 Floppy 的导丝均为这一类导丝，可适合于绝大部分冠状动脉病变的处理，但其结构特点决定了导丝的支撑力较弱，柔韧性好的导丝可能在病变的通过性、支撑力方面表现较差。

三、跟踪性

1. 定义

导引导丝的跟踪性：是指导丝顺应血管走形、转折或弯曲，在推送、前行过程中，较少发生自身扭曲和拧绞的能力。即导丝沿血管解剖结构走行的能力（图 7-11）。

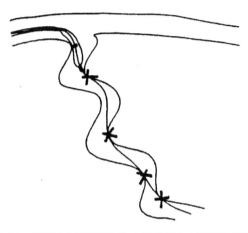

图 7-11　导丝沿血管解剖结构走行的能力（跟踪性示意图）

2. 结构基础

跟踪性主要取决于导丝的轴心锥体、头端类型、涂层及护套。

（1）轴心椎体：轴心直径较小的导丝支撑力较弱但柔韧性好，拉直血管的可能性小，跟踪性好。轴心锥体较长，增强导丝跟踪性，不易产生导丝下垂现象，多用于针对迂曲血管设计的导丝。目前新型的流线型过渡段设计使导丝的支撑力得到进一步的改善，跟踪性也得到优化（图 7-12）。

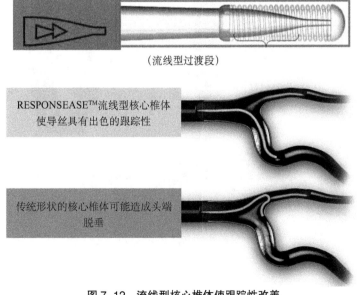

图 7-12　流线型核心椎体使跟踪性改善

（2）头端类型：轴心钢丝直达导丝的顶端设计，导丝的跟踪性好。适合于通过阻力较大的病变。

（3）涂层：为降低导丝表面的摩擦力，改善器械间（球囊／导丝、支架／导丝）的相互作用，提高导丝在血管中的跟踪性，常在导丝表面进行涂层处理。

（4）护套：护套的类型也是影响跟踪性的因素。聚合物护套使导丝表面更光滑，减小导丝的通过阻力，提高跟踪性。

3. 导引导丝跟踪性的临床应用

导引导丝的跟踪性是导丝通过病变的基础，跟踪性好的导丝主要适用于过度弯曲的血管或靶血管病变严重迂曲的病例。临床上跟踪性好的导丝多为超滑导丝，这一类型的导丝包括：Whisper MS/LS、Pilot 50、Asahi Prowater、ChoICE PT、PT graphix intermediate 和 PT2 等。

四、扭控性

1. 定义

导丝的扭控性：是指术者旋转导丝近段（体外金属推送杆段）时，其远段同步转动的能力，反映导丝尖端在人为操纵下的灵活性。扭控能力越强，导丝到达、跨越病变的能力越强。理想的扭控传导是从导丝近端到导丝尖端传递扭控的能力，目标是 1：1 传导（图 7-13）。

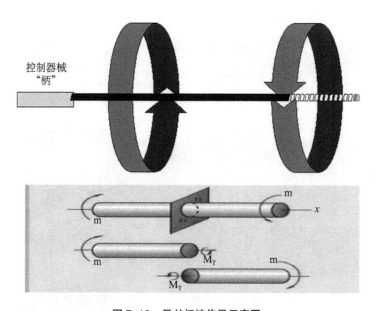

图 7-13　导丝扭控传导示意图

2. 结构基础

决定导丝扭控性的主要因素是轴心钢丝的结构特点和导丝的尖端设计。

（1）轴心钢丝的结构特点：轴心钢丝过渡段的长度是影响扭控性的重要因素之一，轴心钢丝的过渡段分为长过渡和短过渡（图 7-14）。长过渡轴心钢丝的设计特点为较长的渐细锥形设计，轴心钢丝塑形段的下垂倾向小，可以提高导丝的扭控性以及术者对导丝尖端走向的可控性，使导丝能够更容易通过迂曲的血管与边支血管；短过渡轴心钢丝在短范围内的渐细锥形设计可降低导丝的扭控性和术者对尖端走向的可控性，降低了导丝通过迂曲血管、边支血管的能力（图 7-15）。

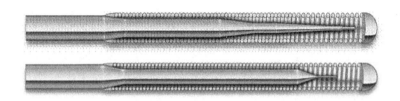

图 7-14　导丝过渡段的设计

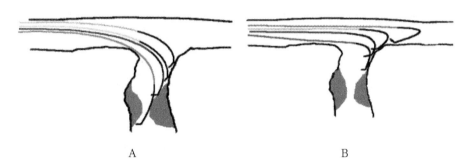

A   B

图 7-15　A: 长过渡段设计，提高扭控性，头部顺血管向下进入分支

B: 短过渡段设计，降低扭控性，头部下垂滑出分支

（2）导丝的尖端设计：导丝的尖端设计也是影响导丝的扭控性的因素之一。轴心直达尖端的设计更利于术者控制导丝尖端的走向，而轴心未达尖端导丝的扭控性不如前者。

3. 导引导丝扭控性的临床应用

良好的扭控性是通过病变的前提，反映导丝尖端在人为操纵下的灵活性。扭控性越强，导丝到达、跨越病变的能力越强。扭控性好的导丝适合于锐角弯曲的血管、极度弯曲的血管和分支血管病变。

五、视觉反馈

1. 定义

导引导丝的视觉反馈：又称为触觉反馈。指从导丝近端感受导丝头端接触物体及对物体性状的反馈。术者对导丝头端活动状况的感知，可帮助术者安全操作，及时调整头端，避免发生血管穿孔、血管夹层。

2. 结构基础

视觉反馈与导丝的头端设计和护套的性质有关。

（1）导丝的头端设计：Core-tip 又称轴心直达头端设计或单芯设计，轴心椎体直达导丝的尖端。这种设计的导丝头端触觉反馈强，适合于阻力较大的病变，如慢性完全闭塞（chronic total occlusion，CTO）病变。硬导丝均采取这种头端设计。

Shaping-Ribbon 又称双芯设计，轴心未达导丝尖端，有一段距离，经一塑形导丝与导引导丝的顶端相连接。这种导丝的优点是导丝头端柔软，对血管损伤小，但其导丝头端的视觉反馈较差（图 7-16）。

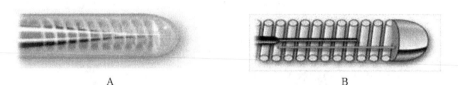

图 7-16　导丝的头端设计 A:Core-tip; B：Shaping-Ribbon

（2）护套的性质：导丝均有护套，护套覆盖范围可仅为导丝头端，也可为推送杆全长。目前常用导丝护套有弹簧圈护套（Coil）和聚合物护套（Polymer Cover）两类。弹簧圈护套导丝又称缠绕型导丝，可使术者获得良好的尖端触觉反馈。缺点是易导致血管穿孔、血管夹层等并发症（图 7-17）。

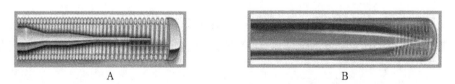

图 7-17　导丝的护套设计 A:弹簧圈护套：如：BMW；B:聚合物护套：如 Whisper

3. 导引导丝视觉反馈的临床应用

导丝的视觉反馈，主要是让术者感知导丝尖端触碰物体的性状，及时根据视觉反馈做出调整。视觉反馈强的导丝尖端能让术者在操作时体会到摩擦感，这种感觉有助于术者判断血管是否在真腔。但该类型的导丝的柔韧性较差，降低了导丝通过闭塞、严重钙化及扭曲病变的能力；视觉反馈差的导丝护套为亲水涂层导丝，容易造成内膜下夹层的危险，发生危险时在手感上体会不到。但其通过病变的摩擦力及阻力小，更容易通过微通道和迂曲病变血管，通过病变的能力更强。另外，导丝的尖端硬度与视觉反馈呈反比关系，尖端硬度越大的导丝，视觉反馈性就越差，更容易出现穿孔等并发症。

六、可视性

1.定义

导引导丝的可视性：是指导引导丝在血管内具有被观察及定位的特性。导丝透视下可视是安全操作的必需条件。导丝远端要有好的可视性，帮助术者识别导丝的走向及其在冠状动脉腔内的位置。

2.结构基础

决定导丝可视性的因素是导丝头端局部不透放射线。根据头端护套的不同类型，弹簧圈护套的制造材料通常为铂合金，而聚合物护套的制造材料中含有钨，均不透放射线，是导丝可视性的设计来源。大部分导丝的头端可视性长度为30mm，个别厂家的导丝可视段可增加至45mm。另外还增加了单个或多个显影标记，为病变的测量提供帮助。CTO病变导丝的（如 Miracle 系列、Conquest 系列）可视段可达11～40cm（图7-18、图7-19、图7-20）。

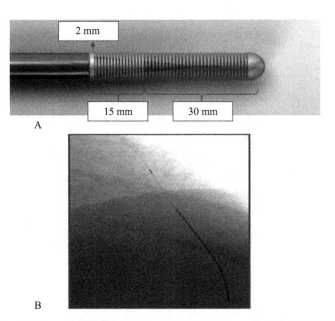

图7-18　A: 30mm 头端显影区、15mm 弱显影区和 2mm 单个显影标记可为测量
病变长度提供参考（BMW Universal Ⅱ）；B: 影像图

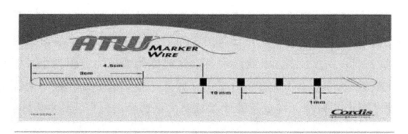

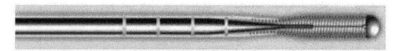

Condis ATW 导丝

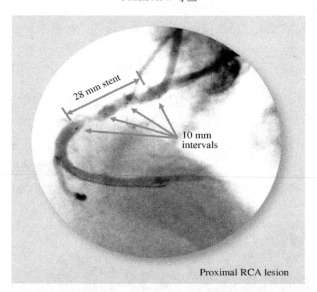

图 7-19　Cordis ATW 导丝：4 markers，间距 10mm（中心 - 中心）Marker 宽度 1mm，
通过导丝的可视标记，准确测量病变长度，可精确选择支架长度

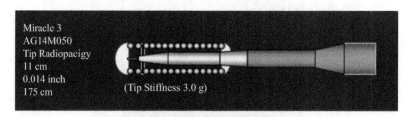

图 7-20　CTO 病变导丝头端显影区达 11cm

3. 导引导丝可视性的临床应用

　　导丝的可视性是确保临床上安全操作的首要条件，它可以帮助术者确定导丝所在的
位置，特别是操作 CTO 病变时，可明确导丝与管腔位置的关系，为操作的安全性提供

保障。另外导丝的可视性可为测量病变长度提供参考，为支架及球囊的长度选择提供帮助。但过长的可视段会影响对管腔形态细节的正确评价，如管腔内充盈缺损或夹层，尤其是在小血管中。而且这种可视段的存在，大部分的数字定量冠状动脉造影（QCA）不能计算管腔的直径；短的可视段可避免与微导管和球囊的显影标记发生重叠，更便于手术操作。

综上所述，理想的导丝应该具有良好的柔韧性和扭控性，同时还应具备较强的支撑性和跟踪性。在了解不同导丝的结构、性能后，我们已经清醒地认识到目前尚没有一种完美的导丝具备我们所需要的所有性能，各种性能对于导丝的结构和材料要求各异，有时又相互制约。因此，术者处理病变时，尤其是某些特殊病变时，应该在详细地了解各种导丝性能的基础上结合病变的特点来选用导丝，要考虑其综合性能，也应选择某一性能更突出的导丝。

吉林市中心医院　尚怡君

第八章　导引导丝的分类及特点

第一节　导引导丝的分类

　　冠状动脉介入治疗导引导丝的分类方法有多种。由于每根导丝的设计可能同时具有一个或者一个以上的特性，所以很难对其进行明确的分类。目前，较多用的导丝分类方法是根据不同的冠状动脉病变进行分类，以提高介入治疗的成功率。良好的导丝应该具备某些方面的突出性能而又尽量不牺牲其他特性，是导丝调节能力、通过能力和传送能力等的综合性平衡。根据冠状动脉病变的不同分为：①通用型导丝：这一类型的导丝能够达到调节能力好和支持力强的双重要求，使操作更方便，实用性更强，属功能"泛化"的导丝。多用于普通冠状动脉病变和急性闭塞病变。具有代表性的有 Abbott Vascular 公司的 BMW 系列、Floppy 系列、Traverse、Whisper；Cordis 公司的 Stabilizer Supersoft、ATW、soft 及 Wizdom 等；Boston 公司的 PT2 系列；Terumo 公司的 Runtrough NS、Cross NT 系列以及 ASAHI 公司的 Rinato 和 Miracle 系列导丝。②闭塞型导丝（图 8-1）：针对一些特殊的冠状动脉病变，特别是慢性闭塞病变的导丝细化成数个系列，具有不同的功能特点和用途，体现了导丝发展的另一个方向，为功能"细化"的导丝。根据导丝表面涂层的特性、头端设计及头端硬度，将慢性闭塞病变导丝分为：①亲水性和（或）聚合物涂层导丝和非亲水性（疏水性）导丝。亲水涂层导丝如 Whisper（Abbot）、Pilot（Abbot）、Choice PT2（BSC）、PT Graphix（BSC）、Crosswire NT（Terumo）、Conquest（Asahi Intec）等，易于发现闭塞病变中的微通道，并以较小的阻力通过该微孔，从而提高慢性完全闭塞病变的手术成功率。但其也有自身的缺陷，如触觉反馈较差，术者不易察觉导丝是否进入血管假腔；同时一些导丝的头端形状不易维持，如 Choice PT2。亲水涂层导丝常用于闭塞病变近端血管（非闭塞病变内）迂曲和纤维钙化性闭塞病变。必须指出的是，近年来逐渐广泛使用的 Conquest 及 Conquest Pro 导丝，因为同时兼具了亲水特性、锥形头端和超强硬度，使用时应非常小心，一般不主张用于闭塞段血管迂曲和闭塞段较长的病变。与亲水性导丝相比，非亲水性导丝可以为术者提供较好的触觉反馈，操控性能较佳。②传统头端设计导丝（如 Pilot 系列、Choice PT2、PT Graphix 等）和锥形头端设计导丝 [如 Cross-IT XT（Abbott）系列和 Conquest/Conquest Pro]。与传统设计的导丝相比，锥形头端设计的导丝对病变的穿透能力更强，从而能进一步提高慢性完全闭塞病变介入治疗的手术成功率。③软导丝 [如 Whisper、Fielder（Asahi Intec）、Fielder FC（Asahi Intec）、Renato（Asahi Intec）、Runthrough NS（Terumo）]、中等硬度导丝 [如 HT Intermediate（Abbott）、Choice PT2、Cross-IT 100、Miracle 3（Asahi Intec）等] 和超强硬度导丝（如 miracle 4.5g、Miracle 6g、Miracle 12g、Conquest 和 Conquest Pro 等）。软导丝通过慢性完全闭塞病变的成功率较低。主要用于闭塞处近段严重扭曲成角血管。为避免较硬导丝对血管壁的可能损伤，术者联合使用软导丝及微导管，当微导管通过扭曲血管段后，通过微导管更换头端硬度较强的导丝。一些术者也常采用软导丝轻触闭塞病变，以利于下一步选择适宜的硬导丝。一旦超强硬度导丝通过闭塞病变进入远端血管真腔，建议术者通过微导管或者 OTW 球囊将该导丝更换为软导丝，以避免远端血管穿孔。

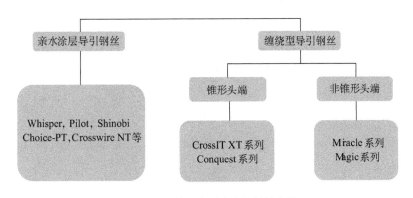

图 8-1　慢性闭塞型病变导丝的分类

延边大学附属医院　崔　兰

第二节　不同导引导丝的特点

PCI 导引导丝作为冠状动脉介入治疗的最基本平台，在整个冠状动脉介入治疗过程中起着举足轻重的作用。导引导丝的作用是通过冠状动脉狭窄或闭塞病变至血管远端，为球囊导管或支架送达狭窄病变处加压扩张提供"轨道"。正确地选用导引导丝是冠状动脉介入治疗成功的关键。不同的导丝结构组成（尖端、护套、核心导丝的设计）决定了导丝的不同特性，不同生产厂家、不同系列的导丝都有着各自的特点。目前，供应临床的导丝厂家有 Asahi、Abbott（Guidant）、Terumo、Cordis、Boston 公司等，以下对临床应用广泛的导引导丝的不同特点进行介绍。

一、共同结构特点

虽然不同介入器械厂家生产的导引导丝，由于不同的结构设计和材料选取使其性能各不相同，但其结构大致分为三个部分：柔软尖端、连接尖端与核心杆中间段及近端推送杆段（图 8-2）。核心导丝贯穿整个导丝全长，在远端呈阶梯式或锥形过渡段，其粗细和过渡段的长短及过渡方式决定了导丝的支持力、推送力和柔顺性。核心导丝越粗，过渡段越短、粗，导丝的支持力、推送力越强，而柔韧性变低，不易跨越扭曲成角病变；核心导丝越细，过渡段越细、长，导丝的支持力、推送力越差，但柔韧性提高，多用于成角扭曲的冠状动脉病变。

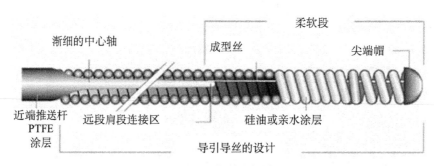

图 8-2　导引导丝的结构

二、设计特点

1. 尖端

不同的头端设计，决定头端的操控性和柔韧性，以应对各种不同的病变。目前 PCI 常用导引导丝的尖端设计主要分为两类：Shaping Ribbon 设计和 Core-to-tip 设计。

2. 导丝护套

目前临床常用的导丝护套设计分为两大类（图 8-3）：弹簧圈护套（Coil）和聚合物护套（Polymer Cover）。Coil 导丝的设计帮助术者获得良好的尖端触觉反馈，同时增强了导丝的可视性。其不足是增加了导丝与病变间的摩擦力，不利于严重钙化、扭曲及闭塞病变的通过。而 Polymer Cover 的设计恰恰弥补了这一不足，导丝表面光滑，减少了导丝的通过阻力，但不能提供良好的尖端触觉反馈。这一类的代表有 Boston 公司的 PT Graphix、Choice PT 以及新开发的 PT2；Abbott Vascular 公司的 Pilot 及 Whisper；Cordis 公司的 Shinobi 及 Terumo 公司的 Cross NT 系列导丝。

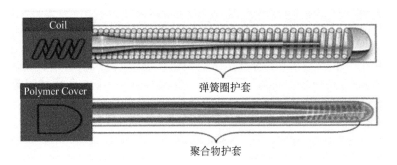

图8-3 导引导丝护套的设计

3. 核心导丝

核心导丝决定了导丝的主要性能特征——支持力、头部的硬度、走向的可控性及其扭矩的传送能力。它由塑形段、过渡段（锥形渐细）和支撑段（工作区）三部分组成（图8-4）。

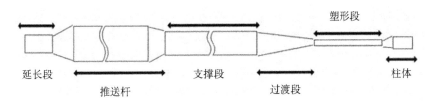

图8-4 轴心导丝的结构组成

（1）支撑段直径的变化控制着导丝的线性柔韧性／线性支持力度（横向支持力）。直径减小，支持力降低，而柔韧性增强，拉直血管的可能性较小，跟踪能力提高；直径增大，支持力变强，拉直血管的可能性增大，但顺应性减低（图8-5）。

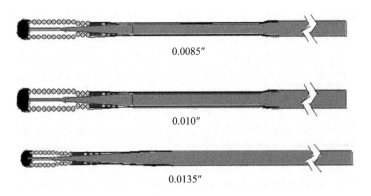

图8-5 不同的轴心导丝支撑段的直径及其支持力和顺应性

（2）过渡段的长短及形态决定了导丝的不同特性。短过渡段设计获得了稳定的支持力，但降低了导丝的顺应性，增加其下垂倾向，对导丝头部走向的可控性降低，使其不易通过扭曲、成角的血管（图 8-6 A）；长过渡段的设计增加了导丝的顺应性及跟踪性，使其不易产生下垂，更容易通过极度扭曲的血管及侧支血管（图 8-6 B）；而新型的流线型过渡段设计使导丝的支持力得到进一步的改善，跟踪性也得到进一步的优化（图 8-6 C）。

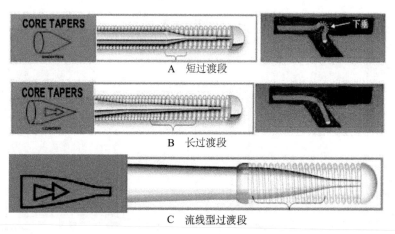

图 8-6　不同核心导丝过渡段

（3）为降低导丝表面的摩擦力，改善器械间（球囊 / 导丝、支架 / 导丝）的相互作用，提高导丝在血管中的跟踪性，常在导丝表面进行涂层处理。目前各公司的导丝涂层分为两大类，即亲水涂层和疏水涂层。亲水涂层导丝吸引水分子在其表面形成"凝胶状"表面，降低导丝的通过阻力。疏水涂层导丝抵制水分子形成"蜡状"表面，减少摩擦，增加导丝的跟踪性。

（4）核心导丝的材质不同决定着导丝的强度、耐用性和柔顺性的不同。为改善导丝顺应性、支持力以及提高其耐用程度，拓宽导丝针对不同冠状动脉病变的应用范围，各公司对核心导丝的传统不锈钢材质进行了不断的改进，以 Boston 公司的 PT2、Abbott Vascular 公司的 High Torque 及 Whisper、Pilot 为代表的系列导丝采用了镍钛记忆合金（Elastinite）及新型不锈钢（Durasteel）材料作为核心导丝（图 8-7）。镍钛记忆合金的应用使导丝具有更好的弹性、灵活性和伸缩性，应用在复杂血管病变中不易变形，耐用性良好，兼具优异的顺应性及支持力；新型不锈钢材质较普通不锈钢材料具有更好的操纵性及跟踪性。

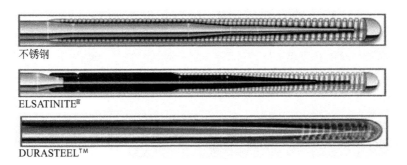

不锈钢

ELSATINITE®

DURASTEEL™

图 8-7 轴心导丝的不同材质

三、独特特点

1. Abbott 公司

（1）BMW 导丝：BMW 导丝头端采用柔软螺旋尖端设计，即弹簧圈缠绕帽靠近细导丝与轴心导丝相连，轴心导丝未达尖端，故导丝的尖端较为柔软且维持塑形能力较好，头端显影区为 3cm，导丝尖端硬度为 1.5g，因此，导丝在通过病变时对血管的损伤较小。金属芯材料为镍钛合金，弹性和柔韧性较好。中远段采用金属弹簧圈外套，提高了导丝的触觉反馈（图 8-8）。其后又生产出如 BMW UNIVERSAL、BMW UNIVERSAL Ⅱ、BMW ELITE* 等更新换代的导丝，各有改进，具有不同特点（图 8-9 ～图 8-11，表 8-1）。其中 BMW UNIVERSAL Ⅱ 导丝是在 BMW 导丝基础上将导丝尖端连接由 Shaping-Ribbon 的设计改为 Core to tip，明显增加了导丝的操控性能，同时在导丝尖端增加的聚合物涂层提升了导丝的通过性能，有利于导丝经支架网孔进入边支血管的操作。

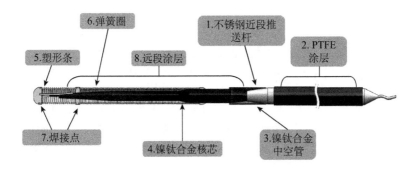

图 8-8 HT BALANCE MIDDLEWEIGHT（BMW）结构

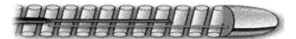

注：头端型形条的材质为 DURASTEEL 高强度不锈钢，提供出色的耐用性和塑形结构能力

图 8-9　HT BMW UNIVERSAL 结构

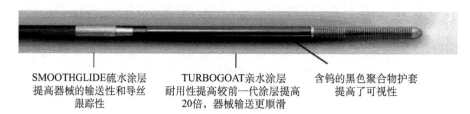

SMOOTHGLIDE硫水涂层
提高器械的输送性和导丝
跟踪性

TURBOGOAT亲水涂层
耐用性提高较前一代涂层提高
20倍，器械输送更顺滑

含钨的黑色聚合物护套
提高了可视性

注：继承 BMWUniversal 的优点：Durasteel 塑形条，单个基础标记，聚合物护套涂层和聚合物技术进一步得到改造

图 8-10　HT BMW UNIVERSAL Ⅱ 结构

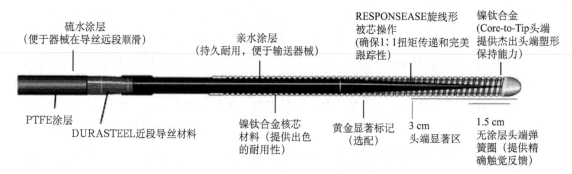

硫水涂层
(便于器械在导丝远段顺滑)

亲水涂层
(持久耐用，便于输送器械)

RESPONSEASE旋线形
被芯操作
(确保1:1扭矩传递和完美
跟踪性)

镍钛合金
(Core-to-Tip头端
提供杰出头端塑形
保持能力)

PTFE涂层

DURASTEEL近段导丝材料

镍钛合金核芯
材料 (提供出色
的耐用性)

黄金显著标记
(选配)

3 cm
头端显著区

1.5 cm
无涂层头端弹
簧圈 (提供精
确触觉反馈)

注：与 BMW 同样柔软的关流和支持力，同时具有更出色的扭控性和头端耐用性

图 8-11　HT BMW ELITE* 结构

表 8-1　BMW 导丝系列特点

导丝	头端硬度	支撑力	主要特点
HT BMW	●○○○○	●●○○○	Elastinite 镍钛合金核心材料，不锈钢塑形条头端和中段弹簧圈护套
HT BMW UNIVERSAL	●○○○○	●●○○○	Elastinite 镍钛合金核心材料，Durasteel 高强度不锈钢塑形条中段蓝色聚合物护套，外涂 HYDROCOAT 涂层，单个显影标记头端弹簧圈无涂层
HT BMW UNIVERSAL II	●○○○○	●●○○○	Elastinite 镍钛合金核心材料，Durasteel 高强度不锈钢塑形条中段黑色聚合物护套，外涂 TURBOCOAT 涂层，单个显影标记头端弹簧圈无涂层

（2）Whisper 导丝：整个导丝的金属芯采用新型不锈钢材料，流线型的过渡段设计提高了导丝的扭控性和跟踪性，中远段采用多聚物包裹，减小了导丝通过病变时的阻力，通过能力较好，适用于扭曲血管病变的处理。导丝的尖端较软，头端显影区为 3cm，硬度为 1.9g 左右，对血管的损伤较小，但支撑力略差（图 8-12）。

WHISPER ES 核心直径增加，提供更强支撑力，导丝的头端同样柔软、易塑形，并提供良好的触觉反馈（图 8-13）。

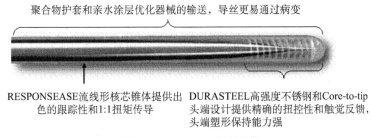

聚合物护套和亲水涂层优化器械的输送，导丝更易通过病变

RESPONSEASE 流线形核芯锥体提供出色的跟踪性和 1:1 扭矩传导　　DURASTEEL 高强度不锈钢和 Core-to-tip 头端设计提供精确的扭控性和触觉反馈，头端塑形保持能力强

图 8-12　Whisper 导丝结构

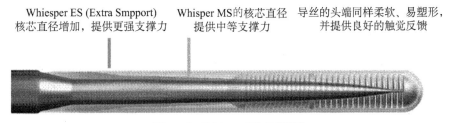

Whiesper ES (Extra Smpport) 核芯直径增加，提供更强支撑力　　Whisper MS 的核芯直径提供中等支撑力　　导丝的头端同样柔软、易塑形，并提供良好的触觉反馈

图 8-13　Whisper ES 导丝结构

（3）Floppy 系列导丝：Floppy Ⅱ导丝的轴心导丝采用不锈钢材料，以柔软的无创头著称，头端显影区为 3cm，头端硬度为 0.4 g，核心直径较小，提供轻度支撑，中部弹簧圈维持 0.014" 外径，同时使器械输送更顺滑，亲水或疏水涂层提高导丝跟踪性，是最初学习 PCI 时应用的导丝（图 8-14）。

FLOPPY ™Ⅱ Extra Support 除具有 FLOPPY ™Ⅱ的特点外，核心直径增大，提供更强的支撑力，头端硬度为 0.6 g（图 8-15）。

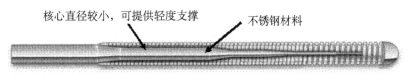

核心直径较小，可提供轻度支撑　　不锈钢材料

图 8-14　Floppy Ⅱ导丝

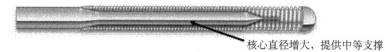

核心直径增大，提供中等支撑

图 8-15　FLOPPY ™ Ⅱ Extra Support 导丝

（4）HI-TORQUE ADVANCE 系列导丝：HI-TORQUE ADVANCE 系列导引导丝是新一代一线导丝，特别为在挑战性病变中输送 DES 而设计。导丝综合了各项 Abott 公司专有的技术。其采用高强度不锈钢核心材料，使导丝具有杰出的扭控性和耐用性，导丝近段应用 SMOOTHGLIDE ™ 技术使器械输送更顺滑，其流线型核心椎体，可提供出色的跟踪性和 1∶1 扭矩传导（图 8-16）。

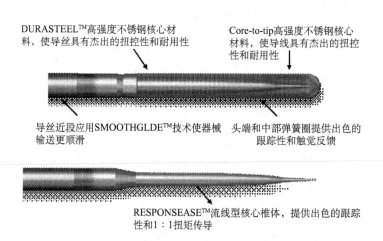

DURASTEEL™高强度不锈钢核心材料，使导丝具有杰出的扭控性和耐用性

Core-to-tip高强度不锈钢核心材料，使导线具有杰出的扭控性和耐用性

导丝近段应用SMOOTHGLDE™技术使器械输送更顺滑

头端和中部弹簧圈提供出色的跟踪性和触觉反馈

RESPONSEASE™流线型核心椎体，提供出色的跟踪性和1∶1扭矩传导

图 8-16　HI-TORQUE ADVANCE 系列导丝

（5）HI-TORQUE POWERTURN 系列导丝：Powerturn 系列导丝采用高强度不锈钢材料，采用流线型核心椎体，PTFE 外面的疏水涂层，便于器械顺滑输送，前端为亲水涂层，头端显影区为 3cm，头端硬度为 0.9g，中部弹簧圈直径为 0.014"，具有出色的操控性。该系列导丝包括 HI-TORQUE Powerturn、HI-TORQUE Powerturn Flex、HI-TORQUE Powerturn Ultraflex。

（6）HI-TORQUE TRAVERSE ™导丝：专为迂曲血管病变设计的导丝，逐渐变细的长椎体和 core-to-tip 的头端设计使其极易进入呈锐角发出的分支，核心直径较细，提供轻度支撑，提高了导丝的柔软度（图 8-17）。

（7）HI-TORQUE BALANCE HEAVYWEIGHT 导丝：拥有 BMW 导丝的所有特性，亲水涂层，头端显影区为 4.5cm，头端硬度为 0.7g，中部弹簧圈直径为 0.014"，采用耐用性好的镍钛合金核芯材质，同时支撑力明显提高，Shaping ribbon 头端设计使导丝拥有杰出的塑形保持能力和头端柔软度，中段无弹簧圈护套，提高核芯直径以提供额外的支撑力，亲水涂层提高导丝跟踪性（图 8-18）。

核心直径较细，提供支撑，提高了导丝的柔软度

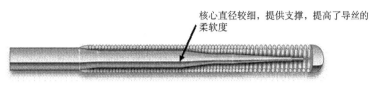

图 8-17 HI-TORQUE TRAVERSE ™导丝

图 8-18 HI-TORQUE BALANCE HEAVYWEIGHT 导丝

(8) HI-TORQUE EXTRA S' PORT ™ 导丝：曾因便于输送第一代裸支架而广受欢迎。其轴心导丝采用不锈钢材料，疏水涂层，头端显影区为 3cm，头端硬度为 0.7g，中部弹簧圈直径为 0.014"，无中段弹簧圈护套，核心直径变粗的同时维持较小的外径，便于输送器械，疏水涂层确保导丝的跟踪性能。弹簧圈护套的头端柔软、易塑形（图 8-19）。

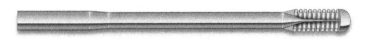

图 8-19 HI-TORQUE EXTRA S' PORT ™导丝

(9) HI-TORQUE ALL STAR 导丝：较 HI-TORQUE EXTRA S' PORT ™导丝有聚合物护套，消除"顿挫"感，使器械输送更顺滑，其轴心导丝采用不锈钢材料，疏水涂层，头端硬度为 0.7g，导丝的外径为 0.014"（图 8-20）。

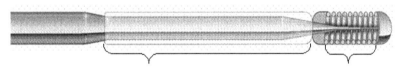

聚合物护套：消除"顿挫"感，使器械输送更顺滑　　带有弹簧圈护套的头端柔软、易塑形，保持导丝的外径为0.041″

注：Core-to-tip 提供精确的扭控性和触觉反馈

图 8-20 HI-TORQUE ALL STAR 导丝

(10) HI-TORQUE IRON MAN 导丝：雅培公司的最强支撑导丝，可适当拉直迂曲血管，利于输送器械，Core-to-tip 头端提供精确的扭控性和触觉反馈，允许准确通过迂曲血管和病变。中段无弹簧圈护套，提高核心直径以提供额外的支撑力。其轴心导丝采用不锈钢材料，疏水涂层，头端显影区为 3 cm，头端硬度为 1.0 g，导丝的外径为 0.014"（图 8-21）。

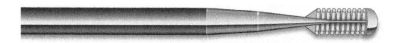

图 8-21 HI-TORQUE IRON MAN 导丝

（11）Pilot 系列导丝：属亲水涂层导丝，其轴心导丝采用新型不锈钢材料，提高了导丝的推送性和支持力。同时，其过渡段采用独特的抛物线设计，使导丝具有更为出色的扭控性和通过病变的能力，与常用的其他亲水涂层导引导丝如 Chioce PT、Whisper 相比，Pilot 导引导丝的扭控性更好，支持力更强。头端显影区为 3cm，头端硬度的 3 个级别为 Pilot50、Pilot 150 和 Pilot 200，尖端硬度分别为 3.4g、5.4g、8.3g，其中 Pilot 150 和 Pilot 200 多用于 CTO 病变的介入治疗（图 8-22）。

聚合物护套和亲水涂层
使导丝轻松通过病变　　　　　单个标记

头端弹簧圈使导丝的头端柔
软、易塑形，并提供良好的
触觉反馈

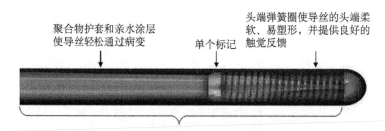

改良的RESPONSEASE流线型核芯锥体在优化扭控性的同时提供额外的支撑力

图 8-22 PILOT 50 导丝

（12）Cross IT 系列导丝：头端呈锥形，采用轴心直达弹簧圈顶端的头端设计，导丝头端外径仅为 0.01"。这种设计适用于高度狭窄病变或闭塞病变的处理。与同样具有 0.01" 头端的 ACS HI-TORQUE Standard 导引导丝不同，后者的推送力和操控力不如 0.014" 导引导丝，而 Cross IT XT 导引导丝的推送力和操控力则和 0.014" 导引导丝相同。导丝中远段采用金属弹簧圈护套，在一定程度上提高了导丝的触觉反馈性能。Cross IT 系列导丝共有 4 个头端硬度级别，分别为 Cross IT 100、Cross IT 200、Cross IT 300 和 Cross IT 400，其硬度分别为 4.3 g、9.5 g、15.4 g 和 21.5 g，适合用于 CTO 病变的处理（图 8-23）。

（13）Progress 系列导丝：锥形头端，头端直径为 0.012"（40、80、120）、0.0105"（140T）、0.009"（200T）。头端 5mm 为无涂层的裸露弹簧圈，有助于获得精确的触觉反馈，也可避免导丝在穿刺慢性完全闭塞性病变纤维帽时出现滑移现象。中段聚合物护套外覆亲水涂层，使导丝具有良好的顺滑性，降低了其与血管和病变之间的摩擦力，不仅使之易于在闭塞病变中穿行，也增强了扭控性。高强度不锈钢核芯和 Core-to-tip 头端设计使导丝具有良好的扭控反应和耐用性。导丝核芯从距头端 12cm 处开始呈流线形过渡，避免了脱垂点的产生，尽可能减少了导丝打折，并提供可靠的导丝操控性。

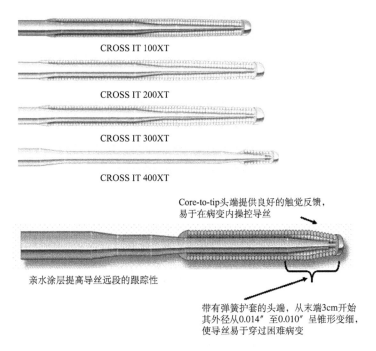

图 8-23　Abbott Vascular CROSS IT 系列导丝

流线型核芯椎体，使扭矩传递接近 1∶1，同时提高了导丝的跟踪性和远段的支撑力。Progress 导丝的特殊设计兼顾了"钻、穿、滑"3 种技术。Progress 40、Progress 80 和 Progress 120 适用于"滑"或"钻"技术，其中 Progress 40 更可作为 CTO 病变的首选导丝，用以了解病变的性质；Progress 140T 和 Progress 200T 因具有"针尖样"的头端，则更适宜穿刺纤维帽（图 8-24）。

（14）Abbott 公司部分系列导丝特点汇总（表 8-2）

表 8-2　Abbott 公司部分系列导丝特点

名称	特征	适用范围
Hi-Torque 系列		
Floppy Ⅱ	柔软不锈钢轴心，柔软缠绕头端	通用，轻度支持力
Floppy Ⅱ Extra support	支持力较好的不锈钢轴心，软头	通用，中度支持力
Hi-Torqu 系列		
Balance Middle Weight	柔软缠绕头端，操纵性、稳定性能较好的镍制轴心，中等支持，亲水涂层	通用，中等支持
Balance Heavy Weight	柔软缠绕头端，操纵性、稳定性能较好的镍制轴心，加强轨迹支持，亲水涂层	提供轨迹支持

名称	特征	适用范围
Hi-Torque 系列		
Traverse	软的轴心至尖端的设计，寻迹性好的过度区，亲水涂层	扭曲或分叉锐角，边支保护
Intermediate	轴心至尖端的设计柔软不锈钢轴心，中软缠绕头端	支架，近期闭塞
Standard	轴心至尖端的设计柔软不锈钢轴心，标准缠绕头端	
Extra support	轴心至尖端的设计，超支持的不锈钢轴心	提供超支持
Hi-Torque 系列		
All Star	轴心至尖端的设计，超支持的不锈钢轴心，超滑特福龙外套	轨迹支持好
Iron Man	极超支持的不锈钢轴心，软头	超轨迹支持
Hi-Torque Cross-It XT 系列：100、200、300、400	独一无二的锥形尖端，亲水涂层，增加尖端的通过性	闭塞病变

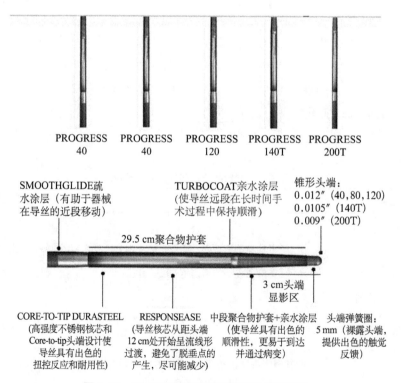

图 8-24 HI-TORQUE PROGRESS 系列导丝

2. Cordis 公司

（1）ATW 导丝：金属芯采用不锈钢材料，导丝工作段为多聚物外套，尖端为金属弹簧圈设计，头端显影区为 28cm。导丝头端采用轴心直达弹簧圈顶端的设计，尖端硬度约为 1g，支撑段直径为 0.0076"，支撑力中等，近段涂有蓝色 PTFE 涂层（外径为 0.0136"）。金属芯采用单一轴芯的长过渡段的设计，使导丝具有较好的扭控性，其中 Marker Wire 距离尖端 4.5cm 处为远端标记，共有 4 个标记点，每两个标记点的间距为 10mm，极大地方便了术者对于冠状动脉病变长度的测量（图 8-25）。导丝高度光滑、涂层牢固，使器械的输送更顺滑，柔软的头端和 FLEX-JOINT ™技术使导丝的远端既具有柔软度，又保证了安全性。

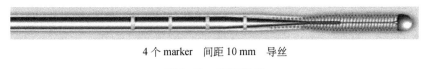

4 个 marker　间距 10 mm　导丝

图 8-25　ATW 导丝

（2）Stablizer 系列导丝：常用的有 Stabilizer Supersoft 及 Stabilizer Soft 导丝。结构特点类似于 ATW 导丝，亦采用工作段多聚物外套结合金属弹簧圈的头端设计，但 Stabilizer Supersoft 导丝的支撑段直径为 0.0085"，比 ATW 导丝粗。因此，Stabilizer Supersoft 的支持力更强，为复杂病变提供支撑，可输送长支架和大型器械，椎体设计使导丝对器械提供出色的支撑力，但导丝的柔韧性略差，比较适合用于冠状动脉开口部病变或欲利用导丝拉直扭曲血管以便于器械输送的病变（图 8-26）。

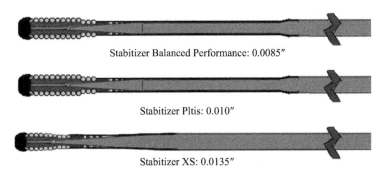

Stabitizer Balanced Performance: 0.0085"

Stabitizer Pltis: 0.010"

Stabitizer XS: 0.0135"

图 8-26　Cordis Stabilizer 系列导丝

（3）Shinobi 系列导丝：头端采用超滑尼龙头尖端的 Core-to-tip 设计，硬度约为 14g。导丝工作段采用超滑 PTEE 涂层外套直至导丝尖端，使导丝更为光滑。因此，导丝具有优越的通过能力，适用于慢性闭塞病变的处理。其中 Shinobi Plus 金属芯支撑段直径为 0.01"，该导丝具有更强的尖端硬度和超强的支撑力。但应注意因导丝超滑、硬度高，不适用于扭曲的闭塞血管，以免造成血管穿孔。

（4）Cordis 公司系列导丝特点汇总（表 8-3）

表 8–3　Cordis 公司系列导丝特点

名称	特征	适用范围
WIZDOM 系列		
SuperSoft	微弱支持、较强的通过、柔软尖端一根轴芯、超滑 PTFE 涂层外套导丝	植入支架的高水准支持"扭曲血管"
Soft	微弱支持、较强的通过、中软尖端一根轴芯、超滑 PTFE 涂层外套导丝	加强支持力
ST	微弱支持、较短的远段过度区、一根轴芯、超滑 PTFE 涂层外套导丝	简单病变，植入支架
STABILIZER 系列		
SuperSoft	一根轴心的操纵性好、长而宽锥形渐变区，中等支持力，超滑 PTFE 涂层外套	通用型，扭曲血管
Soft	一根轴心的操纵性好、长而宽锥形渐变区，中等支持力，超滑 PTFE 涂层外套，中硬尖端	增加支持，近期闭塞病变
Marker wire	STABILIZER 系列，距离尖端 4.5cm 是远段标记，每 15mm 一个，共 6 个	测量病变长度
Plus	推送杆加强支持力	扭曲血管植入支架
XS	更超支持力	扭曲血管植入支架
ATW 系列		
All Track Wire	一根轴心的操纵性好、柔软长而宽锥形渐变区，中等劲持力，超滑 PTFE 涂层外套，柔软尖端	通用型，植入支架
Marker wire	距离尖端 4.5cm 是远段标记，每 10mm 一个，共 4 个	测量病变长度
SHINOBI 系列		
Shinobi	一根轴心的较好操纵性，超滑 PTFE 涂层外套延展至坚硬的尼龙尖端	不能通过的病变，慢性完全闭塞
Plus	超支持力，余同上	慢性完全闭塞，超支持

3. Terumo 公司

（1）Runthrough NS 导丝：属于焊接型导丝，近段金属芯为不锈钢材料，尖端核心材料为镍钛合金，具有超强的耐用性和记忆性。柔软的尖端和超滑的亲水涂层具备优秀的首选导丝特质（表 8-4）。具有很好的扭矩传递能力，头端形状保持能力非常优秀，亦具有很好的血管追踪能力，头端硅涂层增加触觉反馈。工作段部分金属芯采用金属弹簧圈包绕，外层附以疏水聚合物涂层，有利于降低导丝的前送阻力，提高导丝的跟踪性。应用 DuoCore™ Technology 专利技术，具有 1∶1 扭矩传导，操控性和推送性出色，触觉反馈精确，为器械的输送提供出色的支持力，亲水涂层和疏水涂层结合完美。其头端直径为 0.014"，呈轴心直达缠绕圈顶端设计，硬度为 1.0 g，适用于冠状动脉迂曲病变的处理（图 8-27）。Runthrough 系列导丝分为 Floppy、Extra Floppy、Hypercoat、Intermediate，结构性能上略有差异（图 8-28）。

表 8-4 Runthrough 系列导丝特点

导丝	支撑力	头端硬度（g）	适合病变
Floppy	●●	1.0	首选导丝，普通病变
Hypercoat	●●●	1.0	扭曲、成角病变
Intermediate	●●●	3.5	闭塞病变，复杂、分叉病变
Extra Floppy	●●●	0.6	首选导丝，普通病变

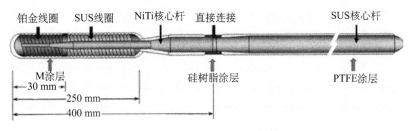

图 8-27 Runthrough NS 导丝

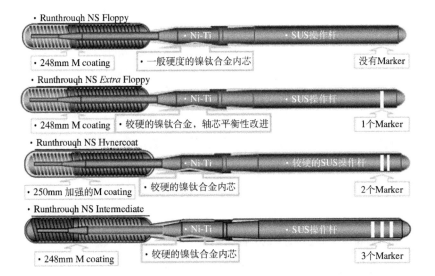

图 8-28 Runthrough NS 系列导丝结构

（2）Crosswire NT 导丝：头端直径为 0.014"，硬度为 4g，属中等硬度的亲水涂层导丝。该导丝的金属芯采用镍钛合金材料，使其更具弹性，提高了柔韧性和扭控性。中远段采用聚氨酯的亲水涂层外套，使其具有更好的跟踪性。Crosswire NT 导引导丝前端 40cm 采用了泰尔茂"M-COAT"亲水涂层，双锥型前端设计为其提供了较好的头端塑形性能和病变通过能力，2cm 的黄金螺旋标记确保了 Crosswire NT 在 X 线下有较好的可视性。Crosswire NT 的核心杆直径比 Crosswire NT 导引导丝略大，为其提供了较好的扭控性能（图 8-29）。

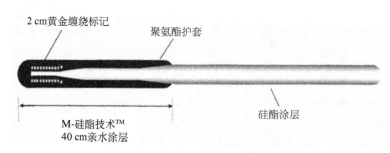

图 8-29　Crosswire NT 导引导丝模式图

4. Boston 公司

（1）Choice PT 导丝：属亲水涂层导丝，尖端为超滑尼龙头，中远段金属芯采用多聚酯护套。通过性能较好，适用于冠状动脉严重扭曲病变的处理，但支撑力略显不足。

（2）PT Graphix 导丝：设计特点类似于 Choice PT 导丝，亦采用高通过性的尼龙尖端，中远段金属芯采用多聚酯护套。相比于 Choice PT 导丝，该导丝的支持力较强，超滑尼龙头的尖端结合整体化轴心设计使导丝具有较好的推送性。另外，导丝表面的亲水涂层进一步增强了其通过病变的能力。

（3）PT2 导丝：导丝头端采用不锈钢塑条外包裹多聚体的设计，在保证尖端的柔软性和良好塑形性能的同时，增加了通过性。中等强度的支撑，头端为聚合物护套，亲水涂层。同时 PT2 金属芯部分采用镍钛合金材料，使导丝更具柔韧性和耐久性。分为轻支撑型（PT2 LS）和中等支撑型（PT2 MS），其中 PT2 LS 导丝的特点类似于 Choice PT 导丝，灵活性和通过性能较好，但支撑性较差，适用于严重迂曲病变；PT2 MS 类似于 PT Craphix，金属芯支撑段直径为 0.0097"，推送性和支撑性较好，更适合严重狭窄病变的处理（图 8-30）。

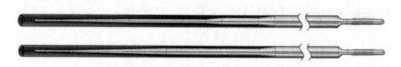

图 8-30　PT2-LS（上）、PT2-MS（下）导丝

（4）Boston 公司其他导丝特点汇总（表 8-5）

表 8-5 Boston 公司导丝特点

名称	特征	适用范围
Cho I CE 系列		
Floppy	中段亲水涂层、多聚脂外套，缠绕螺旋柔软尖端	通用型，扭曲血管
Intermediate	中段亲水涂层、多聚脂外套，缠绕螺旋中软尖端	加强推送力
Standard	中段亲水涂层、多聚脂外套，缠绕螺旋标准硬度尖端	完全闭塞病变
Extra Support	中段亲水涂层、多聚脂外套，缠绕螺旋尖端、超轨迹支持力	为植入支架提供较强支持
Luge	中段亲水涂层、多聚脂外套，缠绕螺旋尖端，中等支持	植入支架
PT 系列		
Cho I CE PT	高通过性的尼龙尖端，改善远段推送里的亲水涂层多聚脂外套，35cm 可视段	通用型，严重扭曲和狭窄病变
PT Graphix	高通过性的尼龙尖端，改善远段推送里的亲水涂层多聚脂外套，增强的轨迹支持力	植入支架，扭曲长闭塞病变
CholCE PT Extra Support	高通过性的尼龙尖端，改善远段推送里的亲水涂层多聚脂外套，超轨迹支持力	为植入支架提供超支持
Trooper 系列		
Floppy	硅油涂层、完全螺旋缠绕一体轴心的柔软导丝，增加扭控性、通过性	通用型
Intermediate	硅油涂层、完全螺旋缠绕的中软导丝	加强推送力
Standard	硅油涂层、完全螺旋缠绕的中硬导丝	慢性完全闭塞病变
Extra Support	硅油涂层、完全螺旋缠绕的柔软导丝，超支持力	为植入支架提供超支持
Patriot	硅油涂层、完全螺旋缠绕一体轴芯的中等支持导丝，增加扭控性、通过性	植入支架

5. Asahi 公司

（1）Fielder、Fielder FC 和 Fielder XT 导引导丝：该类导引导丝为亲水涂层，并有多聚物护套，其头端直径为 0.014"，呈轴心直达缠绕圈顶端设计。其轴心为平滑锥形杆，该设计提高了其扭力传递性能及病变通过能力。Fielder 和 Fielder FC 导引导丝在铂金至不锈钢缠绕圈的过渡中，采用了无缝接点缠绕技术，使得该类导引导丝在保持其扭力传递的同时，更加容易顺滑地通过病变。与 Fielder 头端硬度为 1.0 g 相比， Fielder FC 的头端硬度仅为 0.8 g，除此之外， Fielder FC 的头端更加灵活、支撑力更好、扭力传递更佳（图 8-31）。在逆行导引导丝技术中，Fielder FC 导引导丝有逐渐取代 Fielder 导引导丝的趋势。

Fielder XT 有聚合物包裹和亲水涂层，属超滑导丝，适用于高度狭窄和扭曲病变，尤其作为逆行导丝的优势比较明显。头端硬度为 0.8 g，头端直径为 0.009″，塑形可精确到 0.5mm。

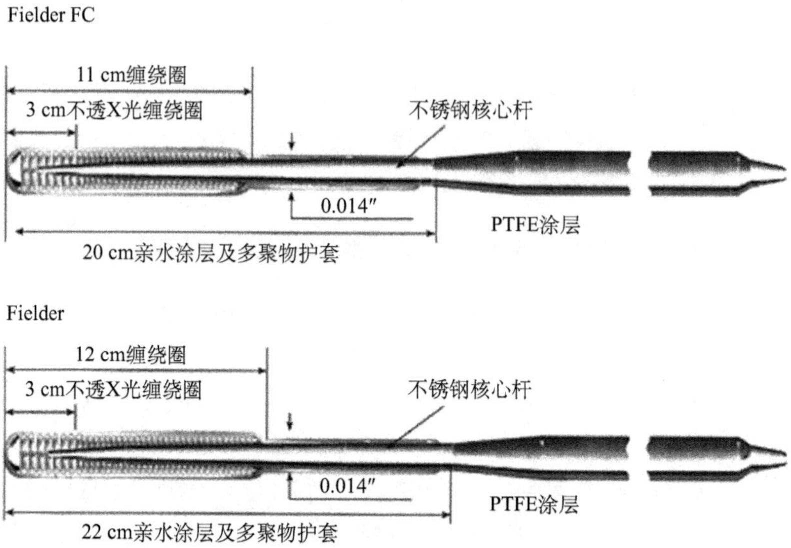

Fielder FC

11 cm缠绕圈

3 cm不透X光缠绕圈

不锈钢核心杆

0.014″

PTFE涂层

20 cm亲水涂层及多聚物护套

Fielder

12 cm缠绕圈

3 cm不透X光缠绕圈

不锈钢核心杆

0.014″

PTFE涂层

22 cm亲水涂层及多聚物护套

图 8-31　Fielder 与 Fierlder FC 导引导丝

（2）X-treme 导引导丝：该导引导丝具有独特的 SLIP C0AT® 涂层技术，并有多聚物护套，其头端呈锥形，直径为 0.009″，头端呈轴心直达缠绕圈顶端设计，其轴心杆为平滑锥形杆，该设计进一步提高了导丝的扭力传递性能及病变通过能力。头端硬度仅为 0.8g，由于其头端较软并且具有锥形头端设计，其塑形记忆较好，目前是逆行导引导丝技术中通过侧支血管到达闭塞远端血管性能最佳的（图 8-32）。

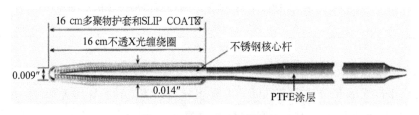

16 cm多聚物护套和SLIP COAT™

16 cm不透X光缠绕圈

不锈钢核心杆

0.009″

0.014″

PTFE涂层

图 8-32　X-treme 导引导丝

（3）Miracle 系列导引导丝：Miracle 为亲水涂层导引导丝，其头端直径为 0.014″，硬度分为 4 个级别（Miracle 3、Miracle 4.5、Miracle 6 和 Miracle 12），从 Miracle3 至 Miracle12 头端硬度逐渐增加，Miracle12 头端硬度为 12g（图 8-33）。Miracle 导引导丝具有极好的操控性能，其扭矩传递为 1∶1，触觉反馈较好，因此在下列情况下应考虑选择使用 Miracle 系列导引导丝：①闭塞病变端无锥形残端；②闭塞病变近端有分支血管；③闭塞病变段长度大于 20mm；④血管迂曲成角；⑤从血管假腔寻找真腔。ASAHI 公司的 Miracle 系列导丝（4.5g、6g、12g），头端仍为 Core-to-tip 设计，弹簧圈护套为缠绕型，随标号的增加，尖端硬度及支持力逐渐增强。适用于中度扭曲病变和较硬的慢性闭塞病变（图 8-33）。

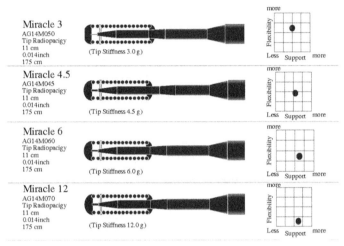

图 8-33　Miracle 系列导引导丝

（4）Conquest 系列导引导丝：Conquest 系列导引导丝的头端呈锥形，与 Cross-IT XT 系列导引导丝不同，其头端直径更小（0.009"）、更硬。该系列导引导丝包括 Conquest、Conquest12、Conquest Pro 和 Conquest Pro12。Conquest 和 Conquest Pro 导引导丝头端的硬度均为 9g，Conquest12 和 Conquest Pro12 导引导丝头端的硬度为 12g（图 8-34）。与 Conquest 导引导丝相比，Conquest Pro 导引导丝的顺滑性是前者的 4 倍，Conquest Pro 导引导丝顶端末梢部分没有亲水涂层，这样可以在一定程度上增加头端的摩擦力，使头端阻抗力下降，从而更好地操控导引导丝通过闭塞病变。Conquest 导引导丝系列可以用于闭塞时间较长、病变较硬、闭塞段较短的病变。对于闭塞段较长（＞20mm），尤其是伴有血管迂曲、成角的病变，不建议使用此类导引导丝。由于该导引导丝的触觉反馈较差，有术者建议，当其他导引导丝导致血管夹层时，不宜使用该导引导丝寻找血管真腔，以防夹层进一步扩大。Conquest Pro 8-20 的头端直径仅为 0.008"，硬度为 20g，是目前尖端最细和最硬的导引导丝，主要用于复杂闭塞病变，尤其是严重纤维钙化闭塞病变的介入治疗。与 Miracle12 相比，Conquest Pro 8-20 导引导丝具有较好的支撑力和推送性能，因其表面具有亲水涂层，导丝的顺滑性比 Miracle 高出 4 倍。其扭力传递为 1：1（图 8-35）。

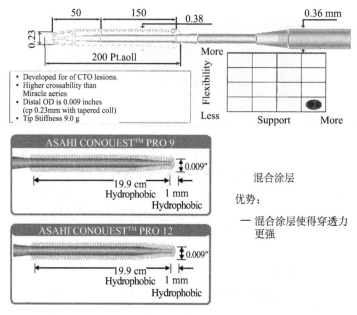

注：特点：①头端硬度 9g 和 12g；②锥形头端 0.009″；③ 20cm 显影区；④无缝连接技术；⑤混合涂层，穿透力更强

图 8-34　ASAHI Conquest 系列导引导丝

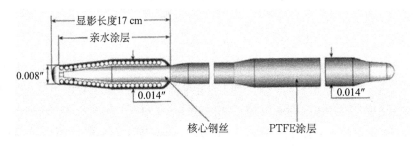

图 8-35　Conquest Pro 8-20 导引导丝

（5）Asahi 系列导引导丝特点（表 8-6）

表 8-6　Asahi 系列导引导丝特点

临床适用分类	产品名称	尖端硬度（g）	长度（cm）	弹簧圈段（cm）	显影段（cm）	特点介绍
常规使用	Light	0.5	180	20	3	常规适用于各种病变情况，不带亲水涂层
	Soft	0.7	180	30	3	

临床适用分类	产品名称	尖端硬度（g）	长度（cm）	弹簧圈段（cm）	显影段（cm）	特点介绍
常规使用	Sion	0.7	180	28	3	复合核芯、双弹簧圈，加亲水涂层，形状记忆、触觉反馈、操控性和尖端耐用性极好，可用于常规病变、极度扭曲病变及 CTO 逆行手术
	Rinato	0.8	180	20	3	弹簧圈带有亲水涂层，操控性更好
	Fielder	1.0	180	12	3	polymer 上面加亲水涂层，属于超滑导丝，适用于扭曲的病变
	Fielder FC	0.8	180	11	3	
	Marker Wire	0.7	180	30	3	从距离 tip 50 mm 开始带有 10 个 marker，可用于辅助测量病变和器械定位
CTO 病变	Miracle 系列	Miracle 3	3.0	180	11	11	是所有 ASAHI 系列导丝中，torque 传递性最好的，几乎没有发生过导丝的 tip 部分被病变夹住不动的情况，可以根据病变特点选择 tip 硬度不同的导丝。钻透病变的能力最强
		Miracle 4.5	4.5	180	11	11	
		Miracle 6	6.0	180	11	11	
		Miracle 12	12.0	180	11	11	
	Conquest 系列	Conquest	9.0	180	20	20	比 Miracle 系列具有更强的渗透性，tip 尖削至直径只有 0.009"，穿透病变的能力极强
		Conquest Pro	9.0	180	20	20	除 tip 之外的弹簧圈部分带有亲水涂层，tip 尖削至直径只有 0.009"，穿透病变的能力极强
		Conquest Pro12	12.0	180	20	20	
		Conquest Pro8-20	20.0	180	17	17	比 Miracle 系列具有更强的渗透性，tip 尖削至直径只有 0.008"，穿透病变的能力极强
	Fielder 系列（超滑导丝）	Fielder	1.0	180	12	3	polymer 上面加亲水涂层
		Fielder FC	0.8	180	11	3	polymer 上面加亲水涂层，作为逆行导丝的首选
		Fielder XT	0.8	190	16	16	polymer 上面加亲水涂层，tip 尖削至直径只有 0.009"
超强支撑	Gland Slam	0.7	180	4	4	用于需要超强支撑的病变或大型器械输送

临床适用分类	产品名称	尖端硬度（g）	长度（cm）	弹簧圈段（cm）	显影段（cm）	特点介绍
延长导丝	Extension		150			用于与任何 ASAHI 导丝的连接，便于操作 OTW 系统导管

Asahi 导丝共同特点：1. 结构设计方面：①专利的单体芯线坡度设计；②弹簧圈的无缝连接。2. 技术性能：① torque transition 极近 1∶1；②精确量化的 tip 硬度。

6. Lake Region 公司

（1）Regatta Front-Line 导丝：这也是一款 Core-to-tip 一体杆导丝，其最大的特点是采用了获得专利的 Microridge 技术。一体杆导丝最大限度地保证了扭力的 1∶1 传导，从而使导丝获得良好的操控性，而尖端独特的 Microridge 技术使其在扭转时发生最小化的缠绕并提供优异的扭转控制，远端扁平的渐进梁减少头端脱垂幅度，使其更顺畅地通过病变（图 8-36）。

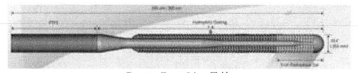

Regatta Front-Line 导丝

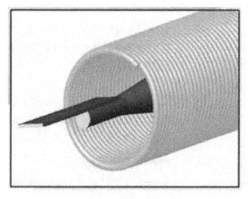

传统的Shaping Ribbon设计

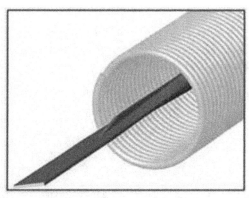

Core-to-tip及Microidge设计

图 8-36　Regatta Front-Line 导丝

（2）REGATTA HS 导丝：特点是在采用 MICRORIDGE 技术的同时，导丝尖端采用了 wedge- 楔形头端的设计，目的是利用其楔形的头端"劈"开坚硬的纤维帽，同时利用 MICRORIDGE 的设计顺利"钻"过闭塞病变。该系列导丝根据尖端硬度分为 3g、4.5g、

6g、9g、12g 共 5 款，楔形头端的最小外径为 0.005"，大大降低了刺破血管造成冠状动脉穿孔的概率。

（3）Regatta SB 导丝：Regatta SB 是针对边支血管病变或需要穿过主支支架网孔进入边支而专门设计的一款导丝，其尖端设计成 6mm 的"J"形头端，凭借 Microridge 技术克服了传统导丝头端扁平梁较软且易变形、头端下垂幅度过大的缺点，使其更容易进入边支血管。

吉林大学第二医院　张基昌

第九章　导引导丝的选择策略及操作技巧

第一节　导引导丝的选择与应用

导引导丝是冠状动脉介入治疗中除导引导管以外最先使用的介入器械，也是决定冠状动脉介入治疗（percutaneous transluminal coronary intervention，PCI）成功与否的关键因素之一。

在介入治疗中，人们将导丝分为四大类，术者仅需从四大类的每类中选择 1～2 种导丝，并精通其特性。而不需要去熟悉现有的全部导丝所具有的特性即可完成近 95% 左右的介入手术。

一、通用导丝——普通病变

通用导丝可以完成大部分的介入手术。在介入手术中，导丝的安全性是第 1 位的。因此，一种头端柔软、顺应性好、无损伤性、易塑且可以提供低至中度支撑的导丝即为较理想的选择。此类导丝主要包括 BMW/BMW Universal、Asahi light、Asahi Soft、Runthough/Runthrougy NS、Rinato、ChoICE Floppy、HI-Torque Floppy、Wizdom Floppy、ATW 等。

二、超滑导丝——迂曲病变

对于迂曲病变，导丝的操控性和轨道跟踪性便成为了首要考虑的因素。这种情况下，锥形的从核芯到头部的设计以及应用亲水涂层或亲水塑料聚合物等，都是对其性能的改进和提升。属于这一类型的导丝包括 Whisper MS/LS、Pilot50、Asahi Prowater、ChoICE PT、PT graphix intermediate、Fielder FC 和 PT2 等。

三、强支撑导丝——迂曲成角病变

对于迂曲成角病变，需导丝将血管拉直，有利于器械的输送。理想的设计是拥有无创伤、柔软的头端、较粗的核芯和强支撑力，为了提高安全性，其头端普遍采用 Shaping Ribbon 设计，其设计柔软，对血管的损伤较小。输送时常可以依赖微导管。属于这类的导丝包括 Stabilizer、Iron Man、Cross Wire NT、ATW 和 Balance Heavyweight 等。

四、慢性完全闭塞病变导丝

为慢性闭塞病变所设计的导丝能够穿越纤维沉积的病变，导丝的设计制作强调核心和头端的硬度，应具有较好的操控性，有利于在闭塞病变中按照正确的方向前行。导丝的头端普遍采用 Core-to-tip 设计，核芯椎体短，椎体变细，斜度较大。

慢性完全闭塞病变（chronic total occlusion，CTO）导丝分类：亲水性导丝包括直头型亲水性导丝和锥头型亲水性导丝；非亲水性导丝包括直头型非亲水性导丝和锥头型非亲水性导丝。

1. 亲水性导丝

易发现闭塞性病变中的微通道，以较小的阻力通过该微孔，提高 CTO 的成功率。Pilot 和 Fielder 系列亲水性导丝是目前 CTO 治疗常用的。

（1）Pilot 系列：属于直头导丝，包括 Pilot50、Pilot150 和 Pilot200 三种，头端硬度分别为：2.0g、4.0g 和 6.0 g，病变穿透力逐渐增强，头端不易变形，塑形保持能力强。

（2）Fielder 系列：属于锥头导丝，包括 Fielder、Fielder FC 和 Fielder X-tream 三种，头端硬度分别为：1.0g、0.8g、0.8 g，多用于逆向导丝技术。

（3）另外还有 Shinobi/Shinobi Plus、ChoICE PT/PT2 等。

2. 非亲水性导丝

穿透力强，均为硬头导丝。属于这一类的导丝主要有 Cross-It 系列导丝、Miracle 系列导丝、Conquest 系列导丝。

（1）Cross-It 系列：Cross-It 系列为锥头型设计，包括 Cross-It 100 XT、Cross-It 200 XT、Cross-It 300XT、Cross-It 400 XT，头部分别为 2.0g、3.0g、4.0 g 和 6.0 g，可视节段长度均为 30mm。目前，该系列导丝为许多术者所偏爱。

（2）Conquest 系列：均为锥形头设计，包括 Conquest、Conquest pro9/12（头端直径为 0.014" ～ 0.009"）、Conquest pro8-20（头端直径为 0.008"），其可视节段长度均为 20mm。因导丝穿透力更强，能够提高 CTO 的成功率。更适用于闭塞时间较长、严重纤维化、钙化的病变。

（3）Miracle 系列：临床应用最为广泛，为直头设计，包括 Miracle3、Miracle4.5、

Miracle6、Miracle9、Miracle12，其头端硬度逐渐增加，分别为：3.0g、4.5g、9.0g 和 12.0 g，其可视节段长度均为 110mm。适用于闭塞近端、无锥形残端、闭塞近端有分支的血管，从假腔寻找真腔。

长春市中心医院 贡郡利

第二节 不同病变导引导丝的选择

不同的特性决定了导丝在不同病变中的表现，没有哪一款导丝可以应对所有的病变，而根据临床病变对导丝性能需求的不同，各个厂家设计的导丝也各有针对性。接下来我们按照常见病变、扭曲成角病变、CTO 病变三大类来选择不同的导丝。

1. 常见病变

对于常见的 A 型、B 型病变，应该以安全为首要的治疗原则。目前常见的一线主力导丝有 Abbott Vascular 公司的 BMW/BMW UNIVERSAL Ⅱ / BMW ELITE、TERUMO 公司的 RUNTHROUGH NS FLOPPY、ASAHI 公司的 SION/SION BLUE/ RINATO、CORDIS 公司的 ATW 等。在安全性原则的指导下，建议选择头端柔软的硬度 1g 以下的导丝，尤其是在急性血栓性病变、溃疡性病变或者血管存在夹层的情况下，可最大限度减少斑块脱落和穿孔等。目前 BMW Elite 作为 Abbott Vascular 公司推出的新导丝，头端硬度为 0.8g，非常柔软，与老 BMW 和 BMW U Ⅱ的头端硬度相似，具有出色的安全性，是 PCI 初学者的首选导丝。而 RUNTHROUGH NS FLOPPY 1.4g 的头端硬度对术者操作和手感要求更高，安全性也不及 BMW。具体这几款导丝的比较见下表（表 9-1）。

表 9-1 常见病变导丝的比较

导丝	头端硬度（g）	头端设计	核芯材质	核芯锥体设计	涂层（远端）	标记
BMW	0.7	Shaping Ribbon	镍钛合金	普通锥体设计	亲水	无
BMW ELITE	0.8	Core-to-Tip	镍钛合金	Responsease 流线形	混合	有
RNS	1.4	Core-to-Tip	镍钛合金	普通锥体设计	混合	无
RINATO	1.1	Core-to-Tip	不锈钢	普通锥体设计	混合	无
SION/SION BLUE	0.7	Core-to-Tip	不锈钢	复合双芯	亲水/混合	无
Intuition	0.7	Core-to-Tip	不锈钢	普通锥体设计	亲水/疏水	无

2. 扭曲成角病变

是指病变近端血管过渡区或靶病变血管全程严重扭曲，甚至从各个角度发出。以下为两种常见病变（图9-1、图9-2）。

根据这样的病变特点，在迂曲血管的导丝选择上首先就要确保导丝可以通过如此迂曲的血管和成角病变，要求导丝具备出色的顺滑性和跟踪性以及较好的支撑性和耐用性。各个厂家为此研究了多种不同头端硬度的超滑导丝。目前我们最为常用的有 Abbott Vascular 公司的 Pilot 50/Whisper 系列、Boston 公司的 PT2、Asahi 公司的 Fielder/Fielder FC/Fielder XT。其中 Pilot 50 安全的头端硬度以及独有的 Responsease 流线型核芯锥体设计使得其在确保足够支撑力以外，有更强的病变通过性和出色的操控性（表9-2）。

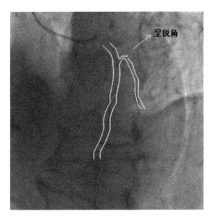

图9-1 对角支呈"牧羊鞭"状，呈锐角发出

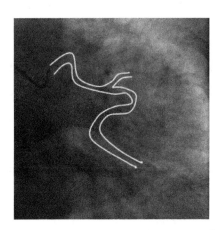

图9-2 重度扭曲回旋支中段呈倒"Ω"形

表9-2 迂曲成角病变导丝的选择

产品	头端硬度（g）	核心设计	头端形状	头端外径	护套类型	显影区长度（cm）	标记
Whisper MS	1.0	Responsease 流线型	平头	0.014"	聚合物护套+弹簧圈	3	无
Pilot 50	1.5	Responsease 流线型	平头	0.014"	聚合物护套+弹簧圈	3	有
PT2	3.1	普通核芯设计	平头	0.014"	单纯聚合物护套	2	无
Fielder	3.7	普通核芯设计	平头	0.014"	聚合物护套+弹簧圈	3	无
Fielder FC	1.6	普通核芯设计	平头	0.014"	聚合物护套+弹簧圈	3	无
Fielder XT	1.2	普通核芯设计	锥形	0.009"	聚合物护套+弹簧圈	16	无

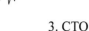

3. CTO

CTO 的复杂性要求 CTO 导丝具有独特的性质。CTO 病变一般存在较厚的纤维帽，质地坚硬，远端纤维帽比近端薄，若正向未能通过，有时候可以采取逆向。多数 CTO 伴有钙化、坏死区域，这种特性决定了导丝需要具备多种头端硬度来应对各种程度的病变。此外，大多超过 1 年的 CTO 病变都可能存在微通道，锥形头端设计的导丝通过率可能会更高些，但同时还需要导丝具备良好的耐用性。逆向导丝要求有柔软的头端和光滑柔软的导丝体部、良好的扭控性和操作性来通过病变。

适用于慢性闭塞病变的导丝一般可以分为超滑型、缠绕型和逆向导丝。超滑型导丝有 Pilot 150/200 (2.7 g/4.1 g)。缠绕型导丝有 CROSS-IT 100XT/200XT/300XT/400XT、PROGRESS 系列（Taper）、ASAHI 的 MIRACLE 系列、CONQUEST 系列（Taper）、GAIA 系列（Taper）。PROGRESS 系列导丝提供了 5 种不同头端硬度，以及适用于微通道的 0.009" ~ 0.012" 不同外径的锥型头端。有学者提出了穿透力的概念，并将多种 CTO 病变导丝的头端硬度、直径以及穿透力做了比较（表 9-3）。

逆向导丝主要有 Whisper LS、SION/SION BLUE（表 9-3）等。

表 9-3 不同导丝的穿透力比较

导丝	制造商	头端硬度（g）	头端直径	穿透力（kg/in²）
CROSS-IT 100XT	Abbott	1.7	0.0105"	20
MiracleBros 3	Asahi	3.9	0.0125"	32
MiracleBros 4.5	Asahi	4.4	0.0125"	36
PROGRESS 40	Abbott	4.8	0.0120"	40
CROSS-IT 200XT	Abbott	4.7	0.0105"	54
GAIA 1	Asahi	1.7	0.0100"	55
Cross-It 300XT	Abbott	6.2	0.0105"	72
MiracleBros 6	Asahi	8.8	0.0125"	72
PROGRESS 80	Abbott	9.7	0.0120"	80
CROSS-IT 400XT	Abbott	8.7	0.0105"	101
MiracleBros 12	Asahi	13.0	0.0125"	106
PROGRESS 120	Abbott	13.9	0.0120"	120
GAIA 2	Asahi	3.5	0.0110"	128
Conquest 9	Asahi	8.6	0.0090"	135
PROGRESS 140T	Abbott	12.5	0.0105"	140
Conquest Pro	Asahi	9.3	0.0090"	146
GAIA 3	Asahi	4.5	0.0120"	165
Conquest Pro 12	Asahi	12.4	0.0090"	195
PROGRESS 200T	Abbott	13.0	0.0090"	200

　　总之，对于迂曲血管病变，导丝通过迂曲血管病变的能力主要取决于导丝的柔顺性、扭控性，亲水涂层导丝与血管摩擦力较小，具有优势。笔者喜欢选择头端较软导丝，如 Choice PT、Whisper、Pilot50 等，可避免损伤血管，但考虑到支撑力的问题，也可选择 Stablizer Supersoft、Runthrough 等，能拉直弯曲血管利于器械通过；对于 CTO 病变，笔者认为使用的导丝大致分为亲水涂层导丝如 Pilot、Crosswire NT、Shinobi、Coquest Pro，适合闭塞处近段存在迂曲血管段的 CTO 病变，但易误入假腔，而且也容易误入 CTO 近段存在的分支血管；非亲水涂层导丝如 Cross IT、Miracle、Conquest，对于处理钝形断端及近段有分支血管的 CTO 病变有优势；对于血栓样病变，亲水涂层导丝如 AMI，易进入粥样斑块内形成夹层，应避免使用，应选择头端较软的导丝，如 ATW、BMW、Stabilizer Supersoft、Runthrough 等，减轻对血管的损伤；对于开口病变，笔者认为处理此类病变时，导引导管在球囊扩张或释放支架时需撤离主干开口，所以应选择支撑力较好的导丝，同时为避免较硬导丝损伤主干斑块，应选择尖端柔软导丝如 Supersoft，可兼顾尖端柔软及良好支撑；对于分叉病变，应用 Crush、Culotte 等技术处理分叉病变时，存在导丝通过支架网眼送入边支血管的问题（区别于边支血管保护），要求导丝具备良好扭控性，同时尖端较柔软，不会损伤边支血管，如 ATW、Pilot50、BMW UNIVERSAL 等。

　　根据病变的特点，笔者选择导丝的习惯见表 9-4。

表 9-4　根据病变选择导丝

病变类型	导丝选择（建议次序）
一般简单病变	BMW，ATW，Stablizer Supersoft
扭曲病变	Whisper，Runthrough，Choice PT，Stablizer Supersoft，ATW
急性闭塞病变	ATW，BMW，Runthrough，Stablizer Supersoft
CTO 病变	Pilot，Cross IT，Miracle，Conquest
分叉病变（通过支架网眼）	BMW，ATW，Pilot 50
左主干病变	Stablizer Supersoft，BMW
保护边支（禁用多聚酯包裹导丝）	Traverse，Trooper
二级血管	Stablizer Supersoft，BMW，Traverse

4.结语

　　导丝的设计决定了导丝性能，市场上导丝种类繁多，各种导丝虽然推荐应用的病变不同，但并不是绝对的，根据每个术者的手术习惯，也有不同的使用偏好。完美导丝是不存在的，选择导丝时应考虑调节力、可视性、支撑力等综合性能，不要企图尝试所用导丝，熟练掌握每种类型导丝中的一两种即可。面对血流动力学不稳或处理不当易造成灾难性后果的患者，首选最熟悉的导丝。

天津市胸科医院　丛洪良

第三节　临床常用一线主力导丝选择

导引导丝是冠状动脉介入的基本器械。

临床实践中，根据导丝的设计和结构特点通常将其分为通用型导丝（即"驮马"型导丝）、超滑导丝、强支撑导丝和CTO病变导丝。针对不同解剖特征的冠状动脉病变有针对性地选择不同特点的导丝（图9-3），不仅可以提高手术成功率、减少手术并发症，还能缩短手术操作时间、减少曝光量。

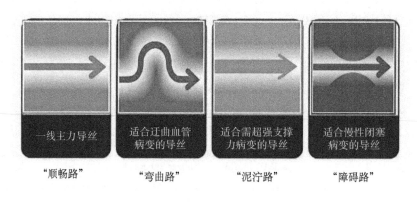

图9-3　导丝按临床需求分类

通用型导丝又称"驮马"型导丝（Workhorse），是临床操作中使用频率最高的导丝，既适用于简单病变，又能满足部分复杂病变的要求，特点是安全性好，头端柔软，对血管损伤小，具有一定的支撑力，可以满足一般病变介入治疗中器械输送的要求，是一线主力导丝。临床上较早使用的这类导丝多采用 Shaping Ribbon 设计，如 BMW/BMW Universal Ⅱ、Hi-Toique Ballance；还有一些采用 Core-to-tip 设计，如 Runthrough/Runthrough NS、BMW ELITE。此外，目前临床上常用于逆行介入治疗中通过侧支循环的导丝，如 Sion、Fielder FC，因其具有操控性、跟踪性和触觉反馈良好等特点，亦被部分术者当作通用型导丝用于常规介入术中，但其支撑性稍差。

超滑导丝主要用于严重迂曲病变或严重弯曲的血管，具有较好的操控性和跟踪性，其头端多为 Core-to-tip 设计，普遍采用聚合物护套和亲水涂层，如 Pilot 50、Whisper MS/LS、Asahi Prowater 和 PT2 等。这种设计降低了导丝的支撑力和触觉反馈，操控不当易导致血管夹层和穿孔等并发症。

强支撑导丝在设计上以突出支撑力为特点，对迂曲血管和严重成角血管有拉直作用，可减少推送力的衰减，主要用于血管严重迂曲、近段严重成角或重度钙化病变输送器械需要克服较大阻力等情况下的介入治疗。这类导丝的设计特点是头端采用 Shaping Ribbon 设计，柔软、核芯直径大、锥体核芯短，均采用不锈钢材料。强支撑导丝因其重点突出支撑力，操纵性和跟踪性明显下降，常需要经微导管或 OTW 球囊交换到达病变血管远端。属于这类型的导丝主要有 Stabilizer、Balance Heavyweight、Iron Man 和 Cross Wire NT 等。

CTO 病变导丝又称硬头导丝或坚头导丝。CTO 病变因闭塞时间长、病理解剖复杂，导丝设计上主要突出其头端和核芯的硬度，其次考虑头端的可控性和病变内跟踪性，均采用 Core-to-tip 设计，如 Miracle、Cross IT、Conquest 及 Fielder-XT 系列导丝等。因其过度强调硬度，降低了导丝的柔韧性，易致血管夹层和穿孔等并发症。

本文重点介绍临床上常用的几款一线主力导丝：

1. Runthrough NS 导丝

Runthrough NS 导丝是 TERUMO 公司生产的一款通用型导丝，也是目前冠状动脉介入治疗中最常用的主力导丝之一。Runthrough NS 导丝采用 Core-to-tip 核心设计，前端塑形段和过渡段（共 400mm）采用镍钛记忆合金，推送杆采用不锈钢，连接部采用 Duo-Core 连接，连接部平滑，使其具有良好的操控性、顺应性、跟踪性及支撑力（图 9-4）。Runthrough NS 导丝直径为 0.014"，长度为 180cm，头端为弹簧圈缠绕护套和 M 涂层（248mm），但头端 2mm 采用硅涂层代替 M 涂层（图 9-5），增加了触觉反馈，头端硬度为 0.8g，对血管损伤小。Runthrough NS 导丝因其优异的性能，目前不仅在常规介入治疗中通常作为首选导丝，而且还常用于迂曲、成角、分叉病变以及穿支架网眼等复杂介入治疗中。

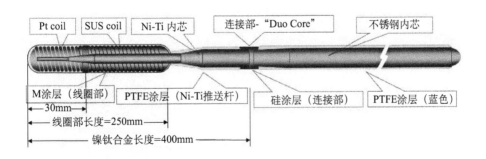

图 9-4　Runthrough NS 导丝结构示意图

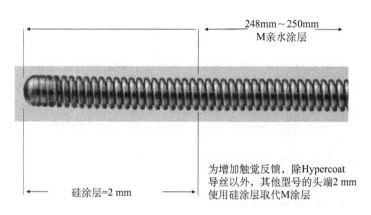

248mm～250mm
M亲水涂层

硅涂层＝2 mm

为增加触觉反馈，除Hypercoat
导丝以外，其他型号的头端2 mm
使用硅涂层取代M涂层

图 9-5　Runthrough NS 导丝头端涂层模式图

2. BMW Universal Ⅱ／ BMW ELITE 导丝

BMW Universal Ⅱ 是 BMW 导丝的升级版，其性能较 BMW 导丝有所改善。BMW Universal Ⅱ 导丝采用 Shaping Ribbon 设计，全长 190cm，镍钛合金核芯，头端使用 DURASTEEL 塑形条，强度较 BMW 导丝普通不锈钢提高 28%，头端硬度约为 0.7g，同时弹性也得到改善，使其头端更耐用，塑形保持能力更强，除常规的头端 30mm 可视段外，距导丝头端 45mm 处还有黄金标记，利于介入术中病变长度的测量（图 9-6）。中段含钨聚合物护套，外覆 TURB COAT 亲水涂层，提高了导丝的跟踪性和扭矩传导，使器械输送更顺滑，并提高了可视性，且 TURB COAT 亲水涂层的耐用性明显提高，长时间手术操作不脱落。近段推送杆采用 SMOOTHGLIDE+PTFF 双疏水涂层，提高了器械的输送性和导丝的跟踪性（图 9-7）。

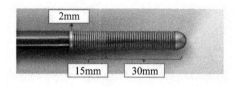

2mm

15mm　30mm

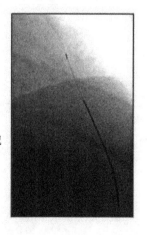

· 30mm头端显影区、15mm弱显影区和2mm单个显影标记
可为测量病变长度提供参考

图 9-6　BMW Universal Ⅱ头端可视性

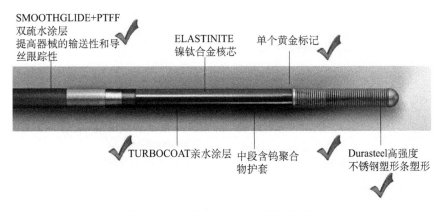

图 9-7　BMW Universal Ⅱ 结构模式图

　　近年，雅培公司推出了 BMW 系列最新款 BMW ELITE 导丝，其结构设计较 BMW Universal Ⅱ 有明显的不同，采用 Core-to-tip 设计，头端的塑形保持能力和操控性明显改善，头端硬度约 0.8g，导丝全长 190cm，核芯仍使用镍钛合金。BMW ELITE 导丝头端使用 Responsease 流线型核心椎体，与传统形状椎体不同，流线型核心椎体无过渡阶段，扭矩传导不会损失和减弱，提供了出色的跟踪性和接近 1∶1 的扭控力与推送力传递，提高了导丝的操控性，并使得导丝在分支血管或成角病变中的支撑力变化非常均匀，器械输送能力更优。BMW ELITE 导丝的另一特点是头端 15mm 为无涂层的裸露弹簧圈，可使术者获得更加精准的触觉反馈，提高了导丝头端的控制力。

　　BMW Universal Ⅱ 和 BMW ELITE 导丝均是目前临床介入治疗中使用频率很高的通用型导丝，不仅适用于简单冠状动脉病变的介入治疗，还适用于分叉病变中分支保护及穿支架网眼，轻中度迂曲、钙化病变，多支病变，急性血栓病变，夹层病变，溃疡病变和小血管病变等的介入治疗。

　　3. Sion 导丝

　　Sion 导丝是 Asahi 公司近年来投入市场的一款新型导引导丝，其头端硬度仅 0.7g，特点是采用独特的双核芯设计——头端包括中央核芯和缠绕核芯，弹簧圈缠绕护套和 SLIP COAT 亲水涂层（图 9-8）。双核芯设计改善了导丝头端塑形的保持能力和扭矩传导，在很大程度上避免了操作过程中导丝尖端的跳跃现象。因其头端硬度小，操控性和扭矩传导好，目前一部分术者将其作为通用型导丝用于常规冠状动脉病变的介入治疗中，亦用于进入开口严重成角的分支血管，更多的术者则选择与微导管结合用于逆向导引导丝技术中（如 Reverse CART）通过侧支血管到达闭塞病变远端血管。

　　近两年 Asahi 公司又推出了 Sion Blue 和 Sion Black 两款导丝，Sion Blue 导丝头端硬度为 0.5g，头端 15mm 采用硅油涂层，这增加了其与血管的摩擦力，操控性更强，且支撑力优于 Sion 导丝，这使之逐步替代 Sion 导丝用于逆向导丝技术中。Sion Black 导丝

头端硬度为 0.8g，采用双缠绕核心头端和多聚物涂层，这使其跟踪性进一步增加，其为
Fielder FC 导丝和 Sion 导丝的结合体，亦多用于逆向导丝技术中。

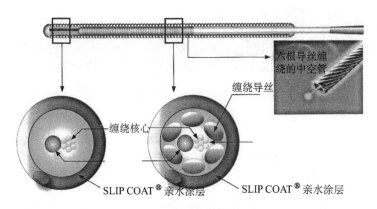

图 9-8　Sion 导丝头端结构模式图

4. Fielder XT 导丝

Fielder XT 导丝是基于 CTO 病变的病理解剖特点而设计的。在 CTO 病变形成过程
中，可能会形成 $100 \sim 300 \mu m$ 的微通道，与滋养血管不同的是微通道多与血管的长轴
平行，部分微通道可纵观病变部位的全长。因此，如果导丝的头端呈锥形设计且直径足
够细，尽管导丝头端的硬度低，仍有可能通过闭塞病变，从而完成介入治疗。在 CTO 病
变的形成过程中除微通道外还有疏松组织，细而软的导丝头端在疏松组织内前行时遇到
较硬的组织时，可以转向较软组织，而且即使进入内膜下，其造成的假腔较小，也不易
影响逆向灌注和后续的介入操作。

Fielder XT 导丝采用 Core-to-tip 缠绕型头端设计，核芯为平滑锥形杆，且头端呈
锥形，直径为 0.009"，并有多聚物护套和独特的 SLIP COAT 亲水涂层技术，该种设计
进一步提高了导丝的扭矩传导性能和通过病变的能力（图 9-9）。Fielder XT 头端硬度
为 0.8g，由于该导丝的头端较软且头端呈微锥设计，塑形记忆性好，常用于 CTO 的介
入治疗中，亦部分用于逆向导丝技术中通过侧支血管。Fielder XT 导丝的头端较软，
在 CTO 介入治疗时常需与微导管或 Corsair 导管联合使用。但因其核芯较细，并采用
SLIP COAT 亲水涂层技术，支撑性差，当导丝及微导管通过闭塞病变后建议更换通用
型导丝进行后续操作。

Asahi 公司在 Fielder XT 导丝的技术上又生产出 Fielder XT-A 和 Fielder XT-R 两款导
引导丝。Fielder XT-A 导丝头端直径为 0.010"，硬度为 1.0g，在 Fielder XT 导丝操控性的
基础上更增强了其头端的穿透能力。Fielder XT-R 导丝头端直径亦为 0.010"，硬度为 0.6g，
增强了导丝头端的灵活性和循迹能力，主要用于逆向导丝技术中。

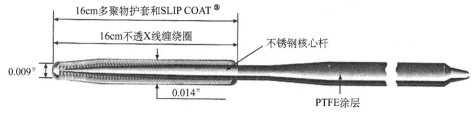

图 9-9 Fielder XT 导丝结构特点示意图

西安交通大学第一附属医院 雷新军 乌宇亮

第四节 冠状动脉粥样硬化性心脏病介入治疗中导引导丝的选择及操作技巧

由于冠状动脉介入治疗技术的迅猛发展，使导引导丝成为冠状动脉粥样硬化性心脏病（以下简称冠心病）血管重建的重要手段。介入器械的技术更新和手术技巧的提高使更多的冠心病患者从中获益。经皮冠状动脉介入治疗（percutaneous coronary intervention，PCI）术中需要用到的器械包括导引导管、导引导丝、球囊及支架等，导引导丝是 PCI 术中器械通过冠状动脉病变的轨道，作为冠状动脉介入治疗的最基本平台，在整个冠状动脉介入治疗过程中起着举足轻重的作用。正确的选择及使用导引导丝是决定 PCI 术成功与否的重要因素之一，本文就 PCI 术中如何选择导引导丝及操作技巧作简要介绍。

一、PCI 术中导引导丝的选择

在冠状动脉介入治疗过程中，选择导丝应综合考虑冠状动脉病变特点和导丝特性。

1. 普通病变

为临床最多见的冠状动脉病变，针对这一类型病变应选择既具有良好的支持力，又具备优异的操纵性和顺应性，尖端柔软的导丝。这类导丝包括 BMW、Whisper、Pilot 50、ATW、Runthrough NS、Rinato 导丝等。

2. 扭曲、成角病变

对于这类病变要求导丝具有易于通过扭曲血管的柔软尖端，还应具备良好的血管跟踪性及顺应性，同时应有较强的拉伸扭曲血管的能力，以使球囊、支架能够顺利通过扭曲、成角血管到达病变。可以选择 Whisper MS 导丝、ATW 导丝、PT2 系列导丝、Runthrough NS 导丝和 Rinato 导丝等。

3. 闭塞性病变

对于急性闭塞性病变尽量不使用 Polymer 涂层的超滑导丝，建议使用缠绕型导丝，增加尖端的触觉反馈能力，减少进入夹层的概率。而对于慢性完全闭塞病变，需要操纵性强、通过病变能力好、尖端硬度选择范围宽的导丝，这类导丝尖端设计多为锥形头端，其内部结构仍为 Core-to-tip 形式的设计，随导丝标号的增加，其尖端硬度增强。导丝利用其尖锐的锥形尖端"刺"破闭塞近段坚硬的纤维帽并顺利"穿"越闭塞段到达远端，以提高 CTO 病变介入治疗的成功率。这一类导丝的尖端硬度大，操纵性、头端触觉和扭控反应良好，但因导丝坚硬不适用于扭曲血管病变，且操作过程中还应避免血管穿孔。这类导丝以 CROSS IT 系列和 Conquest 系列及 Progress 系列导丝为代表。

二、PCI 术中导引导丝的操作技巧

1. 应对导丝头端进行正确塑型

头端塑型时应考虑血管病变特点、血管内径粗细、血管走向和主支与分支血管角度的大小，弯曲角度一般 45° 左右，弯曲导丝远端长度约为血管内径大小的 2/3 左右。对于闭塞病变，导丝弯曲的尖端需更短些，有时需塑双弯，以利于导丝调控。

2. 正确推送导引导丝

冠状动脉内推送导丝时需术者左右手密切配合，旋转和轻轻推送导丝前行，并密切注意导丝头端，不能有任何阻力，如果导丝远端有阻力，应立即注射少量造影剂，显示导丝的位置，少量回撤导丝，重新调整方向再向前推送，"无阻力前进"是向前推送导丝的关键。对于慢性闭塞病变，缠绕型导丝头端硬度大，具有较好的操控性、扭转力和触觉反馈，适于穿透坚硬的纤维化、钙化的 CTO 病变；亲水涂层导丝适用于较为疏松、存在较多微孔道的 CTO 病变，在逆向开通 CTO 病变时有较好的通过侧支血管的能力，缺点是易进入内膜下的假腔；选用硬导丝时，应准确识别血管走向，转动钢丝，给予适当的推送力使导丝远端扎破闭塞处的纤维帽，穿过闭塞病变段至远端血管的真腔内。如果钢丝穿过闭塞段进入血管真腔，钢丝在血流和冠状动脉舒缩力的作用下会顺利到达血管远端分支内；如果钢丝进入闭塞段未能进入真腔，就会感到钢丝前进有阻力，表现为导丝前进时远端反折，如导丝能顺利进入不同方向的分支，一般是真腔。对侧冠状动脉造影逆行显影，判断导丝走向更为准确，正确判断导丝是否在真腔内极为重要，没把握确定导丝在冠状动脉真腔内，不要进行球囊扩张。

3. 全程监视

导丝送至冠状动脉远端后，PCI 全程应监视导丝尖端位置，不要有张力，尤其是硬导丝和超滑导丝，很容易致血管末梢穿孔，致心包填塞。

综上所述，介入医生精确掌握各种导引导丝结构特点和特性，正确选择和规范操作

导引导丝，对保障冠状动脉介入治疗的成功至关重要。

辽宁省人民医院　李占全　刘　莉

第五节　球囊导管和导引导丝

如今，经皮冠状动脉介入治疗（percutaneous coronary intervention，PCI）已经成为冠心病的重要疗法。随着药物支架的出现与改进以及介入技术的进展，PCI 的适应证逐渐拓宽，如慢性完全闭塞病变（chronic total occlusion，CTO）、左主干病变等。导引导丝及球囊导管作为 PCI 的基本器材，其性能也有了较大的提高。操控导引导丝通过冠状动脉狭窄或闭塞病变至血管远端是 PCI 成功的关键，尤其是高度迂曲、分叉以及 CTO 病变。而对于这类病变，导引导丝到达病变远端后，球囊的正确选择和应用则是能否顺利安全植入支架的前提。

如何正确选择导引导丝呢？根据导引导丝的结构和特性有不同的分类方法，笔者认为比较实用的分类方法是根据不同的冠状动脉病变特点分为通用型导丝和闭塞型导丝。

1. 通用型导丝

操控性好，头端柔软，安全性高。多用于普通冠状动脉病变和急性闭塞病变。代表性导丝有 BMW 系列、Floppy 系列、Traverse、Whisper 系列导丝 Stabilizer Supersoft、ATW、Soft 及 Wizdom 系列导丝、PT2 系列导丝、Runthrough NS 等。

2. 闭塞型导丝

针对 CTO 病变设计，多为硬导丝，如 Pilot 系列、Miracle 系列、Conquest 系列、Progress 系列导丝等。病理研究显示，CTO 病变中存在微通道，根据这一发现，头端渐细的软导丝可以找到微通道穿过 CTO 病变，这类导丝有 Fielder XT、Sion 导丝等。

对于 CTO 病变，准确判断导丝是否在真腔内极为重要，识别方法包括：①沿导丝送入微导管，如果经微导管可以无阻力地回吸血液，可以小心经微导管注射造影剂确认微导管位于血管真腔；②导丝远端能否顺利进入血管远端的多个分支，如果能顺利进入不同方向的分支，一般是真腔；③对侧冠状动脉造影依据侧支循环判断导丝走向更为准确。总之，没把握确定导丝在冠状动脉真腔内，不要进行后续操作。

在 PCI 过程中，导引导丝送入病变血管的远端后，如果不是直接支架植入，接下来的操作就是对病变进行球囊扩张。根据病变的不同特点，选择不同的球囊可以提高手术的成功率和安全性。

根据在充盈过程球囊直径随压力变化的程度分为顺应性球囊、半顺应性球囊和非顺应性球囊。一般病变预扩张时选择半顺应性球囊，临床常用的如 Sapphire、Sprinter、Maverick、Ryujin 系列球囊等。非顺应性球囊主要用于支架植入后扩张处理及钙化病变处理等，常用的有 Sapphire NC、Voyager NC、Quantum NC、Sprinter NC、Dura Star、Kongou 等球囊。

在使用球囊的过程中应体会球囊导管的以下性能：跟踪性、推送性、灵活性和顺应性。不同品牌的球囊都会在说明书中介绍自身产品的优点，但是真正是否具备这些优点，还需要术者在临床实践中摸索经验，找到实际优秀的球囊。以下介绍几种特殊用途球囊：

（1）超高压非顺应性球囊：瑞士 SIS Medical AG 公司生产的 OPN NC® 超高压球囊由双层球囊构成，最高可承受 40atm 的高压，对于常规非顺应性球囊不能充分扩张的支架膨胀不良和支架内再狭窄不妨一试。一篇文献报道，在接受了 OPN NC® 超高压球囊扩张的 8 例患者中有 6 例取得成功。

（2）耐高压乳突球囊：球囊表面的乳突设计是为了防止在球囊扩张过程中出现"挤西瓜子"现象而不损伤正常血管。目前乐普公司生产的 GRIPTM 就是耐高压乳突球囊扩张导管，适用于药物支架的后扩张、钙化性病变的预扩张及药物支架内再狭窄的扩张。

（3）切割球囊：该类球囊在表面装有 3～4 个纵向平行的刀片，球囊未扩张时刀片包裹于球囊折缝中，球囊扩张时刀片突出于球囊表面。切割球囊可以使病变血管内膜因球囊扩张造成的损伤局限于切口处，从而减少不规则撕裂。临床常用于支架内再狭窄、分叉病变及开口病变的预处理。目前较常见为 Boston 公司研制的 Cutting Balloon Ultra2 球囊。

（4）双导丝聚力球囊：由固定于球囊表面的外部导丝和位于球囊远端的短导丝通过腔组成，这种设计使双导丝球囊在较低充盈压力下产生较高的纵向切割力，此类球囊外径较小，较切割球囊具有更好的通过性，常用于支架内再狭窄、中度钙化病变、开口病变、分叉病变以及小血管病变的预扩张处理。目前临床常见为深圳业聚研制的 Scoreflex 球囊。

（5）灌注球囊：在球囊远、近端有多个侧孔，球囊充气后血液仍可通过侧孔进入病变远端，常用作冠状动脉穿孔等并发症处理。

（6）药物洗脱球囊：药物洗脱支架植入后覆盖药物的金属网只能覆盖干预血管内膜约 15% 的面积，此类球囊的设计主要针对剩余 85% 未覆盖药物的血管内膜，现主要采用紫杉醇为药物，以普通球囊为载体，利用基质涂层等技术涂载于球囊表面，于病变处扩张 20～60 秒，由此形成药物在血管壁局部释放，可维持对细胞增殖的抑制作用 2～4 周。现有临床试验提示了药物洗脱球囊在减少支架内再狭窄，尤其是分叉病变、小血管病变的再狭窄的优势，如 Paccocath Ⅰ、Paccocath Ⅱ 研究、PEPCAD Ⅴ 研究、PEPCAD Ⅰ-SVD 研究等，并可能减少支架内血栓，减少抗血小板药物使用，但缺乏大规模试验证实。目前较有影响的药物洗脱球囊有 Braun 公司的 Sequent Please 球囊、Eurocor AG 公司的 Dior 球囊以及 MEDRAD 公司的 Cotavance 球囊等。

哈尔滨医科大学附属第四医院　李学奇　夏洪远

第六节　导引导丝的选择策略和操作技巧——普通病变

一、选择策略

普通病变是临床工作中最为常见的冠状动脉病变，占全部病变的 80% ～ 90%，针对这一类型病变导引导丝的选择首先依据术者的个人习惯选择"熟悉"的软导丝，同时选择导丝时还应注意以下几个方面：①具备良好的操控性及顺应性；②能够为输送器械提供足够的支持力；③头端柔软的软导丝，虽然软导丝的通过性略差，但对冠状动脉血管内膜的损伤小，不易造成冠状动脉穿孔，具有较高的安全性。代表性导丝有 BMW 系列、Floppy 系列、Travese、Runthrough、Rinato、Whisper 系列、ATW、Soft、Wizdom 等。

二、操作技巧

1. 导引导丝头端的塑形

导丝头端形状对其通过性能起主要作用，适合的头端塑形能够充分的体现出导丝的操控性。导丝头端塑形时应该考虑血管病变特点、血管内径粗细、血管走行及主支与分支血管的成角大小，弯曲角度一般在 30°～ 60°，弯曲导丝远端长度约为血管内径大小的 2/3 左右；对于主支与分支血管之间成角 > 70°的病变，可采取"双弯塑形"的办法，即在导丝近端再塑一个小的弯曲，这样更加有利于导丝的调控，使导丝更加易于进入分支血管。导引导丝塑形的基本原则：①常规方法是选择头端弯曲半径等于或略大于靶血管直径的导丝。②主支血管直径越大，导丝前端弯曲部分也越长，反之亦然。③主支与分支血管之间的成角越大，导丝头端塑形角度也越大；主支与分支血管之间的成角越小，导丝头端塑形角度也越小。④导丝头端塑形的器械最常用的是引导针，针头越细，塑形能力越强。

2. "轻柔"地推送导引导丝

冠状动脉内推送导丝时，应注意双手配合，"轻"指的是轻轻地推送导丝，"柔"指的是缓慢地旋转导丝。当导引导丝送至导引导管开口时，应少量"冒烟"确认导引导管与冠状动脉开口同轴后，再将导丝送入冠状动脉，缓慢旋转和轻轻推送导丝前行，同时注意观察导丝头端，推送过程中尽量使导丝头端保持在塑形状态，如遇到阻力或导丝头端变形时，应再次造影看清血管走形方向后，重新调整导丝方向向前推送直至通过病变到达血管远端。"无阻力推送"是向前推送导丝的关键，当导丝送至血管远端后，PCI 全程应监视导丝头端的位置与形态，导丝头端不要有张力，否则很容易导致血管末梢穿孔。

吉林大学第二医院　赵　卓

第七节　导引导丝的选择策略和操作技巧——弥漫长病变

一、背景

冠心病患者弥漫长病变较为常见，约占经皮冠状动脉介入治疗（percutaneous coronary intervention，PCI）总数的 20%，老年和糖尿病患者尤其多见，弥漫病变常累及远端血管，相当多的患者没有行冠状动脉旁路移植术的机会，这给心血管病介入医生造成了很大的压力。与局限性狭窄相比，弥漫病变的经皮血运重建术成功率较低，但急性并发症和再狭窄的发生率较高，尽管近年来 PCI 器械和技术都有了很大进展，提高了弥漫长病变患者手术的成功率，但与局限性狭窄病变相比仍存在诸多问题。

虽然使用药物涂层支架显著优于单纯球囊扩张术和裸支架，但长支架或多个重叠支架治疗弥漫病变时再狭窄率仍然较高，而且术中导丝能否顺利通过病变是 PCI 术成功的前提，本节着重对弥漫病变的导丝运用进行阐述。

二、病变定义和特征

1. 定义

根据 2011 年 AHA/ACC PCI 指南，狭窄 > 50% 的冠状动脉，长度 > 20mm 为弥漫长病变，一支冠状动脉存在多个病变时，如果每个病变之间的非病变血管段之间的距离 < 20mm 则定义为一处病变，≥ 20mm 定义为两处病变。在各种临床试验中，该标准略有不同，有人将 > 25mm 的病变定义为弥漫病变，也有人定义长度超过 10mm 的病变称为长病变，而弥漫性病变是指至少 1/3 的血管存在 3 处或 3 处以上程度 > 50% 的冠状动脉的狭窄病变。长病变和弥漫性病变经常可互相交替。

2.弥漫长病变的临床特征

（1）长病变多见于老年患者、合并糖尿病。

（2）常合并成角、钙化、小血管、累及侧支等特点，属复杂病变。

（3）斑块负荷重，易导致撕裂和夹层，慢血流和无复流发生率高。

（4）病变近、远端血管直径相差大，安放支架数多，容易发生急性、亚急性和晚期血栓。

（5）远端血管直径较小，亦非冠状动脉旁路移植术（coronary artery bypas graft，CABG）的良好适应证，远期效果欠佳。

（6）弥漫长病变 PCI 术后再狭窄率高。

三、临床意义

冠状动脉狭窄是否会造成血流动力学的影响取决于诸多因素，而病变长度是其中一个重要因素。中等程度的局限性狭窄可能不会造成血流动力学的影响，但同等程度狭窄的弥漫长病变则可能会造成影响。Poiseuille 定律明确指出病变长度、狭窄程度和跨病变血流间的关系：

$$血流 = \pi \times r4 \times \Delta p/(8\eta L)$$

在该方程式中，Δp 是跨狭窄压力差，r 是狭窄段最小管腔半径，η 是血液黏度，L 是病变长度。

通过病变的血流与病变长度成反比，与半径的四次方成正比，所以随着狭窄长度的增加，如从 5mm 增加到 25mm，则通过狭窄病变的血流将会下降为原来的 1/5。这是从事心血管介入医生应了解的基本概念。

在动物实验模型中，50% 左右的较短的动脉狭窄在静息状态下没有明显的血流动力学意义，但当狭窄长度增加至 10mm 和 15mm 时血流明显减少。40%～60% 狭窄病变当长度达到 15mm 时与 90% 局限狭窄对血流的影响是等同的。

四、导丝的运用

1.导丝的选择

选择合适的导丝在处理弥漫长病变的介入治疗中至关重要。选择导丝时，应综合考虑导丝的头端硬度、塑形保持能力（塑形记忆性）、扭控性、触觉反馈灵敏度、头端直径等。弥漫病变的形态、弥漫病变的长度及弥漫病变处血管有无分支都是选择导丝所必须考虑的因素。到目前为止，没有一根导丝可以满足所有弥漫长病变的介入治疗，因此在处理弥漫长病变的介入治疗过程中，可能会在手术过程中更换其他类型的导丝。

导丝轴心未达弹簧缠绕圈帽末端的设计例如 ACS 的 Floppy Ⅱ 导丝、Abbott 的 BMW 导丝，因其柔软，对血管损伤小，可以先做尝试，但因其调节力较差，在通过弥漫病迂曲的血管时阻力较大，头端塑形无法保持，此时可尝试选择亲水涂层或聚合物涂层的导丝来提高通过率。常用的亲水涂层导丝主要有 Runthrough NS Floppy（Terumo）、Rinato（Asahi），常用的聚合物涂层有 Whisper（Abbott）、Shinobi（Cordis）、Choice PT2（BSC）、Fielder（Asahi）、Fielder FC（Asahi）、Fielder X-treme（Asahi）、Sion（Asahi）、Pilot 系列（Abbott）。根据导丝头端硬度又可以将其分为软导丝，如 Runthrough NS（Terumo）、Rinato（Asahi）、Whisper（Abbott）、Fielder（Asahi）、Fielder FC（Asahi）、Fielder X-treme（Asahi）、Sion（Asahi），中等硬度导丝，如 Shinobi（Cordis）、Choice PT2（BSC）、Pilot 系列（Abbott）。这类导丝容易通过病变，成功率较高，但也容易进入假腔或引起冠状动脉穿孔，所以即使对于经验丰富的术者，也应该谨慎选择。非亲水涂层导丝相对安全，而且可控性强，进入假腔和造成冠状动脉穿孔的风险较低，但对于严重纤维化、钙化病变及严重迂曲的血管通过的成功率相对低。

2. 导丝的塑形

选择导丝后，导丝头端的塑形也非常重要，因弥漫长病变多是迂曲血管、钙化血管或小血管，增加了送入导丝的难度。因血管直径和迂曲程度不同，可根据病变的具体形态塑形导丝，具体方案如下：

（1）对于严重钙化的病变，做成约 30° 角小 J 形弯曲以利于导丝通过病变，J 形头部分的长度接近参考血管直径。

（2）当弥漫病变段血管存在较大弯曲（超过 45°）时，导丝头端根据血管的弯度塑成较大的弯曲（45°～50°），但 J 形弯曲应小，接近参考血管的 1/2～3/4。

（3）当弥漫病变的近端存在较大弯曲（超过 45°）时，应将导丝塑成较大的弯曲（50°～60°），该导丝穿过弯曲血管段到达弥漫病变近端时，其后通过微导管或 OTW 球囊撤出后重新塑形，导丝头端的塑形应根据病变特征。需要强调的是，当弥漫病变近端血管严重扭曲成角时，如果选择的导丝有一定的硬度（头端硬度在 1g 以上），切忌快速旋转该导丝，因为这种操作方法不但无助于导丝通过迂曲血管段，而且有可能导致血管壁的损伤。

（4）对于多处迂曲折返的病变，做成约 45° 角 S 形弯曲，S 形部分的长度接近参考血管直径 2 倍。

3. 弥漫病变导丝的操作

通过弥漫病变时，一般需要中速、中等幅度的旋转导丝，缓缓推进，快速并大幅度旋转导丝无助于导丝的前行，反而增加血管损伤的风险。病变越长，导丝进入假腔的风险就越高，在导丝前行的过程中，单纯依靠触觉反馈来判断导丝是否位于血管真腔有时并不可靠，尤其是使用亲水涂层导丝时，这时就需要多体位造影，根据投照影像，及时调整导丝头端的前进方向，该方法可以避免盲目操作导丝以致较大的血管夹层。当导丝在成角或严重迂曲血管节段内前行时，应确保导丝的头端指向血管壁内侧弯，以避免导丝穿出血管。

4. 微导管的使用

对于部分迂曲弥漫病变，原塑形的尖端形状很难通过血管近段，由于力被分解，不易通过血管中远段，可尝试送微导管至血管中段，回撤导丝后尖端重新塑形，再尝试至血管远端。对于主支边支分叉角度较大的，导丝易进边支，既往需反复精细调整导丝方向，操作有一定难度，可送微导管至分叉近段，回撤导丝重新塑形，较易送导丝至主支血管远端。

临床实际工作中，对弥漫长病变的患者要结合其年龄、全身状况、其他冠状动脉的情况和影响介入手术远期效果的因素等综合判断，充分评估介入手术或冠状动脉搭桥的风险和效益，选择合适的导丝、球囊和支架，尽可能制定出合理、安全有效的治疗方案。

宁夏医科大学总医院　马　列　贾绍斌

第八节　分叉病变常用技巧

一、导引导管、导丝的选择

如果条件允许，治疗分叉病变时尽可能选用大一号的导引导管，这样可以避免很多不必要的麻烦，让操作变得容易、迅速。如果选用 8F 导引导管几乎可以进行和分叉病变相关的任何操作，但近年来国内使用较少。目前使用的大部分支架可用 7F 导引导管进行 kissing-stents 操作。但随着经桡动脉介入治疗的普及，6F 导引导管成了治疗分叉病变的主要选择，用 6F 导引导管能减少穿刺相关并发症和血管损伤，但也有其自身无法克服的缺点，虽然可以通过不同的操作技巧完成大部分分叉病变的介入治疗，但操作复杂、困难，推送和撤出球囊时阻力大，易导致操作失败，尤其是左主干前三叉病变，需要迅速完成操作，可能随时改变术式，尽量不要选用 6F 导引导管，以免造成不必要的并发症。

前臂动脉穿刺前应仔细检查桡/尺动脉，选择波动最强的动脉（往往是直径最大的动脉）。大部分患者在桡/尺动脉内注入 200 ~ 400μg 硝酸甘油后可顺利置入 7F 动脉鞘。如果患者桡/尺动脉较细，可采用 7F 导引导管无鞘技术。具体操作方法：经桡动脉置 0.035" 导引导丝至升主动脉，撤出 6F 桡动脉鞘。将 110cm 的 6F 猪尾导管插入 7F 导引导管内，头部伸出导引导管。沿 0.035" 导引导丝，将猪尾导管头部经切开的皮肤送入桡动脉，导引导管跟随猪尾导管进入桡动脉，推送导管至升主动脉。撤出猪尾导管，调整 7F 导引导管到位。7F 导引导管的外径稍小于 6F 桡动脉鞘，无鞘技术可减少导管对桡动脉的刺激和损伤，较大的导引导管内径可为复杂操作，特别是左主干介入治疗提供有力保障。

如果必须使用 6F 导引导管，要熟知不同品牌导引导管的内腔直径，球囊推送杆近、中、远端直径，特别是快速交换球囊推送杆中段直径，这部分是导丝穿出推送杆的部位，也是推送杆最粗的部位。因导引导管内腔、导丝和球囊推送杆直径分别用毫米、英寸和 F 表示给器械选择带来不便，要清楚毫米、英寸和 F 的换算关系，两条球囊最粗部分直径应小于导引导管内腔直径。0.070" 内腔导引导管可容纳两条推送杆最粗直径 2.6F 的球囊，0.071" 内腔导引导管可通过两条推送杆最粗直径 2.7F 的新球囊，但操作较困难，需要先后推送两条球囊，避免推送杆最粗部位重叠，将第一条球囊送至病变远端，待第二条球囊到位后再将第一条球囊拉回到病变部位。因为分叉病变操作相对复杂，最好选用同轴性好，支持力好，内腔光滑的导引导管，有利于器材通过。

治疗分叉病变有时需要导丝多次通过病变，尽量选用操控性能好，形状保持能力好的导丝，如 BMW，ATW，Runthrongh，Rinato 等，如选用 BMW 最好应用第一代导丝，第一代 BMW 和球囊内腔的摩擦力较小，球囊、支架较容易推送。如要将导丝压在支架外保护边支最好不用带亲水涂层的导丝，导丝不能有死折，以免导丝难以撤出或将亲水涂层撕脱。如果导丝穿过支架网眼困难，可选用带亲水涂层导丝，如 Pilot50，PT2TM 等，较容易通过支架网眼进入边支。每种导丝均有其优缺点，不存在完美的导丝。某方面性能的加强可能会以牺牲另一部分性能为代价，如增加导丝的可控性，必然会减少其顺应性。因此，术者熟悉各种导丝的特点，根据靶血管特点和治疗器械，选择不同导丝。根据血管解剖构型塑形导丝头端，以便导丝通过边支，一般来说导引导丝头端可塑类似 JR 导管形状的两个弯，第一个弯的角度和长度根据边支的角度和直径塑形，第二个弯的长度和角度根据主支的直径塑形。如果需要穿过主支支架网眼，尽量选择远端网孔。

二、预扩张的判断

治疗分叉病变，大部分情况需要预扩张主支，预扩张能了解病变血管的特性，如是否有球囊无法扩张的病变、是否容易造成夹层，球囊是否容易通过病变等，预扩张使支架容易通过，预扩张使分支病变扩张到较满意水平，减少分支血管植入支架的可能性，扩张分支病变如采用切割球囊或双导丝球囊，分支开口扩张更充分，血管撕裂较轻。扩张主支最好用 1∶1 球囊扩张，球囊直径和主支相同可充分扩张病变，更有利于主支 / 边支支架通过，也可感知血管构型、是否有钙化，是否需要旋磨预处理病变。但扩张分支病变往往会造成分支血管夹层，导丝再次通过边支时容易进入假腔，因此，如果导丝需要再次进入分支，在导丝再次通过分支病变前尽量不要扩张分支，以免给导丝再次通过分支造成困难。也并不是所有病变都需要预扩张，分支开口正常的假分叉病变一般不需要预扩张。

三、球囊对吻扩张

术后球囊对吻扩张是治疗分叉病变的关键技巧，如使用 6F 导引导管，对吻扩张尽量选用杆部最大直径 ≤ 2.6F 的球囊，一前一后送入球囊，避免两球囊杆部最粗处重叠，这样操作比较容易。对吻球囊直径尽量和血管直径相近，注意不要造成近端过扩张，因为，对吻扩张两球囊重叠部分直径等于两球囊直径之和乘以 0.67，Murray's Law:Dmother=0.67* (Ddaughter 1+Ddaughter 2)。对吻球囊长度不要过长，应在支架内扩张，以免造成夹层。因分叉开口处最不容易被扩张，扩张不完全往往会残留局限性狭窄，造影不易发现，为晚期血栓和再狭窄埋下隐患。对吻扩张最好选用耐高压的非顺应性球囊（近年来随着工艺的改进，半顺应性球囊破裂压明显提高，半顺应性球囊外径较小、通过性能优异。有部分术者建议用半顺应性球囊做对吻扩张，同一条球囊即可预扩张，又可后扩张，减少球囊使用量，增加操作成功率、缩短操作时间），先分别用高压扩张主支、分支开口，再用较低压力对吻扩张，既能防止开口处膨胀不良又能避免两球囊重叠处过扩张。扩张时间要足够长，有研究显示扩张 60 秒比扩张 20 秒时，支架球囊的直径增加 10%，如条件允许高压扩张时间尽量达到 30 秒以上，达到良好膨胀效果、减少支架弹性回缩。分叉病变主支远端、近端血管直径落差往往较大，如不对吻扩张，分叉近端部分的支架常有贴壁不良、膨胀不全，此时可用一条直径较大的短耐高压球囊扩张分叉血管近端支架，达到最佳膨胀效果，也有利于保持边支开放。

分叉病变情况复杂，有时单纯造影难以判断，如有条件可用血管内超声和压力导丝指导下选择治疗策略。

大庆油田总医院集团油田总医院　温尚煜

第九节　扭曲、成角、钙化和重度狭窄病变中导丝的选择及操作技巧

随着冠状动脉介入治疗器械的不断改进与发展，严重钙化、扭曲、成角等复杂的冠状动脉病变通过介入治疗已成为可能，并获得了较高的手术成功率。PCI 导引导丝作为冠状动脉介入治疗的最基本平台，在整个冠状动脉介入治疗过程中起着举足轻重的作用。对于扭曲成角或严重钙化等复杂病变，正确地选用导引导丝更是介入治疗成功的关键。

选择导丝时要根据病变的实际情况，综合考虑病变特点和适用导丝的特性，以发挥其最佳效果。

一、扭曲成角病变中导引导丝的选择

扭曲、成角病变是指病变近端血管过度迂曲或靶病变血管全程严重扭曲，甚至从各种角度发出。对于这类病变要求导丝具有易于通过扭曲血管的柔软尖端，还应具备良好的血管跟踪性及顺应性，同时应有较强的拉伸扭曲血管的能力，以使球囊、支架能够顺利通过扭曲、成角血管到达病变。适合扭曲、成角、钙化和重度狭窄病变的导丝包括：

1. Pilot 50 导丝

Core-to-tip 尖端、核心钢丝为 Durasteel，聚合物覆盖头端弹簧圈护套、Hydrocoat 亲水涂层，其最大的结构特点是采用了抛物线式的核芯钢丝缩细方式，明显增强了扭矩传导性；同时导引钢丝尖端采用在缠绕弹簧圈上进行涂层，改善超滑钢丝的触觉反馈，提高应用安全性；其核芯钢丝为 Durasteel，增强了导引钢丝的形态记忆性和支持力。适用于次全闭塞病变。

2. Whisper 导丝

Core-to-tip 尖端、核芯钢丝为 Durasteel、聚合物覆盖头端弹簧圈、Hydrocoat 亲水涂层、尖端硬度为 1.9g；同时导引钢丝尖端在缠绕弹簧圈上进行涂层，改善超滑钢丝的触觉反馈，提高应用安全性；其核芯钢丝为 Durasteel，增强了导引钢丝的形态记忆性和支持力。用于内膜下再入或通过侧支循环达到 CTO 病变的远端或穿支架网眼。

3. Asahi Sion 导丝

独特设计在轴心导丝旁边还多了一层 6 条导丝缠绕的 twist core，故其操控性能和保持塑型能力非同寻常；尖端硬度只有 0.7g，亲水涂层，对血管损伤更小；可用于常规病变、极度扭曲病变及 CTO 逆行手术（图 9-10）。

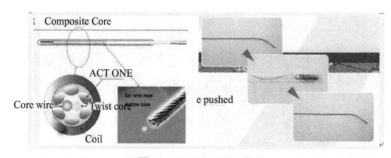

图 9-10　Asahi Sion 导丝

4. Fielder XT 导丝

Polymer 上面加亲水涂层软导丝，头端呈锥形，直径为 0.009″，头端硬度 0.8g，易于通过迂曲血管和经室间隔及其他侧支血管，首选逆向导丝（图9-11）。

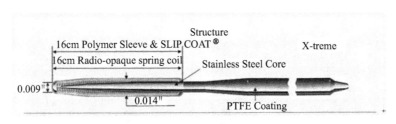

图 9-11 Fielder XT 导丝

5. HT BMW ELITE 导丝

导丝镍钛合金流线型核芯椎体设计，提供出色的跟踪性和1∶1扭矩传导性；core-to-tip头端设计，确保出色的头端塑形保持能力和操控性；亲水涂层提供导丝的跟踪性并利于器械的输送，较传统的 BMW 导丝更易通过扭曲病变到达远端（图9-12）。

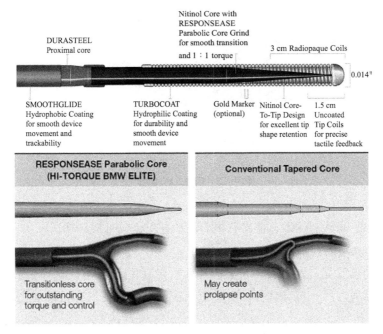

图 9-12 HT BMW ELITE 导丝

二、操作技巧

1. 双导丝轨道技术

多根导丝即可锚定导引导管又能为球囊、支架提供多条轨道、还能拉直扭曲的血管，有时甚至需要三根导丝增加支撑，完成手术。需要注意的是，导丝拉直扭曲血管的同时常常会刺激血管导致痉挛，撤回导丝后痉挛可解除（图 9-13）。

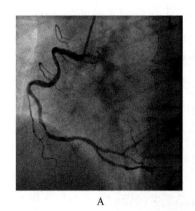 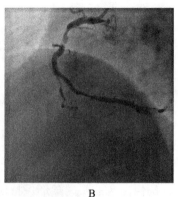

A   B

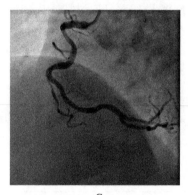

C

图 9-13　病例 2 示意图

病例 1：迂曲 RCA 的 PCI，使用三根 BMW 导丝完成支架的输送。

2. 小球囊边支辅助技术

成角病变导丝反复进入边支，无法进入严重狭窄并成角的主支。这时可以在边支导丝口部置入小球囊，另一根导丝再次尝试进入主支，因边支口部被球囊占据，导丝可转弯进入主支。

病例 2：LAD 中段次全闭塞病变（图 9-14A），Fielder XT 导丝通过闭塞病变后进入对角支，无法调整到 LAD 主支（图 9-14B），将 2.0×10mm 球囊近端置于对角支开口处并减小压力（6atm）膨胀（图 9-14C），另一根导丝在分叉处尝试进入 LAD 主支成功（图 9-14D），完成 PCI。

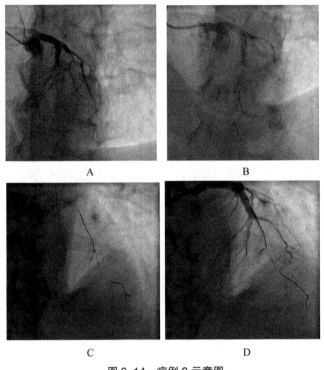

图 9-14 病例 2 示意图

3. 导丝塑形

根据病变形态塑形，可以塑 2 个甚至多个弯曲。例如反钩形的边支导丝进入困难时，可以将头端塑形成"S"形。

病例 3：LM-LAD-LCX 分叉病变，LCX 口部重度狭窄，导丝无法顺利进入 LCX。Pilot50 导丝塑形成"S"形，小心地通过 LCX 口部病变，完成 PCI（图 9-15）。

4. 边支技术

当闭塞段有边支发出，导丝不能通过闭塞段而总是进入边支时，对边支的开口部位进行轻度扩张，导丝往往可以通过病变（图 9-16）。

病例 4：LCX-OM 分叉，LCX 主支开口重度狭窄并成角，多种导丝无法顺利进入 LCX 远端。于 LCX-OM 以 2.5mm × 10mm 切割球囊，8atm 扩张，导丝顺利通过主支病变，完成 PCI（图 9-17）。

5. 微导管辅助

微导管在迂曲血管以及严重钙化病变中能增强导丝的操控性和通过率，为导丝推进提供支撑，特别是在靶血管存在弥漫病变的时候，使扭曲病变 PCI 过程简化。对于分叉病变，当主支或分支导丝进入困难时可使用微导管，提高成功率。而且，通过微导管可以交换不同性能导丝以利通过病变。

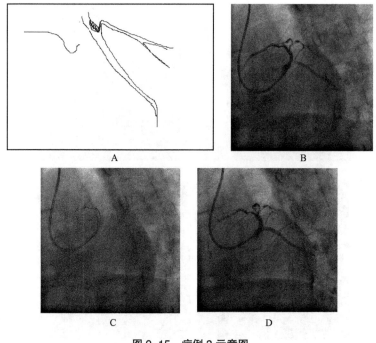

图 9-15 病例 3 示意图

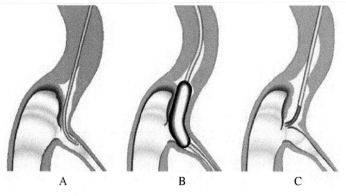

图 9-16 边支技术示例

病例 5：RCA 中远段闭塞，闭塞前为破裂斑块伴自发夹层图 9-18A，Pilot50 导丝直接进入假腔，无法调整到真腔图 9-19B。用微导管 +BMW 导丝调整至真腔闭塞前图 9-18C，再交换成 Pilot50 导丝，通过闭塞段至远端图 9-18D。

6. Crusade 双腔微导管

Crusade 双腔微导管有一个侧口、一个端口，主要用于 CTO 病变的平行导丝技术（图 9-19）。

日本学者也将其应用于严重成角的狭窄病变，发明了一种"反转"导丝技术。对于严重成角的重度狭窄病变，导丝常常可以到达边支而无法调整到主支（图 9-20A），此时

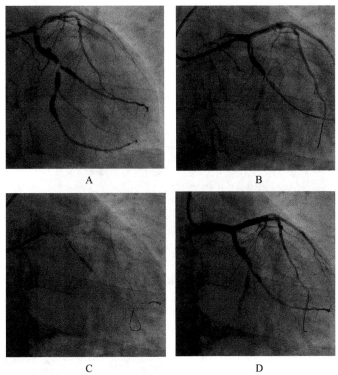

图 9-17　病例 4 示意图

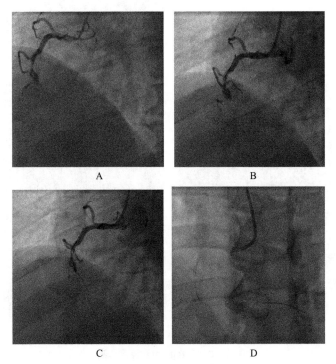

图 9-18　病例 5 示意图

将 Crusade 导管沿导丝进入分支，另一根导丝（reverse wire，头端塑形成急弯）通过另一腔进入微导管到达边支远端（图 9-20B）。然后回撤 Crusade 导管至近端（图 9-20C），

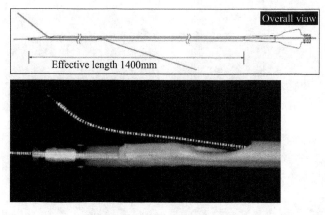

图 9-19　Crusade 双腔微导管

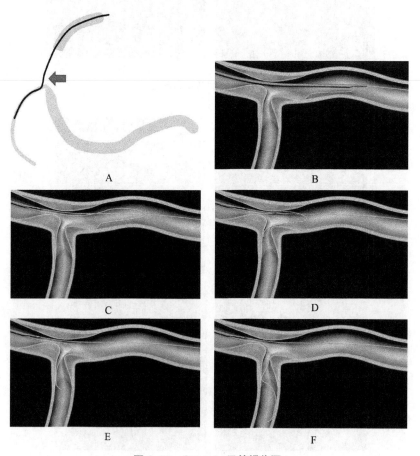

图 9-20　Crusade 导管操作图

再回撤 reverse 导丝，同时适当旋转使导丝头端进入主支（图 9-20D），继续回撤导丝使前端完全进入主支（图 9-20E），旋转推送导丝到远端（图 9-20F）。

7. Venture 导丝控制导管

Venture 导丝控制导管头端可在术者操纵下灵活转向，最大达 90°，具有良好的扭转力。PCI 术中可通过此导管头端方向的转动为导丝提供精确定位和强支撑，适用于通过严重扭曲或成角病变（图 9-21）。

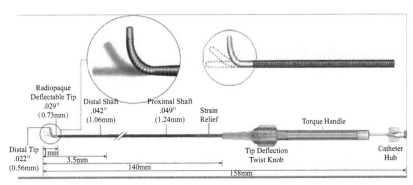

图 9-21　Venture 导丝控制导管

病例 6：由于 LCX 近端成角重度狭窄，导丝无法通过。此时将 Venture 导丝控制导管超过导丝头端，旋转 Venture 导管使头端指向病变开口，再进入导丝通过病变，完成 PCI（图 9-22）。

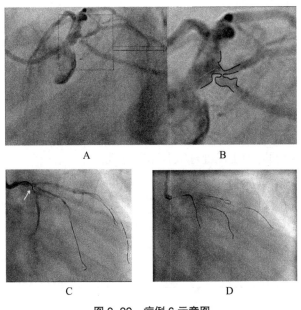

图 9-22　病例 6 示意图

导引导丝是冠状动脉介入治疗的基本平台，特别是对于扭曲、成角、钙化、重度狭窄等复杂病变来说尤为重要。在对冠状动脉病变的充分认识与评估、对导引导丝性能结构特性精确掌握基础上，正确选择、灵活运用各种导引导丝，是保障冠状动脉介入治疗成功的关键。

中国医学科学院阜外医院　尹　栋　吴永健

第十节　冠状动脉穿孔及处理策略

冠状动脉穿孔是指对比剂或血液经明确的冠状动脉撕裂处流至血管外，是冠状动脉介入治疗中少见但非常严重的并发症，若发现和处理不及时，部分患者短时间内可发生心脏压塞，常可危及患者生命。

1. 冠状动脉穿孔分型及发生率

Ellis 等根据冠状动脉造影特点将冠状动脉穿孔分为 3 型（表 9-5）。冠状动脉穿孔的 Ellis 分型有助于判断穿孔的预后。I 型穿孔多是良性，有迟发心脏压塞可能。Ⅱ 型穿孔患者在经过球囊延长时间低压扩张处理后，发生死亡、心肌梗死或心包填塞的概率较低。而大部分 Ellis 分型的Ⅲₐ型穿孔进展迅速并易出现心包填塞，常需要急诊外科手术，Ⅲᵦ型穿孔相对稳定，但可导致动脉 - 心室瘘或动静脉瘘。早期有关冠状动脉穿孔预后的报道显示，冠状动脉穿孔后的死亡率为 0～9%，心肌梗死率 4%～26%，急诊外科手术率 24%～36%，大约 34% 的患者需要输血。最近公布的一项包括 38 559 例患者的研究显示，冠状动脉穿孔后，约 19.4% 的患者出现心包填塞，34.7% 的患者急诊外科搭桥，院内死亡率为 16.7%，其中 50% 不良后果是由于Ⅲ型冠状动脉穿孔所致。国外研究发现，在单纯球囊成形术时代，冠状动脉穿孔的发生率为 0.1%～0.4%。在新器械（支架、旋切、旋磨等）时代，其发生率可达 0.5%～3.0%（表 9-6）。近年来，随着慢性闭塞病变介入技术的进展和药物洗脱支架的广泛应用，其发生率还有增高的趋势。在当代 PCI 条件下，更应积极预防和正确处理冠状动脉穿孔。

表 9-5　冠状动脉穿孔分型

Type Ⅰ	造影剂局限于动脉外膜下，局部可见溃疡状或蘑菇状造影剂显影或滞留
Type Ⅱ	心肌内或心包内局限性片状造影剂渗漏
Type Ⅲₐ	造影剂漏入心包
Type Ⅲᵦ	造影剂漏入心室腔或其他部位

表 9-6　不同器械引起冠状动脉穿孔的发生率

Device	Incidence（95%*CI*）	Ellis classification			
		I	II	III CS	III
Balloon angioplasty	14/9080（0.1%；0.1%～0.1%）	3	5	2	4
DCA	12/1715（0.7%；0.7%～0.7%）	3	7	0	2
Excimer laser-I	10/529（1.9%；0.8%～3.0%）	3	4	0	3
Excimer laser-II	7/371（1.9%；0.5%～3.3%）	0	7	0	0
Rotablator	10/771（1.3%；0.5%～2.1%）	3	4	0	3
TEC	9/434（2.1%；0.8%～3.4%）	1	4	0	4

CS: caviry sprling，DCA:directional coronary atherectomy，TEC:transluminal extraction catherer。

2. 冠状动脉穿孔的相关危险因素

冠状动脉穿孔的发生与患者的临床情况、冠状动脉病变特征以及介入治疗时选择的器械等多种因素有关。

（1）患者的临床危险因素：高龄、高血压、不稳定性心绞痛及非 ST 段抬高型心肌梗死患者介入治疗时冠状动脉穿孔的发生率相对较高（表 9-7）。

表 9-7　冠状动脉穿孔发生的临床危险因素

Variable	冠状动脉穿孔		*P*-value
	Yes（57）	No（171）	
Men	39（68%）	117（68%）	0.86
Age			0.015
Hypertension	47（82%）	10（61%）	0.005
DM	18（31%）	65（38%）	0.47
Current smoker	18（31%）	65（38%）	0.47
Previous CABG	12（21%）	18（11%）	0.07
Previous PCI	25（44%）	51（30%）	0.07
PCI for UA/NSTEMI	42（74%）	90（53%）	0.008
PCI for STEMI	4（7%）	35（20%）	0.03
PCI for SA	22（39%）	43（25%）	0.07

（2）解剖危险因素：严重钙化病变、慢性闭塞病变、成角病变、严重扭曲病变、小冠状动脉病变、分叉病变等严重增加冠状动脉穿孔的危险性（表9-8）。Aziz等的研究发现，CTO 病变介入治疗时冠状动脉穿孔的发生率高达 2.1%。以下 CTO 病变进行血运重建时，冠状动脉穿孔的发生率可能更高。①完全闭塞和次全闭塞，后者因闭塞后血管有缓

慢的 1 级血流，导丝较容易通过，同时可指引导丝的方向，其成功率略高于完全闭塞；②闭塞时间 >3 个月；③闭塞长度 >15mm；④闭塞端的形态为齐头；⑤闭塞端无边支血管开口；⑥闭塞端存在桥侧支；⑦闭塞血管段有扭曲；⑧闭塞病变近端重度扭曲；⑨严重钙化病变；⑩近端弥漫病变的闭塞。

表 9-8　冠状动脉穿孔发生的解剖危险因素

Variable	冠状动脉穿孔		P-value
	Yes（57）	No（171）	
Type A lesion	0（0）	217（12.3%）	0.012
Type B lesion	25（44%）	98（57.3%）	0.1
Type C lesion	28（49%）	34（19.9%）	<0.0001
In-stent lesion	4（7%）	18（10.5%）	0.6
Calcified lesion	23（40%）	20（12%）	<0.0001
Chronic total lesion	12（21%）	18（11%）	<0.0001
Small vessle <2.5mm	20（35%）	43（25%）	0.2
Bifucation	20（35%）	73（43%）	0.39

（3）器械危险因素：据报道冠状动脉穿孔多由球囊、支架、导丝、远端保护装置、经皮血管内超声导管及其他切削斑块装置引起，其中 I 型穿孔多由导丝引起，II 型和 III 型穿孔多由支架和球囊等器械使用不当所致。偶见由于造影剂用法不当引起的冠状动脉穿孔。

1）导丝是冠状动脉内非消斑器械中最常导致冠状动脉穿孔的器械，尤其是超滑和加硬导丝，主要原因是导丝在通过闭塞病变时进入夹层，如未及时识别，继续前行进入心包或心腔，更为严重的是导丝进入夹层后又用球囊扩张。Witzke 等报道导丝所致的冠状动脉穿孔的比例高达 55%，导丝所致的冠状动脉穿孔可以在导丝尝试通过冠状动脉病变时发生，也可因为置于血管远端的导丝所致，导丝断裂后导致血管穿孔也不少见。

2）球囊直径过大，尤其当管径与球囊直径的比例≥ 1∶1.3、压力过高时，病变部位撕裂、穿孔发生率增加，北美和欧洲一项 1238 例 PCI 回顾分析提示切割球囊成形术发生冠状动脉穿孔的比例高于应用普通球囊的手术（P=0.03）。

3）在应用较硬或带有亲水涂层的导丝到达血管远端或分支后继续用力推送，导致穿出血管。

4）在应用旋磨、旋切、激光消融等技术的过程中，由于各种能量性质不同，穿孔的比例较高。Ellis 等研究发现 II 和 III 型穿孔约 80%。

5）在 PCI 过程中置放临时心脏起搏器，有起搏器电极头穿破右心室的报道。

（4）操作危险因素：冠状动脉内消斑治疗（如旋磨、定向旋切或准分子激光冠状动脉成型）时冠状动脉穿孔的发生率是单纯球囊扩张成形术时的 5～6 倍，对偏心病变、长度＞10mm 的病变或迂曲病变进行旋磨治疗时，使用较大型号的消斑器械治疗分叉病变或者严重的成角病变使冠状动脉穿孔的概率增加。但目前在世界范围内，冠状动脉内消斑器械治疗的比例较前明显下降，导丝仍是导致冠状动脉穿孔的最主要的器械之一。同时实施冠状动脉介入治疗医师的临床经验以及技术操作是冠状动脉介入治疗成败的关键。这要求手术医师要具备丰富的影像学知识、冠状动脉解剖学知识、丰富的冠状动脉介入治疗经验，充分了解各种冠状动脉病变的特点，熟练掌握各种介入治疗器械的特性，合理选择手术器械和安排介入治疗顺序，严格按照操作规范手术，只有这样才能最大限度地减少手术并发症，提高 PCI 的成功率。

3. 冠状动脉穿孔的临床表现

血管穿孔的临床症状依其出血量的多少和速度不同，轻者无明显症状，严重者在短时间内即可发生心脏压塞。另外，出血可影响病变远端及侧支循环的血液供应，出现心前区疼痛、心肌酶增高。Ⅰ型或Ⅱ型穿孔出血速度较慢，患者早期无症状，后期出现持续性低血压、心率增快、胸闷、气促及大汗等，而且补液及使用升压药疗效难以奏效。出血局限于心内膜下时，出现心内膜下血肿，患者可出现持续胸痛、胸闷，心电图无 ST-T 改变，心率增快、血压降低等表现，积血一旦破入心包，即发生突然心包填塞。由于患者常有术前禁食、呕吐、出汗、术中出血、边支受压及术后迷走神经反射等情况，与上述表现有相似之处，易引起混淆。因此，必须强调，术后出现上述情况必须除外冠状动脉穿孔的可能，术后血流动力学监测、及时反复心脏超声检查对明确诊断很有帮助。必要时应当机立断，及时再次行冠状动脉造影检查。对于术中远端血管腔的缩小除考虑冠状动脉痉挛外，应注意排除冠状动脉穿孔，后者不会被硝酸甘油缓解。

4. 冠状动脉穿孔的诊断

（1）常根据以下几点判断冠状动脉穿孔：①冠状动脉造影可见到造影剂外溢。②心包内造影剂滞留影。③超声心动图见到心包积液。④心电图异常。⑤新发生的胸痛。

（2）术中及术后心脏压塞的诊断：①术中或术后出现的恶心、烦躁、胸闷、心动过缓或心动过速和低血压状态应首先考虑心脏压塞，静脉推注阿托品除外迷走反射后尽快超声或 X 射线透视是明确诊断的可靠方法。② X 线透视下发现心影增大或心脏搏动减弱或消失需考虑心脏压塞，RAO 30°透视下心影搏动消失伴心影外缘透亮带结合临床症状可确诊心脏压塞，如果透亮带与心影外缘接近重叠则不提示心脏压塞。

（3）血流动力学改变：注意冠状动脉穿孔可发生在术中或术后数小时或数天发生（迟发），对于术中有较深夹层者应严格监护，重复造影可发现延迟穿孔；其次小的游离穿孔术中不易发现，但仍会导致心脏压塞，术中及术后需加强临床观察，以便及时发现和诊断心脏压塞；对于术中出现的难以纠正的"迷走反射"尤其要提高警惕；对于术中远端

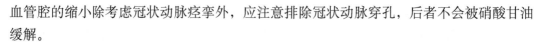

血管腔的缩小除考虑冠状动脉痉挛外，应注意排除冠状动脉穿孔，后者不会被硝酸甘油缓解。

5.冠状动脉穿孔的处理

冠状动脉穿孔的处理包括非外科手术处理与外科手术处理，处理原则为封闭穿孔和保持血流动力学稳定，应首先考虑解除心脏压塞，必要时手术治疗。

（1）非外科处理方式包括

1）持续低压力球囊扩张：冠状动脉穿孔确定，将球囊（球囊/血管比 0.9～1.0）送至穿孔部位的近端，以 2～6atm 压力充盈球囊，造影证实完全封闭破口后持续 10～15 分钟。如未完全封闭破口，可再次以低压持续扩张 15～45 分钟。此时最好应用灌注球囊以防止时间过长导致远端血流灌注不足。

2）带膜支架：若持续低压球囊仍不能封闭破口，应立即在破口处置入聚四氟乙烯带膜支架。置入时要求支架准确定位，避免过度用力推送支架引起脱落，带膜支架往往需要高压扩张方能完全展开。对于Ⅲ型穿孔，一般需要植入带膜支架。由于大多数导管室未备带膜支架，可使用自制带膜支架封堵，自制带膜支架常用夹心法，有报道将球囊剪断（远端少剪保持较小直径），近端根据需要长度剪断，然后套于常规支架上送入破裂部位，释放支架，覆盖破损部位。前者为管壁三层支架，且费用昂贵，而后者为两层支架，造价低廉。

3）拮抗抗凝作用：Ⅰ型和Ⅱ型穿孔早期都应在努力封破口的同时继续抗凝，以防止冠状动脉内血栓形成。如果破口较大（严重的Ⅱ型或Ⅲ型）、长时间球囊扩张封堵后仍有造影剂持续外渗时，应立即停用肝素和 GP Ⅱ$_b$/Ⅲ$_a$ 受体拮抗剂。可用鱼精蛋白中和肝素，使 ACT < 200 秒。术前应用阿昔单抗患者，可输注血小板 6～10 单位来中和，但对替罗非班和埃替非巴肽无效，目前尚无对替罗非班或埃替非巴肽的对抗剂。

4）心包穿刺术：冠状动脉穿孔常引起急性心包填塞，X 射线透视及超声可以迅速明确诊断。心包填塞一旦发生，应立即考虑行留置式心包穿刺引流，不可怀有侥幸心理。并持续抽吸和监测心包腔内积血。穿刺部位常用剑突下或经心尖部位。最好在超声引导后透视下进行。进入心包腔后注射少量造影剂证实，方可置入引流管。

5）栓塞治疗：如冠状动脉穿孔持续外渗又不适合外科修补术（小血管、末梢血管、供血区域非常局限、本身是闭塞病变），特别是血管远端，可尝试通过微导管行弹簧圈或吸收性明胶海绵封堵。有通过微导管或 OTW 球囊注射凝血酶 100～200U 成功的报道。在球囊封堵的同时，取自身脂肪组织粉碎后穿在另一根导丝上，用球囊导管推入破裂部位（羊肉串法）封堵简单实用。丝线封堵法为取 4 号丝线剪成长度约 1.5cm 数根，分别放入 1ml 注射器口。经微导管用 1ml 注射器将丝线迅速推入血管。

（2）外科治疗：有 30%～40% 的冠状动脉穿孔患者需要外科手术治疗，老年冠状动脉穿孔患者外科手术的预后较差，对于穿孔比较大、伴有严重的心肌缺血或血流动力不稳定，经过非外科手术方式处理后病情仍控制不佳者需紧急进行外科手术治疗，如有可能，应使用球囊低压扩张穿孔部位的同时急诊转往外科手术室。外科手术的目的是控制出血、修复穿孔或结扎血管，同时行 CABG 术。手术指征：①冠状动脉大穿孔，导致心肌严重缺血；②血流动力不稳定；③非手术方法治疗冠状动脉穿孔无效，出血持续。

6.冠状动脉穿孔的预防

预防冠状动脉穿孔，最重要的是术者应在术前详细询问病史，完善相关检查，做到心中有数。例如详细询问患者心肌梗死的发病情况，可大致判断闭塞时间；询问心绞痛的发作频度和进展情况，可判断斑块病变的稳定程度。仔细阅读造影录像，详细分析病变血管的走向、病变的性质、形态特征和侧支循环情况，对决定手术策略和选择手术器械至关重要，而后者正是导致手术成败、并发症是否发生的重要因素。

（1）导丝：对于普通病变，尽量选择非亲水性导丝，即使是很软的亲水涂层钢丝也有可能穿出血管远端进入心包，在整个介入治疗过程中，避免粗暴操作，尤其是加硬或超滑导丝，应始终监看到导丝的头端；同时避免使用中等以上硬度的导丝，即使使用也应多体位投照，确保钢丝走行于血管真腔。介入治疗过程中必须始终保证导丝尖端顺滑地通过病变并保持对导丝良好的操控性，在手术过程中应注意调整导丝张力，以防导丝穿出血管。术中要抓住导引导管，固定导丝，避免导丝过远。如果导丝可能进入假腔（前端被"咬住"、导丝尖端摆动异常活跃、尖端活动受限、前端塑形消失或严重变形、前行受阻、持续造影剂滞留），务必回撤并确认无穿孔发生，并重新定位导丝，切忌盲目进行扩张。在手术中，识别通过闭塞病变部位的导丝是否在真腔内尤为重要。判断导丝是否在真腔内的方法主要有以下几种：①导丝通过病变后，其尖端运转灵活，导丝塑形存在，且可进入相应的分支，说明导丝在真腔内，反之，导丝尖端塑形消失或变形，操纵失灵，推送困难提示导丝进入夹层，此时应回撤导丝，重新定位。②导丝进入血管远端后，退回导丝至闭塞段远端附近，重新推送导丝至血管远端，如仍沿原路径前进，可以证实未刺破血管进入心包腔。③多体位投照，观察导丝走向是否与血管走向的方向一致。④延长造影时间，观察侧支循环逆灌到闭塞血管远端的显影情况，确定导丝是否在血管腔内。⑤穿刺对侧动脉再置入一根造影管，在对侧供血动脉造影，观察逆灌显影确定导丝的位置。⑥应用 OTW 球囊，将球囊沿导丝滑向闭塞病变的中远段，撤出导丝，经中心腔注入造影剂，观察闭塞远端血管显影情况，如闭塞远端及分支显影正常，则证明导丝及球囊均在真腔内，可由远及近扩张病变。

（2）球囊和支架：预扩张应选择大小合适的球囊，采用适当的扩张和释放压力，压力应逐渐增加和减小，以防病变部位严重撕裂，导致血管穿孔。支架释放后的后扩张时，应确保球囊在支架内，而避免球囊的"肩部"过多地伸于支架外部扩张，避免造成支架边缘破裂穿孔。应精确定位，选择长度足够的支架、尽量使其两端位于正常血管段，保证血管具有相当的径向扩张适应度；应仔细阅读支架释放压力表，目前不少支架采用的是半顺应球囊装载，因此不易使用过高压力扩张；当支架已经释放完成、仍留有残余狭窄时，再行后扩张，忌过大、过长，忌球囊高压力反复扩张。在串联连接两个不同尺寸支架时，尽量选择直径相近的支架，用大尺寸支架球囊扩张连接部时应特别注意压力不得过高。

（3）其他器械的使用：对于冠状动脉夹层，不宜采用冠状动脉定向旋切治疗，此时选用支架覆盖较为可靠和有效。旋磨时选择合适大小的磨头，避免强行推送。

延边大学附属医院　李玉子　金雄杰

第十章　压力导丝

第一节　冠状动脉功能学评价在血运重建中的应用

目前临床上诊断冠心病的"金标准"是冠状动脉造影（coronary artery angiography，CAG）。CAG 显示冠状动脉管腔的轮廓和相对于正常管腔的狭窄程度，可以明确冠状动脉有无狭窄、狭窄的部位、程度、范围等，并根据结果指导进一步的治疗，包括药物治疗、经皮冠状动脉介入治疗（percutaneous coronary intervention，PCI）及冠状动脉旁路移植术（coronary artery bypass surgery，CABG）等，血运重建治疗策略的选择是临床医生需要考虑的问题。然而新近研究显示，实现解剖学完全血运重建（PCI 或 CABG）术后不能改善患者预后，但是血运重建的生存获益与心肌缺血风险相关，提示应重视缺血相关的血运重建治疗。功能学评价可以提高心肌缺血的证据，促使血运重建治疗策略的观念从解剖学血运重建转移到功能学血运重建。冠心病治疗策略可以接受对于功能学完全血运重建的患者实行解剖学上的不完全血运重建（包括 PCI 或 CABG），或实现功能学完全血运重建，所以应行冠状动脉功能学检测。

一、血流储备分数

1993 年 Nico Pijls 等首次提出血流储备分数（fractional flow reserve，FFR）的概念，定义为狭窄冠状动脉支配区域心肌最大血流量与理论上同一支冠状动脉无狭窄时心肌所获得的最大血流量的比值。在冠状动脉血管最大扩张和心肌充血的状态下，通过测量冠状动脉狭窄近端和远端的压力，利用压力流量方程计算即可得到 FFR，公式表示为 $FFR = Pd/Pa$，Pa 为冠状动脉近端压力（用导引导管测定），Pd 为冠状动脉远端压力（用压力导丝测定）。经过大量的临床研究，得出了 FFR 的临界值是 0.75，如果 FFR ＜ 0.75，提示该病变有临床干预的意义；如果 FFR ＞ 0.8，提示该病变引起心肌缺血的可能性很小，仅需药物治疗；FFR 数值在 0.75 ～ 0.8 时，需要结合患者临床的状况及其他检查结果加以综合判定是否需要介入治疗。

目前 FFR 已在临床中广泛应用，主要应用于指导临界病变、左主干病变、多支血管病变、弥漫串联病变及分叉病变的治疗。DEFER 研究纳入 325 例单支临界病变患者，该研究结果提示，对于冠状动脉中度狭窄的患者，根据 FFR ≥ 0.75 而延期行 PCI 的方案是安全可行的，此类患者每年发生心源性死亡或心肌梗死的风险 < 1%，且并不会因为植入支架而降低。Kang 等人研究入选了 43 名左主干病变合并回旋支开口狭窄的患者，对主干病变采取单支架 crossover 至前降支，支架植入术后，通过 FFR 评判是否对回旋支产生影响，支架前后主支及侧支均通过 IVUS 检测，研究表明 FFR 较 IVUS 能更好地指导边支治疗策略的选择，左主干病变分支是否需要介入处理可以通过 FFR 测定来指导。FAME 研究发现应用 FFR ≤ 0.8 指导 PCI 术，与冠状动脉造影指导 PCI 术比较，显著减少了植入支架的数量和对比剂用量，降低了治疗费用和住院时间，治疗费用降低了14%，而且因心脏死亡的发生率减少了 34%。FAME 研究的 2 年随访结果进一步支持了FFR 在多支血管病变的治疗策略选择中重要的临床意义。FAME 研究的分析结果显示：对于狭窄程度在 50% ～ 70% 的患者，其中 35% 的 FFR 值 < 0.8，意味着仅凭造影，会有 1/3 的患者会被忽略；对于狭窄程度在 71% ～ 90% 的患者，其中有 20% 的 FFR 值 >0.8，意味着仅凭造影，会有 20% 的没有缺血的患者可能被过度治疗。对于冠状动脉串联病变，应用 FFR 进行评估，如果 FFR < 0.75，使用 Pullback 技术，找出犯罪病变，进行干预。Park 等对于两处狭窄的血管行 FFR 测定，根据 FFR 的变化梯度进行 PCI 治疗，随访 9 个月后发现只有 1 例患者再次行血运重建治疗。冠状动脉造影在评估分叉病变时，由于边支血管 (side branch, SB) 开口被主干遮盖、两支血管重叠及影像质量等因素干扰，容易出现偏差，但 FFR 不受上述影响。Nordic Ⅲ SB FFR 亚组研究中，21 个病例没有进行对吻球囊扩张，随访 8 个月，随访期间平均的 SB FFR 没有显著变化。研究结果提示 FFR 指导的血运重建策略可以指导受压 SB 的血运重建，减少不必要的复杂的介入操作。FAME Ⅱ 试验结果显示，在稳定性心绞痛患者中，与单独使用优化药物治疗（optimal medical treatment，OMT）比较，FFR 引导下 PCI+OMT 使血运重建入院的风险降低了 7.6倍，急诊入院的风险降低了 11.2 倍。

FFR 作为冠状动脉功能学的评定方法，可以有效地评估冠状动脉病变对心肌供血的影响，指导制定更为合理的治疗策略。因此 2009 年 ACC/AHA/SACI 指南更新中将 FFR在中度冠状动脉狭窄的缺血评价和作为功能检测指标评价病变是否需要 PCI 的指征，由Ⅱb 类提升到 Ⅱa 类。2010 年 ESC 再血管化指南中，在无有效的血管相关缺血客观证据时将 FFR 列为缺血相关病变检测的 Ⅰa 类适应证，并且明确推荐使用 FFR 指导多支血管、支架内再狭窄、左主干病变和心肌梗死后相关血管病变的介入治疗。

FFR 作为一种冠状动脉功能学评价检查的重要方法，具有准确性高，数值不受血压、心率变化等影响，并且重复性高，这些特点决定了 FFR 的临床使用是可行而且可靠的，且减少医疗费用，指导冠状动脉血运重建治疗，可以明显改善患者的临床预后。

二、功能性 Syntax 评分

基于 Syntax 研究，有学者结合 FAME 研究结果提出 FFR 引导的 Syntax 评分（Syntax score，SS）概念，即功能性 Syntax 积分（functional Syntax score，FSS），是将 FFR 并入到 Syntax 积分计算中，对冠状动脉多支病变进行危险分层和预后评估。FSS 在预测主要不良心血管事件（major adverse cardrovascular events，MACE）的准确度方面优于 SS。

Nam 等选取 FAME 研究中 FFR 指导介入治疗的 497 例多支血管病变（multi-vessel disease，MVD）患者进行研究。首先对所有患者用常规方法计算 SS，然后通过计算功能性 SS（对 FFR < 0.80 的重新计算 SS），比较两组积分对患者 1 年 MACE 的预测价值。结果显示，FSS 使大于 30% 的病例分组发生变化，更多的患者进入低积分组，证实 FSS 对死亡或心肌梗死的预测价值更高；Syntax 分低危、中危和高危组的 1 年 MACE 风险分别为 8.4%、10.2% 和 20.9%，而 FSS 低危、中危和高危组的死亡或心肌梗死风险则分别为 9.0%、11.3% 和 27.7%，表明 FSS 对 1 年 MACE 的预测价值更高。此外，多因素分析显示，FSS 和手术时间是 MACE 的独立预测因子；43% 的患者由原来 SS > 22 的高危组（多选 CABG）转移到 FSS < 22 的低危组，因此，转组后增加 28% 的患者更适合 PCI 治疗。FSS 可有效指导多支病变患者的危险分层，更利于 MVD 患者选择治疗策略和预测预后。Novara 等的研究同样证实，对于多支病变的冠心病患者，FSS 指导血运重建似乎是更合理的方法，FSS 使大部分患者重新分组并进入低危组，导致了治疗策略的改变。FSS 系统充分反映了冠状动脉病变血管的解剖学特点和功能性信息，更有利于 MVD 血运重建的选择和改善临床预后，精确地评估患者危险程度，值得临床应用。

三、瞬时无波形比率

在不使用腺苷的情况下，基于指引导丝的技术能识别心动周期过程中一段时期的低阻力并且用一种算法计算出冠状动脉内的压力。在无波形期间测量到的瞬间的压力梯度，定义为瞬时无波形比率（Instantaneous wave-free ratio，iFR），是舒张期无波形间期狭窄血管远端平均压力除以舒张期无波形间期平均动脉压。

iFR 是一种检测冠状动脉狭窄血流动力学严重程度的方法，无须血管扩张剂，仅检测压力，与 FFR 相当。它可以用于血管扩张剂有禁忌的患者或可能为替代 FFR 的方法。ADVISE 研究分别用 iFR 和 FFR 测量 157 例患者冠状动脉内压力，比较这两种测量方法结果是否相当。分析结果显示，iFR 和 FFR 有很强的线性相关性（$r=0.90$）。在调整了 FFR 的变异性后，iFR 的诊断精确性达到了 95%，阳性预测价值为 97%，阴性预测价值为 93%，且敏感度和特异性分别为 93% 和 97%，提示 iFR 可以与 FFR 相当。Petraco 等在冠状动脉狭窄临界病变评价研究中发现，联合应用 IFR-FFR 指导治疗策略，可以提高生理学意义上指导 PCI 的血运重建的应用率，减少 50% 以上患者应用血管扩张剂的概率。随后对 312 例患者（339 处临界病变冠状动脉狭窄）分别行 iFR 和 FFR 检测，iFR 和 FFR 评价冠状动脉狭窄程度分级具有相似性和良好性，iFR 是不需要血管扩张剂的有效的临床评价方法。与 FFR 相比，iFR 避免了应用腺苷所带来的不良反应，可以应用于广泛人群（尤其是哮喘、低血压或房室传导阻滞等患者）。但是，新近 VERIFY 研究报道，与常规的 FFR 切点值 ≤ 0.80 相比，iFR ≤ 0.80 的诊断准确率为：对所有血管为 60%，对 FFR 介于 0.60 ~ 0.90 者仅为 51%，iFR 受诱导充血的显著影响。结果表明，iFR 与 FFR 呈弱相关，且不独立于充血，因此认为 iFR 不被推荐应用冠心病患者治疗策略的检测。与之相反，Sen 等新近研究将 iFR 和 FFR 与充血狭窄阻力（Hyperemic Stenosis Resistance，HSR）是一种结合压力和流量的指标相比较显示：iFR 和 FFR 与 HSR 的诊断分类一致性相等；iFR 测量的微血管阻力降低较 FFR 所测量的更为稳定，狭窄严重程度越高，iFR 测量的微血管阻力降低越多，FFR 测量正好相反；给予腺苷并未改善 iFR 与 HSR 狭窄严重程度分类一致性。研究结果证实了 iFR 的准确性，iFR 可被用作 FFR 的无腺苷替代方法。目前，与 FFR 相比，iFR 无须血管扩张剂，简化了手术过程，缩短了操作时间，但检测的准确性及是否应用于临床存在争议，对于 MVD 的应用尚无研究报道，需待研究证实。

四、冠状动脉血流储备

冠状动脉血流储备（coronary flow reserve，CFR）通常用冠状动脉最大充血时的血流量与静息（基线）状态血流量的比值来表达。冠状动脉血流量的测量比较复杂，临床上也常用冠状动脉血流速度储备（coronary flow velocity reserve，CFVR）来反映 CFR。CFR 反映了冠状动脉在需求增加时可增加血流的能力，是评价冠状动脉循环功能的一个指标。CFR 对预测冠心病患者的临床预后具有一定意义。Meimoun 等研究证实，急性心肌梗死后 24 小时内行非侵入性 CFR 检测是随访 3 个月左心室功能恢复和住院不良事件的独立预测因子。Ruscazio 等研究报道，对前降支 PCI 术后 1 个月检测 CFR ≤ 2.5 的患者是发生冠状动脉再狭窄的高危人群，需要密切随访，并且在无前降支病变的急性冠状动脉综合征（acute coronary syndrome，ACS）患者中，CFR ≤ 2.25 是 MACE 良好的独立预测因子。Chamuleau 等研究表明，CFVR（CFR）或 FFR 可以评估临界病变、多支病变患者的危险分层，CFVR < 2.0 或 FFR < 0.75 与长期随访期间明显增加的 MACE 发生率相关，尤其是与血运重建率相关。CFR 可以预测 ACS 和 PCI 术后患者的不良心脏事件。CFR 测定值易受血流动力学参数影响，因此 CFR 多不用于指导血运重建。

五、微循环阻力指数

Fearon 等提出了一项新型及操作相对简单的定量评估微循环功能的方法，即微循环阻力指数（index of microcirculatory resistance，IMR）。IMR 是通过温度稀释法测量冠状动脉血流和微循环两端的压力阶差，压力阶差除以血流速度就是 IMR，也是特异性反映微循环阻力的指标。IMR < 25 为正常，IMR > 30 为异常，25 ～ 30 时为灰色地带。对评估微循环功能，IMR 更具有可重复性，并且不受血流动力学干扰及心外膜血管狭窄影响。

IMR 对心肌梗死患者 PCI 术的预后具有预测价值。Felon 等研究证实，IMR 值具有对 ST 段抬高心肌梗死（ST segment elevation myocardial infarction，STEMI）患者预后的预测价值。Ng 等研究发现，PCI 术前测定 IMR 值> 27 对于预测围术期心肌梗死具有的敏感性和特异性分别为 80% 和 85%。同样 McGeoch 等对大面积 STEMI 患者 PCI 术后进行研究显示，IMR 值测量对于 STEMI 患者早期风险评估具有重要作用。Fearon 等研究报道，253 例 PCI 患者立刻行 IMR 检测，主要终点事件是评估病死率或心力衰竭再住院率，结果显示，在 1 年内，与 IMR < 40 的患者相比，IMR > 40 的患者具有很高的主要终点事件发生率（17.1% vs. 6.6%，P=0.027），IMR > 40 与死亡或心力衰竭再住院率的增加风险相关，提示 PCI 术后当 IMR 值升高时可预测患者预后不良。综上，IMR 可以判断冠状动脉微循环严重程度，同时为预测急性心肌梗死和支架患者临床预后提供了很好的工具。

六、CT 血流储备分数

CT 血流储备分数（FFR derived from coronary computed tomography，FFR-CT）是一项崭新无创检测体系，利用计算机技术模拟流体力学原理结合冠状动脉 CT 成像技术，主要通过冠状动脉 CT 造影获得冠状动脉三维重建图像和利用计算机专用软件根据冠状动脉解剖学信息模拟冠状动脉血流情况，算出模拟 FFR 值，提供对于冠状动脉解剖学和功能学信息的综合性评价。

FFR-CT 对于冠状动脉狭窄和缺血的诊断和评价是准确的，与 FFR 相关性良好。DISCOVER-FIOW 研究观察了 159 支冠状动脉血管，将 FFR-CT 测量数值与参考的侵入性 FFR 进行相关性分析，得到的受试者操作特征曲线下面积达到 0.90，证实两者具有良好的一致性。同样备受关注的 DeFACTO 研究纳入 238 例患者，均行冠状动脉 CT、冠状动脉造影、侵入性 FFR 和后续 FFR-CT 分析，结果显示，FFR-CT 对冠状动脉血管缺血的诊断优于 CT，单独采用曲线下面积分析时，FFR-CT 诊断的敏感性和特异性均优于冠状动脉 CT，在中度狭窄患者中 FFR-CT 的诊断优势更显著。有研究进一步证实，与 CT 相比，FFR-CT 对冠心病患者的诊断率显著提高，对临界病变患者诊断具有较高的敏感性。与侵入性 FFR 相比，检测 FFR-CT 对冠状动脉疾病诊断具准确性和综合性。Min 等的研究将 FFR-CT 运用于临界狭窄的冠状动脉病变，FFR-CT 的诊断准确性、敏感性、特异性、阳性预测值和阴性预测值分别为 86.4%、90.3%、82.9%、82.4% 和 90.6%，同时与 FFR 检测值高度相关。FFR-CT 可以成为可靠的评价冠状动脉临界狭窄病变的缺血无创功能学检查方法。Yoon 等研究进一步证实，与冠状动脉 CT 成像和经管腔的衰减梯度相比，FFR-CT 在评价冠状动脉病变缺血方面更有优势。FFR-CT 应用可以减少常规冠状动脉造影检查和非获益患者的血运重建术，尤其是对临界病变患者。但长期有效性和经济效益需进一步评估。FFR-CT 是一项非常重要的无创影像方法，它是融合了冠状动脉解剖学和功能学的新影像评价方法，减少了有创检查，节约了医疗费用，与冠状动脉 CT 诊断相比，FFR-CT 更准确、更全面，可能对于功能性血运重建有指导意义。然而，FFR-CT 对于指导支架植置入是否有效、指导介入治疗是否安全、血运重建术后预测价值等需要进一步研究。

七、其他方法

冠状动脉疾病心肌缺血功能学非侵入性的评价方法还包括运动心电图、负荷超声心动图、心肌声学造影、核素心肌灌注显像、单光子发射计算机断层扫描、负荷心脏磁共振成像和正电子发射断层扫描等方法。

总之，冠状动脉病变的评价需要综合性和合理性，应包括解剖性和功能性评价、患者临床症状及危险因素等，其中冠状动脉功能性评价对于冠心病血运重建策略选择有重要的作用，可以预测临床患者预后，使其获益。功能性评价的方法颇多，且各有利弊，需要临床医师选择全面、准确的方法来评价冠状动脉病变，使患者的治疗策略更趋于合理。

哈尔滨医科大学附属第一医院　杨树森

第二节　压力导丝应用的意义

一、评价冠状动脉临界病变的血流动力学意义

对于冠状动脉造影血管直径狭窄 40% ～ 70%，且缺乏无创性检查缺血证据的冠状动脉临界病变的治疗策略，需要明确这些病变是否会诱发心肌缺血，患者症状是否与心肌缺血有关及干预这些病变能否改善患者症状及预后，通过压力导丝测量心肌血流储备分数（myocardial fractional flow reserve，FFRmyo）评价及回答这些问题。临床研究证实

FFR < 0.75，即当狭窄病变使心肌最大血流量减少至正常的 75% 以下时，可导致严重心肌缺血，提示狭窄有明确的血流动力学意义。Pijls 等的研究证实 FFR ≥ 0.75 判断心肌有无缺血的敏感性 88%，特异性 100%，阳性预测值 100%，也就是当 FFR < 0.75 的患者均有心肌缺血发生，FFR > 0.75 时仅有 12% 的患者有心肌缺血发生。一项前瞻性研究（DEFER 研究）中 325 名患者，FFR ≥ 0.75 患者接受介入治疗（n=91）和延迟治疗（n=90）2 组，FFR < 0.75 患者接受介入治疗对照组，研究 5 年随访结果显示，FFR > 0.75 的病变患者每年死亡或发生心肌梗死的风险 < 1%，支架介入治疗不能降低这些风险。对于 FFRmyo > 0.75 的患者，糖尿病的冠心病患者延迟介入治疗也是安全的。

二、评价 PCI 治疗的近远期疗效

FFR 是 PCI 患者术后各种事件的明显独立预测因素，建议支架术后即刻 FFR 应恢复为 > 0.95，DESTINI 随机支架亚组分析显示：支架术后绝对流量储备（coronary flow reserve，CFR）与残余直径狭窄间无明显相关性，支架术后 CFR < 2.0 患者有明显的靶病变血运重建及主要心血管不良事件（major adverse cardraascuar event，MACE）的发生率。多中心研究显示，支架术后 FFR 评价血管功能的恢复程度与 6 个月预后明显相关。一项对 750 例患者在支架术后即刻造影显示结果满意后测量 FFR，结果分析，FFR 是各种事件的明显独立预测因素，FFR > 0.95 的患者占 36%，MACE 发生率 4.9%，因此建议支架术后即刻应恢复为 FFR > 0.95。

三、评价侧支循环血流量

心肌血流量是冠状动脉前向和侧支血流量的总和。冠状造影不能定量评价侧支循环的血流量，研究证实目前只有冠状动脉内压力测量可以定量评价侧支循环血流量。球囊阻塞血管时测定远端的冠状动脉边缘压（Pw），可反映侧支循环的血流量（Qc），研究证实 Pw/Pa=0.30（Pa 为经导管记录的平均压）提示心肌缺血受保护的阳性预测值 90%，阴性预测值 84%。5 年临床事件发生率比 Pw/Pa < 0.30 者低 5 倍。Seiler 等人用多普勒导丝和压力导丝定量测定了 51 例患者的侧支循环，用 30% 来区别充分和不充分的侧支血流，特异性和敏感性分别为 92% 和 75%，多普勒导丝和压力导丝测得的侧支血流相关性良好。对缺血性心脏病患者，定量测量侧支循环良好，可避免使用主动脉内气囊反搏等有潜在并发症的辅助手段，同时还可以判断药物介入对侧支循环供应的疗效。

吉林省长春市中心医院 侯凤霞

第三节　压力导丝与 OCT 在冠状动脉介入治疗中的评价与应用

冠状动脉造影是评价冠状动脉病变和指导冠状动脉介入手术治疗的主要方法，被誉为"金标准"。然而在评价冠状动脉病变方面也存在不足，冠状动脉造影是通过显示被造影剂充填的管腔轮廓和形态，所以只能间接反映位于管壁上的粥样硬化病变。而对于中等程度狭窄或临界病变，是否需要支架植入一直是一个有争议的话题。同一个病变，如果仅仅根据冠状动脉造影结果，不同的医生或许会有不同的治疗策略，因此用冠状动脉造影指导的介入治疗主观性很强，且不能反映狭窄对于心肌血供的真实影响。对这种病变，我们不仅要从冠状动脉结构，还要从患者心肌功能的损伤做进一步检查才能得出客观的评价。近来，应用压力导丝测量冠状动脉血流储备分数（Fractional Flow Reserve，FFR）和光学相干断层成像（optical coherence tomography，OCT）成为介入治疗手术中常用的评价方法。本文的目的是对这两种检测手段在评价冠状动脉病变情况中的有效性和适用性做进一步的探讨。

一、压力导丝与心肌血流储备分数对冠状动脉病变进行功能性评价

冠状动脉造影仍是诊断冠心病的基石，在判定冠状动脉有无狭窄、狭窄的部位、病变的范围以及病变部位范围是否可以进行再血管化治疗上有不可替代的作用，但是冠状动脉造影在估价冠状动脉狭窄的生理学意义上有局限性，尤其当患者有不典型胸痛症状而冠状动脉造影显示中等度狭窄时，更需要其他检测手段协助医师做出决策。

心肌血流储备分数（myo-cardial fractional flow reserve，FFRmyo）是指某一支冠状动脉有狭窄时在最大扩张状态下的血流量与假定该支冠状动脉无病变时在最大扩张状态下的血流量之比。正常冠状动脉血流从近端向远端流动时没有能量的丢失，因而在整个血流传导系统中，压力保持恒定；但当心外膜血管存在狭窄病变时，血流通过病变处，大量能量转化为动能及热能，导致压力降低。心肌阻力储备的降低和跨狭窄的压力阶差成比例，因此压力测定可代表冠状动脉狭窄病变对心肌灌注所造成的生理影响。FFR 主要通过计算压力导丝测得的冠状动脉狭窄远端压力与由导引导管同步测定的主动脉压力的比值来获得。

FFR 能特异反映冠状动脉狭窄的严重程度，且不受到心率、血压、心肌收缩力等血流动力学因素变化以及正常参照血管的影响，是可特异性地反映心外膜冠状动脉病变严重程度的指标，对开口病变，分支血管、多支病变以及弥漫性病变均有一定的指导意义。理论上冠状动脉无狭窄时 FFR 为 1.0。研究表明以 FFR < 0.75 来诊断心肌缺血的标准，

准确率高达 95%。FFR ≥ 0.8 时，无论选择药物治疗或者 PCI，在心脏事件发生率以及临床症状改善程度上均无显著差别；而 0.75 ～ 0.8 是目前尚无统一定论的"灰色区"，尚需进一步的研究予以明确；介入治疗术后 FFR ≥ 0.9 表明手术治疗成功，支架植入术后理想结果 FFR 值应 > 0.94。

FFR 对冠状动脉生理功能的评价有重要价值，但也存在不足：在存在微血管病变的情况下，会限制冠状动脉获得最大充血状态，在使用冠状动脉扩张药物后所诱发的狭窄远端压力降低程度可能低于无微血管病变存在时所降低的程度，故可高估 FFR，此时应结合冠状动脉血流储备的测定，若均低，提示心外膜狭窄有明显功能性意义；如果存在冠状动脉痉挛，会明显影响 FFR 的测定结果，故检测时应尽量排除冠状动脉痉挛；当左心室肥厚时候，即使心外膜冠状动脉完全正常，也可出现心肌缺血。故当心肌肥厚时，当 FFR < 0.75 肯定能诱发心肌缺血，但是较高的 FFR 值也不能排除心肌缺血。

二、OCT 对冠状动脉病变形态学特征进行确切的评价

光学相干断层成像（optical coherence tomography，OCT）是将光学相干技术与激光扫描共焦技术相结合的一种继 CAG 及 IVUS 诊断技术之后的又一种新的医学成像技术。目前一致认为冠状动脉病变的狭窄程度不能作为介入治疗的唯一评价指标，而易损斑块（Vulverrable plaque，VP）或不稳定斑块即拥有大的脂质核心、薄纤维帽富含巨噬细胞的斑块则作为我们是否采用介入治疗更主要的指标。因为此类斑块更容易发生破裂以及在此基础上形成血栓更易引起急性冠状动脉综合征甚至猝死。OCT 是一种能检测出斑块纤维帽厚度的检查方式。已有尸检证明 95% 的破裂斑块破裂口附近的纤维帽厚度 < 65 μm，因此可以通过检测斑块纤维帽厚度来评价斑块的易损性。Kume T 等用 OCT 和组织病理学测量了 35 例富含脂质斑块的纤维帽厚度，比较两者之间的差别，发现两者之间有密切相关（r=0.90; P < 0.001）。尸检研究发现，斑块破裂约占因冠状动脉血栓死亡患者的 60%，是年轻男性（< 50 岁）和年老女性（> 50 岁）死亡的较常见原因。 一般认为具备以下特点的斑块容易发生破裂：①大脂质核心；②薄纤维帽厚度 ≤ 65 μm；③巨噬细胞聚集在纤维帽上；④新生血管。OCT 的空间分辨率能够很好地成像这些形态学特点，借助 OCT 我们可以鉴别判断 VP 和发现斑块破裂。

OCT 不仅用于对不稳定斑块的评价以及作为指导冠状动脉介入治疗的主要手段和方法，而且还可以用来评价支架植入后的即刻效果及远期效果，Diaz-Sandoval 等应用 OCT 成像技术对 10 例冠心病患者介入前与介入后血管对介入反应进行分析评价，OCT 可以清晰地显示球囊扩张后内膜撕裂和夹层、血管腔内血栓形成、切割球囊引起的血管改变、切口、组织脱垂、支架是否充分扩张、支架贴壁情况、未扩张开的支架和内膜增生等。因此，OCT 从最初作为冠状动脉造影的替补已逐渐过渡成为血管内检查技术的主力，开创了冠状动脉内检查新的里程碑。

三、FFR 与 OCT 对冠状动脉病变的生理功能和解剖影像中评价作用的比较

OCT 提供冠状动脉病变的形态学特征，但 OCT 所获得的数据资料与 FFR 测量数值密切相关，二者并不抵触或相互排斥，而是相辅相成的关系。在左主干病变的检查中，FFR 可以作为 OCT 的替代手段，有时甚至优于 OCT。目前，OCT 对临界病变的判断遵循以下标准：对除左主干之外的冠状动脉，当 MLA $< 4mm^2$ 或面积狭窄率 $> 70\%$ 时应当行介入治疗，当 MLA $> 4mm^2$ 或面积狭窄率 $< 70\%$ 时，可以推迟介入治疗；FFR 以 0.8 为临界点、OCT 以最小管腔面积 $4.0mm^2$ 为临界点，统计资料显示两组在靶血管管腔直径和病变长度无统计学差异的前提下，OCT 组接受血运重建的比例更高，但随访后发现两组 MACE 发生率无显著差别，提示在临界病变中 FFR 指导下的功能性血运重建策略可以降低病变干预比例，较 OCT 指导下的血运重建更具经济价值。

易损斑块是急性冠状动脉综合征的病理学基础，对斑块稳定性判断的意义要远大于狭窄程度的意义，FFR 提供的是冠状动脉狭窄是否导致了心肌缺血的相关信息，但不能反映斑块本身是否稳定；OCT 通过对斑块性质、成分、斑块负荷、血管重构等形态学特征的识别来区分稳定斑块和易损斑块，也是目前临床应用较为先进的一项技术。在斑块是否稳定与斑块导致的血管狭窄是否会引起心肌缺血上，在评价方法的选择上，OCT 要优于 FFR。在介入治疗术后效果评价上，研究表明 FFR $\geqslant 0.90$ 支架术后事件发生率（死亡、心肌梗死和 6 个月的再次血管重建）较低，同时 FFR $\geqslant 0.90$ 也被作为介入治疗成功的临界点。另有研究显示 FFR $\geqslant 0.94$ 与 OCT 指导下的支架释放的符合率为 91%，然而也有研究认为 FFR $\geqslant 0.96$ 并不能预示良好的支架释放。以上研究说明 FFR 的检测结果只是反映了介入治疗后血管狭窄在术后即刻是否完全解除，而对于支架植入后病变节段的局部变化却不清楚。在远期效果评价上，内膜增殖导致一定程度的管腔丢失，过度的内膜增殖导致再狭窄，FFR 能够反映内膜增殖的程度及其生理意义。临床研究表明，支架植入术后的膨胀和贴壁情况与远期预后相关，支架的晚期贴壁不良、晚期血管正性重构、支架内动脉粥样硬化斑块的进展及易损性是晚期支架内血栓的相关因素，血管局部的形态学改变与临床预后直接相关，OCT 能够清晰的显示支架植入后支架与血管壁的关系以及置入术后远期局部血管所发生的形态改变，有利于指导治疗策略的选择和治疗效果评价。

FFR 和 OCT 分别是生理功能上和形态学上两种互补的技术，FFR 检测血流而 OCT 显示血管，两种检测方法各有其优点及适用情况。FFR 和 OCT 分别从不同的角度来评价冠状动脉病变的整体情况，对于冠状动脉病变以及治疗效果的具体、全面、结合整体的信息来进行评估，最终确定一个最为合理的治疗方案。FFR 和 OCT 两项检查方法各有其优缺点，只能是互相弥补而不是互相替代。如不考虑操作的熟练程度、医疗费用等条

件的限制，可能的最理想的方式是应用 FFR 评价病变是否需要 PCI 治疗，再应用 OCT 指导支架的置入以及效果评价。然而现今的医疗制度和条件下，很难做到同一患者既做 FFR 又做 OCT 检查，这就需要有经验的临床医生根据患者的具体病变情况来选择具体的评价方法。将来医学影像技术的进步必将能够实现 FFR 和 OCT 的技术整合，在一次导管回撤中实现 FFR 数值和 OCT 影像的同步检测，既节省了手术时间也更加准确地反映病变特征，同时也能降低检查费用，给临床治疗提供更加准确的信息。

四、FFR 与 OCT 的应用前景与展望

以多普勒为基础的压力导丝技术可以在导丝头端测量血流，是一项评价临界病变严重程度和介入治疗效果的成熟技术。OCT 与多普勒技术结合可以拓展其在介入心脏病学中的应用，使其既能获得解剖学影像又能测量血流生理参数。二者结合才能更综合全面地评价冠状动脉的病变情况。最近，有关技术人员正在研究集 FFR 和 OCT 功能于一身的新一代的血管内检查手段，如果能获得成功，将极大推进血管腔内影像学的发展。

哈尔滨医科大学附属二院　于　波　牛春峰

第四节　FFR 与血管内超声

目前对冠状动脉粥样硬化斑块的评价包含了形态学和功能性评价两个方面。形态学评价方法包括冠状动脉造影、冠状动脉 CT、血管镜、血管内超声（intravascular ultrasound，IVUS）、虚拟组织学 IVUS（virtual histology IVUS，VH-IVUS）及光学相干断层成像（optical coherence tomography，OCT）等；功能性评价方法包括心电图、发射型计算机断层成像术（emission computed tomography，ECT）、单光子发射计算机断层成像术（single-photon emission computed tomography，SPECT）、心肌声学造影、冠状动脉血流储备分数（fractional flow reserve，FFR）及血流多普勒等。所有这些技术不仅仅是研究工具，更解答了我们日常临床工作中遇到的许多问题，包括病变是否导致缺血、罪犯病变的寻找、斑块的易损性、围术期心肌梗死与支架术后远端栓塞的预测、优化手术结果，以及发现支架内血栓与再狭窄的原因。目前已有大量的临床研究数据证实这些技术能够提高临床诊断、治疗结果及改善近、远期预后，使患者从术中获益。其中 FFR 与血管内超声是最常用到的两种技术。

一、IVUS——目前冠状动脉病变评价和指导介入治疗的"金标准"

既往在血管内超声未应用到临床之前，冠状动脉造影一直被认为是诊断冠心病的"金标准"，但冠状动脉造影存在一些局限性，结果判断易受投照体位影响，且仅能提供被对比剂充填的管腔轮廓，不能直接评价病变斑块的性质，不同术者对结果的评价也存在一定的差异。

血管内超声的出现使得对病变的组织学层面分析成为可能，它除了可显示管腔形态之外，还可以大致确定粥样硬化斑块的组织形态学特点，是目前应用最为广泛的血管内成像技术，被认为是诊断冠心病的新的"金标准"。

IVUS 技术是将镶有微型化超声换能器的导管置入冠状动脉管腔内，经超声导管内设的电子成像系统显影血管的横截面图像，因此 IVUS 不受投照体位的影响，不仅可以观察管腔形态，还可以观察管壁的结构或病变，能精确定量测定狭窄程度和病变段长度，检出早期病变，准确识别冠状动脉造影上的模糊病变（如溃疡、夹层、血栓等）。IVUS 还能确定开口处和分叉处病变的特征。在对动脉粥样硬化组织学的评价方面，IVUS 可以确定斑块的分布、组成、钙化、斑块负荷、脂质池大小、核心坏死区存在与否，判断斑块的稳定性，早期识别易损斑块指导治疗，并被用来评价他汀类等药物稳定动脉粥样硬化斑块的作用。在介入治疗效果的评价上，可以清晰显示支架植入后的支架膨胀、贴壁情况以及远期安全性评价。IVUS 操作简单、并发症发生率低，能实时、三维显示冠状动脉血管病变的情况，是目前应用最为广泛的冠状动脉病变形态学特征的评价方法。

二、FFR——血流动力学评价指标

无论是冠状动脉造影还是 IVUS 都只能观察冠状动脉的形态和结构，不能反映冠状动脉的生理功能及储备能力，都不能对冠状动脉狭窄进行功能性上的评价。因此，1993年 Pijls 提出了通过压力测定推算冠状动脉血流的新指标——FFR，经过大规模临床研究证实基于 FFR 的介入策略的选择，可以使患者更为明显获益，FFR 已经成为冠状动脉狭窄功能性评价的公认指标。

FFR 的测定完善了对冠状动脉功能的了解，使得经压力导丝测定 FFR 用于评价冠状动脉狭窄的功能意义成为可能。FFR 是指在冠状动脉存在狭窄病变的情况下，该冠状动脉所供血的心肌区域能够获得的最大血流量与同一区域理论上正常情况下所能获得的最大血流量之比。FFR 测定方法主要是通过计算压力导丝测得的冠状动脉狭窄远端压力与由导引导管同步测定的主动脉压力的比值来获得，即 $FFR=Pd/Pa$，理论上任何冠状动脉的 FFR 值为 1。测定方法及主要指标 Pa 代表平均升主动脉压，Pd 代表狭窄远端的冠状动脉内压力。在对 FFR 进行测定时首先经静脉或冠状动脉内注射冠状动脉扩张药物，使冠状动脉在最大扩张状态下测定 Pa 和 Pd。

计算 FFR 能准确识别与引起心肌缺血相关的狭窄病变，即有功能意义的狭窄病变，从而起到对经皮冠状动脉介入治疗的重要指导作用：单支冠状动脉临界病变、多支血管病变、左主干病变的治疗策略选择，确定单支系列病变的缺血相关靶病变，指导分叉病变主支支架后分支口部病变的处理策略选择，评价支架植入后即刻血管功能的恢复程度，并进而评价患者预后；对复杂病变患者进行功能 - 解剖学联合危险评分，即 FFR-SYNTAX 评分，以更好地制定治疗策略和判断患者预后。因此，使用 FFR 进行冠状动脉功能学评价，既能避免不必要的支架植入带来的并发症和高额的医疗费用，又能使有意义的狭窄病变得到合理的治疗。并且根据 PCI 术前、术后 FFR 的改善的程度，判断 PCI 效果和评价预后。

三、比较 FFR 与 IVUS

目前有如此多的冠状动脉病变评价方法，在临床实践中如何针对不同患者选择合适的评价方法，是让临床医生困惑的问题。以下围绕这个问题进行探讨。

1. 临界病变的评价

DEFER、FAME-I、FAME-II 三个里程碑研究证实 FFR 可以作为非左主干病变能够导致缺血的金指标。DEFER 研究证实 FFR > 0.75 的病变可以安全地延期行经皮冠状动脉介入手术；FAME-I 研究提示用一代药物洗脱支架（drug-eluting stents，DES）处理 FFR > 0.8 的病变有害且增加费用；FAME-II 研究显示单纯优化药物治疗 FFR < 0.8 的病变较冠状动脉介入术合用药物治疗对患者是有害的。

既往研究认为，非左主干的冠状动脉近段病变，经 IVUS 测量的最小管腔面积（minimum lumen area，MLA）< 4.0mm^2，可能伴有心肌血流灌注异常，应当进行介入治疗，但此标准其敏感性为 92%，特异性仅为 56%。另一个迄今为止最大的研究，以 MLA 2.9mm^2 为标准，整体准确率只有 66%；此外，最小管腔面积小于 2.9mm^2 的 240 处病变中，只有 47% 存在显著的血流动力学改变；同样，最小管腔面积大于 2.9mm^2 的病变中，有 19% 的 FFR 值小于 0.80。在非左主干冠状动脉病变中，以解剖确定功能意义本身存在很大的先天缺陷和不科学性，因此国际上尚没有统一的标准。

2. 左主干病变的评价

多个中小样本研究比较了基于 FFR ≥ 0.75 或 FFR ≥ 0.80 决定左主干病变介入治疗与否，结果均发现对于 FFR ≥ 0.75 或 FFR ≥ 0.80 的左主干病变推迟冠状动脉搭桥或冠状动脉介入是安全可行的。Hamilos 等对 213 名左主干病变患者进行 FFR 指导下的策略选择，对 FFR ≥ 0.8 的患者（n=138）进行药物治疗，而 FFR < 0.8 的患者（n=75）进行冠状动脉搭桥术治疗，平均随访 5 年，5 年生存率和无事件生存率两组间无明显差异。新近，美国心血管造影和介入协会发布了《FFR、IVUS 和光学相干断层成像（OCT）专

家共识》，认为对稳定性缺血性心脏病患者，冠状动脉造影左主干临界病变且FFR > 0.80为药物治疗的适应证，该专家共识认为 FFR 是评价左主干临界病变的最佳技术，FFR < 0.75 可用于指导血运重建的治疗决策。

当冠状动脉造影提示为左主干临界病变时，IVUS 对左主干狭窄严重程度的准确定量是一个非常有价值的辅助诊断手段，与 FFR 有比较强的相关性，其测量结果可以很好地预估实际 FFR 数值，其中最广泛使用的参数是 MLA。相关研究证实：对于 MLA > $6mm^2$ 的患者延迟冠状动脉血运重建手术是安全的；而 MLA < $6mm^2$ 则具有显著的临床意义，与 FFR < 0.75 密切相关性，应行手术治疗以改善预后。其中在 LITRO 研究中，MLA < $6mm^2$ 的患者行左主干血运管重建术，MLA > $6mm^2$ 的患者给予药物治疗；2 年的随访期间，心源性死亡生存率在药物组为 97.7%，在血运重建组为 94.5%（P=0.5），而无事件生存率分别为 87.3% 和 80.6%（P=0.3）；在 2 年期间，只有 8 例（4.4%）药物组患者进行了后续的左主干血运重建术，没有心肌梗死发生。而在亚洲人群中，正常冠状动脉直径较小，新近的一项研究表明，最佳预测左主干病变 FFR < 0.8 的最小管腔面积 < $4.8mm^2$，敏感性 89%，特异性 83%，准确性 86%，阳性预测值高达 82%，但是尚无临床试验对此界值进行验证。在左主干病变 FFR 结果有疑问时，MLA < $4.8mm^2$ 应可用作判断最小管腔面积功能意义的补充指标。不过，新近美国心血管造影和介入协会发布的《FFR、IVUS 和光学相干断层成像（OCT）》专家共识，认为辅助决策左主干病变血运重建的是 IVUS-MLA < $6.0mm^2$，而不是 < $4.8mm^2$。

3. 指导多支病变的治疗策略

多支血管病变的治疗策略选择是近年来研究和争论的热点，由于患者存在明显的异质性，且包括核素显像在内的无创评价方法无法准确定位罪犯血管，因此治疗策略的制定往往为经验性。而冠状动脉血流储备分数的测定理论上可以更好地进行功能评价，以做出合理的策略选择。

大规模多中心前瞻性研究——FAME 研究共纳入多支血管病变患者 1005 例，采取药物或植入药物洗脱支架，由随机分成的造影指导和 FFR 指导来决定治疗策略，结果发现由 FFR 指导策略选择的患者一年死亡或心肌梗死风险明显低于血管造影指导的患者，2 年的随访结果与 1 年时结果相似，且 FFR 指导组进一步降低心肌梗死风险。Tonino 等对 FAME 研究中的数据进行了统计分析，从两个层面上比较了造影病变解剖和 FFR 病变功能严重程度的关系。其一，在造影 50% ~ 70% 的病变中，仅 35% 有功能意义；造影 71% ~ 90% 的病变仍有 20% 没有功能意义；只用造影 > 90% 的高度狭窄病变时，造影和 FFR 才有很好的一致性（96%）。其二，造影证实的 115 例三支血管病变患者，FFR 定义功能性三支血管病变者仅 14%（16 例）、双支病变者 43%（49 例）、单支病变者 34%（39例），而 9%（11 例）的患者不存在诱发缺血的病变。

Nam CW 等的研究显示通过测量 FFR 可以识别非缺血性病变，并将造影显示的多支病变重新定义为单支病变或双支病变，从而计算出功能性 SYNTAX 评分，更加准确地制定冠状动脉血管重建方案（PCI 或 CABG），甄别出可受益于 PCI 而不需行 CABG 的多支病变患者。

而 IVUS 与冠状动脉造影一样，提供的均是解剖学狭窄程度信息，不能反映是否存在血流动力学异常及心肌缺血；而在多支病变血运重建治疗策略选择上，对心肌缺血判断的意义要远大于解剖学狭窄的意义，在评价方法的选择上 FFR 要优于 IVUS。

4. 罪犯斑块的识别、易损斑块易损的判断

心血管介入专家和心血管病理学家将导致冠状动脉闭塞（急性冠状动脉综合征）及死亡（心源性猝死）的斑块形象地称为罪犯斑块。急性冠状动脉综合征患者的罪犯病变 60% ~ 65% 表现为斑块破裂，30% ~ 35% 表现为斑块侵蚀，约 5% 表现为钙化小结，最终形成血栓。虽然有时罪犯斑块会有典型的临床表现，但 VANQWISH 研究显示约有 50% 的 ACS 患者，其罪犯斑块并不典型或是可能存在多个罪犯斑块。大量研究表明，ACS 患者罪犯处常可见血管正性重构伴斑块破裂、黄色斑块及血栓；而稳定性心绞痛患者的罪犯斑块则常可见负性重构。在多数患者中 IVUS 可识别斑块破裂、钙化小结以及冠状动脉自发夹层等罪犯斑块特征。

1989 年，Muller 等进一步提出了"易损斑块"的概念，描述具有破裂倾向的、非阻塞性的粥样硬化斑块，认为此类斑块是导致大多数急性冠状动脉事件的根本原因，并指出此类斑块通常具有大的脂质核心、薄纤维帽及巨噬细胞浸润。此后，"易损斑块"这一概念逐渐被学者们认可并接受。随后的临床研究发现，导致急性冠状动脉事件的斑块表现为多种病理组织学类型而并非上述一种类型。因此 Naghavi 等在 2003 年进一步完善了易损斑块的定义，将其定义为具有血栓形成倾向或极有可能快速进展成为"罪犯斑块"的动脉粥样硬化斑块，涵盖了各类具有形成血栓和/或快速进展风险斑块的形态学特征，并建议正式将"易损斑块"用于描述将来存在发生损伤导致并发症风险的斑块。

易损斑块是急性冠状动脉综合征的病理学基础，罪犯斑块是急性冠状动脉综合征的病理学结果，如何识别易损斑块、罪犯斑块是目前研究的热点和难点问题。从斑块的定义和诊断标准来看主要涵盖了形态学特征，这无疑凸显了冠状动脉腔内影像技术在斑块识别上的优势。FFR 提供的则是冠状动脉狭窄是否导致了心肌缺血的相关信息，但不能反映斑块本身是否稳定；IVUS 通过对斑块性质、成分、斑块负荷、血管重构等形态学特征的识别来区分稳定斑块和易损斑块、罪犯斑块，也是目前临床应用较多一项技术。在斑块是否稳定与斑块导致的血管狭窄是否会引起心肌缺血上，对斑块稳定性判断的意义要远大于狭窄程度的意义，在评价方法的选择上 IVUS 要优于 FFR。

5. 手术结果的优化

无论是金属裸支架（bare metal stent，BMS）时代还是 DES 时代，支架内再狭窄与早期支架内血栓的预测因子为支架膨胀不全与支架两端的病变（夹层、严重的斑块负荷、

支架边缘狭窄等），而不是支架贴壁不良。因此，"越大越好"的支架膨胀以及"越小越好"的支架边缘斑块负荷是减少支架失败的重要因素。

比较造影介导及IVUS介导的BMS植入术的2项荟萃分析发现，IVUS介导可显著降低再狭窄、血运重建以及严重心脏不良事件的发生。3项比较造影介导与IVUS介导的DES治疗研究表明，IVUS介导可降低支架内血栓、心肌梗死、血运重建及病死率。

对于支架植入术后的评估，有研究显示，IVUS与FFR具有良好的相关性。在一项多中心注册研究中，共入选750例接受PCI治疗的冠心病患者，支架植入术后FFR与6个月预后明显相关。FFR > 0.95的患者主要心脏不良事件率约为4.9%；FFR于0.90 ~ 0.95的患者主要心脏不良事件率约6.2%；FFR < 0.90的患者主要心脏不良事件率约20.3%；FFR < 0.80的患者主要心脏不良事件率高达29.5%。建议支架术后即刻FFR > 0.95。

然而也有研究认为FFR ≥ 0.96并不能预示良好的支架释放，FFR的检测结果只是反映了介入治疗后血管狭窄在术后即刻是否完全解除，而对于支架植入后病变节段的局部变化却不清楚。临床研究表明，支架植入术后的膨胀和贴壁情况与远期预后相关，支架的晚期贴壁不良、晚期血管正性重构、支架内动脉粥样硬化斑块的进展及易损性是晚期支架内血栓的相关因素，血管局部的形态学改变与临床预后直接相关，IVUS能够清晰的显示支架植入后支架与血管壁的关系以及置入术后远期局部血管所发生的形态改变，有利于指导治疗策略的选择和治疗效果评价。在远期效果评价上，内膜增殖导致一定程度的管腔丢失，过度的内膜增殖导致再狭窄，IVUS能够反应内膜增殖的程度及其生理意义。

6. 分叉病变PCI术后的评价

在分叉病变中，由于主支和边支的重叠、支架丝覆盖及立体投影等因素，边支开口病变在冠状动脉造影中的评价非常困难。同时，关于FFR指导分叉病变PCI治疗的临床研究也非常有限。Koo等对主支支架植入术后边支受累的患者进行FFR检查，仅对FFR < 0.75的患者进行对吻球囊扩张，随访6个月后对所有患者的边支重复行FFR检查，95%边支的FFR > 0.75。因此，FFR可以对分叉病变中边支处理策略的选择起到很好的辅助作用。

而IVUS能更敏感地发现分叉病变PCI术后即刻并发症，为理想化支架的置入效果提供更多帮助。支架植入术后，IVUS可测量支架植入后的最小支架内面积（minimum stent area，MSA），尤其是双支架植入后分叉口附近的MSA，根据术后MSA及支架贴壁、膨胀情况，可决定是否需要后扩张，从而实现理想化的支架植入效果。Jung-Sun Kim等研究了1668例非左主干分叉病变患者，所有患者接受DES，分为IVUS指导组和传统PCI组，与传统PCI组相比，IVUS指导组死亡及心肌梗死发生率明显降低（7.8% vs. 3.8%）。另一项对758例非左主干分叉病变的长期研究发现，无论在总人群还是DES患者，IVUS指导的支架植入术均可显著降低全因死亡率（HR = 0.31）；在置入DES的患者，IVUS指导的支架植入术还可降低极晚期支架内血栓发生率（0.4% vs. 2.8%）。因此，采用 IVUS 指导分叉病变介入治疗，可以更显著改善患者预后。

由此可见，FFR 和 IVUS 分别从不同的角度来评价冠状动脉病变情况，在评估两种方法的有效性上，不同的研究方案、不同的人群有不同的结果，哪种方法更优是相对的，但 FFR 和 IVUS 分别是生理功能和形态学上两种互补的技术。对于冠状动脉病变以及治疗效果的评价，我们需要全面、整体的信息来进行评估和指导，制定合理化的治疗方案，然而各项检查方法各有其优缺点，只能是互相弥补其不足而不能互相替代。这就需要医生根据患者的具体病变情况选择合适的评价方法。

湖北省武汉亚洲心脏病医院　苏　晞　王　炜

第五节　FFR 的临床应用

冠状动脉造影仍在冠状动脉有创成像领域扮演关键角色。尽管无创成像技术发展迅速，但冠状动脉造影拥有无与伦比的时间和空间分辨率并仍将作为心脏介入医师和心脏外科医师进行血运重建的路图。不过，人们在多年前就已认识到冠状动脉造影在确定冠状动脉狭窄的功能显著性方面的作用有限。在这方面，功能意义上显著意味着血流动力学意义上显著或者在应激状态下与诱导性缺血有关。需要强调的一点是在冠状动脉疾病中，与临床结果相关的最重要因素是诱导性缺血存在与否及病变范围。功能显著性狭窄通常会引起心绞痛症状并与临床结果有关。因此，如果技术上可行的话，应该对功能显著性狭窄进行血运重建。另一方面，如果某个狭窄不具有功能显著性，那么从定义来看，它将不会引起心绞痛并且通过药物治疗就可以获得极佳的临床结果（每年的梗死率和病死率＜1%）。因此，在介入导管室做出是否进行血运重建的决定时，至关重要的一点是要确定狭窄病变是否会引起可逆性缺血——换言之，需要评估狭窄病变的功能显著性。虽然很多单支血管病变患者适合使用无创检查法以确定某个狭窄是否会引起缺血，但在多支血管病变中，这种方法通常很难在几处病变中判断出哪个病变具有功能显著性（与可逆性缺血有关）并应植入支架；反之亦然，它也很难判断出哪些狭窄在不植入支架而仅进行药物治疗的情况下会获得更好的疗效。

血流储备分数（fractional flow reserve，FFR）是一种可用来指示某个狭窄或冠状动脉节段是否会引起缺血的既准确又具有病变特异性的指数。研究表明对某个 FFR 值呈阴性的狭窄（即：在非缺血区内）延迟植入支架是安全的并有可能获得极佳的长期临床结果。研究也表明对某个 FFR 值呈阳性的狭窄（即：在缺血区内）进行血运重建与缺血范围明显减小和临床结果改善有关。

出于上述原因，测定 FFR 有助于在介入导管室做出是否进行冠状动脉介入术的决定，特别是当不能明确狭窄病变是否会引起缺血时。血流储备分数（FFR）如今被视为有创评估狭窄病变是否存在生理性缺血的金标准并且是一种用来作出冠状动脉血运重建决定的必备工具。在导管室使用 FFR 可准确鉴别哪些病变应该植入支架并改善大多数非急需临床和血管造影状况下的临床结果。最近，欧洲心脏病学会发布的关于冠状动脉血运重建的指南将 FFR 升级为用于决定是否进行多支血管经皮冠状动脉介入术的 Ia 类证据。这篇论文从实用角度上讨论了 FFR 的基本概念、特点及临床应用 FFR 的定义。

FFR 被定义为某条狭窄动脉的最大血流量与该动脉正常时最大血流量之比。换个方式说，存在狭窄时的最大血流量表示为假设该心外膜动脉完全正常时的最大血流量的分数。显然，FFR 是两种血流量之比：狭窄区域内最大心肌血流量除以正常情况下同一区域的最大心肌血流量。这两种血流量之比表示为两种压力之比，而这两种压力可分别通过压力导丝和导引导管轻松测得。所以，FFR=Pd/Pa；其中 Pd 表示穿过狭窄病变的远端冠状动脉压力，Pa 表示主动脉压，这两个压力值均在冠状动脉最大充血状态下测得。所以，FFR 与最大血流量线性相关并且不论患者、动脉、血压或其他因素有何不同，其正常值均为 1.0。FFR 拥有众多独一无二的特性，使得该指数特别适合对冠状动脉狭窄进行功能性评估并在导管室做出临床决定。任何患者、动脉和心肌床的 FFR 理论正常值均为 1，拥有一个容易参照的明确正常值在临床医学中通常比较罕见。所以，这就是 FFR 的独特优势。由于正常心外膜冠状动脉甚至在最大充血期间也几乎不会出现压力下降，因此显然 Pd/Pa 值将会相等或非常相近。这意味着正常心外膜动脉并不会使冠状动脉血流完全受阻。在冠状动脉完全正常的个体中（$n=65$）测得的最小数值是 0.94。然而，重要的是应意识到在经证实别处存在动脉粥样硬化的患者体内看似正常的冠状动脉中，心外膜冠状动脉可能会引起冠状动脉血流完全受阻，尽管这时在血管造影照片中并未显示出分散性狭窄。在大约 10% 的动脉粥样硬化性动脉中，FFR 甚至比缺血界值更低。从实际应用的角度来说，这一研究结果暗示心肌缺血可能在未出现分散性狭窄的情况下存在于动脉粥样硬化患者中。FFR 的临界值相当明确，介于 0.75～0.80 的灰色区较窄对于某项给定测定而言，临界值是能将缺血病变与非缺血病变区分开来的数值。为了能对个体患者做出适当的临床决定，必须将任何不确定因素减至最小。FFR < 0.75 的狭窄几乎肯定会引起心肌缺血，而 FFR > 0.80 的狭窄则几乎一定不会与运动诱导性缺血相关。这意味着 FFR 的灰色区域（0.75～0.80）在整个 FFR 数值范围的扩展幅度小于 10%。

事实上，FFR 是唯一在所谓的前瞻性贝斯多重检验中通过与一种真正的金标准方法进行比较而得以验证的缺血指数。过去数年针对这一灰色区域进行了多项研究；在所有这些研究中，包括左主干病变、糖尿病、多支血管病变和既往性梗死在内的许多患者子集都不约而同地在 0.75～0.80 得出了最佳临界值。因此，所得出的实际经验是对 FFR ≤ 0.75 的狭窄始终需要植入支架（如果技术上可行的话），而对 FFR > 0.80 的狭窄则可安全推迟支架植入的时间并且采用最佳药物治疗就足以起效。如果 FFR 介于 0.76 ～ 0.80，则需要进行合理的临床判断（考虑症状特点、可用的无创检查结果以及压力梯度是局灶性还是弥漫性的），以权衡做出最终决定。

一、FFR 不受全身血流动力学参数的影响

在导管室中，全身血压、心率和左心室收缩力容易改变。与在导管室测得的其他许多指数不同，全身性血流动力学参数的改变不会影响某个给定冠状动脉狭窄的 FFR 值。此外，FFR 测定值的重复性非常好。这不仅归因于主动脉压和远端冠状动脉压力同步测得的事实，而且也因为微血管系统能重复扩张到完全相同的程度。这些特点确保了该方法的准确性及其在做出临床决定方面的价值。

二、FFR 考虑到侧支贡献率

不论心肌血流是由心外膜动脉顺行提供还是通过侧支逆行提供，都不会对心肌构成实际问题。最大充血期间的远端冠状动脉压力根据各自的贡献率而能同时反映出顺行和逆行血流。这不仅适用于由侧支供血的狭窄病变，而且也适用于狭窄动脉向另一条狭窄更严重的血管提供侧支循环。

三、FFR 在狭窄严重程度与待灌注组织区之间建立起特殊关系

对灌注区进行正态化某条血管所包含的心肌区越大，充血状态下的血流量就越大；反过来说，梯度越大，给定狭窄的 FFR 值越低。这可以解释为什么一个最小横截面积为 $4mm^2$ 的狭窄当位于前降支近端和第二边缘支时会表现出完全不同的血流动力学显著性，最近这一点已在 Iqbal 等的研究中得到证实。这也意味着某个狭窄的血流动力显著性可能会在灌注区域改变时出现变化（如心肌梗死发作后的病例），这些变化可通过 FFR 得以解释。

四、FFR 具有不均等的空间分辨率

传感器在冠状动脉内的准确位置可在 X 线透视下进行监测并记录。在最大充血状态下回撤传感器允许操作者对位于导引导管和传感器之间的动脉节段所出现的异常阻力进行即时评估。虽然其他功能试验也能对每位患者达到准确测量水平（动态心电图）或者在最好的情况下达到每条血管的准确检测水平（心肌灌注成像或应激超声波心动图 / 磁共振成像），但 FFR 可达到每节段的准确度水平并且其空间分辨率为几毫米。

五、FFR 用于不同的病变

FFR 适用于血管造影检出的中度狭窄。FFR 的标准适应证之一就是对某个血流动力学显著性不明确的冠状动脉狭窄所引起的功能性后果进行准确评估。一项在 45 例存在血管造影意义上不确定狭窄的患者中进行的研究表明 FFR 与单独进行动态心电图、心肌灌注扫描术或应激超声波心动图相比，在鉴别血流动力学显著性狭窄方面明显具有更高的准确度。该结果使用一种所谓的贝斯顺序检验法得出，从而证明 FFR 的确可被视为一种真正的金标准方法。而且，不同无创试验所得出的结果往往相互矛盾，这加大了做出合适临床决定的难度。此外，因 FFR 检测狭窄病变不具有血流动力学显著性而延迟 PCI 的患者所获得的临床结果非常有利。在这类患者群体中，每年发生心脏死亡或心肌梗死的风险约为 1%，并且该风险不会因施行 PCI 而降低。这些结果强烈支持使用 FFR 测定作为决定是否需要对中度病变进行血运重建的一个依据。

六、FFR 用于左主干狭窄

存在于左主干的显著性狭窄对患者预后影响巨大。相反，对左主干的某个不显著性狭窄进行血运重建可能会导致导管提早闭塞。此外，左主干是最难通过血管造影进行评估的冠状动脉节段之一。无创检查通常对存在左主干狭窄的患者没有帮助。灌注缺陷通常仅会在 1 个血管区域内看到，特别是当右冠状动脉存在明显病变时。此外，各个血管区的示踪剂摄取量均会减少（均衡性缺血），从而使研究得出假阴性结果。几项研究已经表明 FFR 能安全用于左主干狭窄并且做出对 FFR > 0.80 的左主干狭窄不进行手术的决定是安全的。此外，FFR < 0.80 的左主干病变所得出的血管造影评估结果与 FFR < 0.80 的病变没有差别，这进一步增强了对不确定病变采集生理学参数的重要性。因此，应该在对存在中度左主干狭窄的患者盲目做出需要进行血运重建的决定之前，先使其接受一次生理学评估。左主干病变很少单独存在。当前降支或回旋支存在严重狭窄时，左主干病变将往往会使穿过左主干病变的 FFR 测定值增高。前降支（LAD）/ 回旋支（LCx）病变对左主干 FFR 值的影响将取决于该远端狭窄的严重程度，但更取决于该远端狭窄所供血的血管区域。例如，如果该远端狭窄位于 LAD 近端，那么它将显著影响左主干狭窄。如果该远端狭窄位于较小的第二边缘支，那么其对左主干狭窄的影响极小。不过，甚至是在左主干狭窄之外仍存在其他狭窄的情况下，远端 FFR 值也能表示左冠状动脉不同区域的最大灌注量的减少程度。Hamilos 等最近进行的一项前瞻性研究表明，213 例存在不明确左主干病变的患者不论是否同时存在 LAD 或 LCx 狭窄，均在接受 FFR 指导的血运重建后获得了极佳的临床结果。

七、FFR 用于多支血管病变

实际上，存在多支血管病变的患者代表着一个差异巨大的群体。他们的解剖特征（病变数、位置及各自的复杂程度）可能千差万别并对是否需要血运重建具有重大影响。而且，每个狭窄的解剖描述和实际生理学严重程度之间通常存在明显分歧。例如，一位患者根据血管造影可能患有三支血管病变，但实际上仅存在 2 个血流动力学显著性狭窄。相反，一位患者根据血管造影结果可被认为右冠状动脉存在单支血管病变，但实际上却是 3 条血管均出现了明显狭窄，只是狭窄程度不同。进行核闪烁扫描时，前壁内的这个明显缺陷被其他区域内的更严重缺陷所掩盖。这对是否进行血运重建具有重大影响。FFR 指导的血运重建策略在多支血管病变患者中的使用效果非常令人鼓舞。根据狭窄病变的功能显著性而非它们的血管造影外观而具体决定是否进行血运重建，可减少治疗费用并避免不必要的血运重建手术。

最近，大型随机化多中心 FAME 研究（对比血流储备分数与血管造影在多支血管病变评价中的作用）给出了关于 FFR 指导的多支血管 PCI 优于标准血管造影的不容置疑的证据。该研究证实当采用 FFR 指导法时，各类不良事件在对多支血管病变施行 PCI 后第一年时减少 30%。这是在花费更少医疗费用并且不延长介入手术时间的情况下实现的，而 FFR 指导组患者的心绞痛至少得到了有效缓解，更多详情如下文所述。2 年后，对多支血管病变进行 FFR 指导的 PCI 在降低死亡率和心肌梗死率方面的优势甚至有所增加；然而接受反复血运重建的患者有所增多。重要的是，在该研究中延迟手术治疗的病变的进展情况均比较理想。只有 1 例晚期出现在之前延迟手术治疗的病变中（0.2%），共进行了 16 例晚期 PCI。

八、心肌梗死后进行 FFR 测定

一次心肌梗死后，之前存活的组织被瘢痕组织部分代替。因此，一条梗死动脉内由某个给定狭窄所供血的存活心肌总质量往往会减少。从定义来看，充血状态下的血流量以及由此引起的充血梯度都将出现下降。假定狭窄形态保持不变，那么 FFR 值必须增加。这并不意味着 FFR 会低估心肌梗死后的病变严重程度。它简单地说明了血流量、压力梯度和心肌质量之间所存在的关系，同时也从另一侧面说明了仅根据狭窄节段的形态并不一定能判断出其功能重要性。近期得出的研究数据证实梗死区域内存活心肌的充血性心肌阻力仍保持正常。这进一步支持了经证实的 FFR 临界值可用于存在部分梗死区域的病例。在心肌梗死急性期使用 FFR 评估罪犯病变既不可靠也没有效果，心电图在这方面优于任何其他检查方法。FFR 从梗死后 5 天起就可以正常用来指示梗死相关动脉或远离梗死部位的动脉的残余缺血情况。早期数据表明与最近心肌梗死发作部位相距遥远的区域内的微血管功能会出现异常。然而，最近进行的考虑到远端冠状动脉压力的研究表明那些遥远节段在充血状态下的阻力正常。这些数据支持使用 FFR 对远离心肌梗死近期发作部位的狭窄进行评价。FFR 用于弥漫性病变组织病理学研究以及最近面世的血管内超声扫描和光学相干断层成像技术已经表明动脉粥样硬化具有弥漫性质。存在弥漫性病变通常与冠状动脉压力和血流量逐渐下降有关，这通常不能通过血管造影得以明确评估。

与此不同，这种压力下降与动脉粥样硬化总负担相关。在大约 10% 的患者中，这种异常的心外膜阻力可能会引起可逆性心肌缺血。这些患者的胸痛通常被认为与冠状动脉疾病无关，这是因为未观察到单个的局灶性狭窄；心肌灌注成像会得出错误的假阳性结果。当进行功能性测定时，始终应将这类弥漫性病变及其血流动力学影响铭记在心。在涉及 750 例患者的一项大型多中心回顾性研究中，FFR 测定值在技术上成功植入支架后获得。几乎 1/3 的患者在 PCI 术后测得的 FFR 值仍小于 0.9（尽管支架两侧不存在压力梯度），这表明存在弥漫性病变并有可能导致临床结果较差。证实弥漫性病变所带来的血流动力学影响的唯一办法是在最大平稳充血状态下对压力传感器小心进行一次回撤操作。FFR 用于连续狭窄当在同一条动脉内存在几处狭窄时，FFR 的概念和临床价值对评估所有狭窄病变总体影响而言仍是有效的。然而，重要的是应意识到在这类病例中，其中的每个狭窄都将会影响充血状态下的血流量并由此影响到穿过其他病变的 FFR 值。远端病变对近端病变的影响要比近端病变对远端病变的影响更重要。理论上讲，可单独计算每个狭窄的 FFR。然而，这样做既不现实也难于操作，因此在导管室中的作用甚微。实际上，对于弥漫性病变而言，在最大充血状态下进行一次回撤操作是评估连续狭窄准确位置及生理学显著性并逐个步骤指导介入术进行的最佳方式。在对最严重狭窄（即：梯度最大的狭窄）植入支架后，重复采集回撤记录并由此决定是否应植入第二个支架以及在何处置入。

九、FFR 用于分叉病变

血管节段叠加和射线照相伪影使得分叉狭窄很难通过血管造影进行评价，而对分叉病变施行 PCI 又通常比普通狭窄更为困难。FFR 指导 PCI 的原理现已应用于分叉病变，尽管目前相关的临床结果数据仍比较有限。Koo 等人最近进行的两项研究将 FFR 用于分叉支架植入病例中。这些研究的结果汇总如下：①在对主要分支植入支架后，侧支开口往往会收缩。然而，这类狭窄在血管造影时会被明显高估：极少发现管径狭窄率 < 75% 的，这类开口病变的 FFR < 0.75；②当仅对 FFR < 0.75 的开口狭窄进行对吻球囊扩张时，6 个月时的 FFR 在 95% 的病例中均 > 0.75。这些研究支持对分叉病变采用"给主要分支植入支架并且此后仅在侧支 FFR < 0.75 时才进行对吻球囊扩张"的方法。如果侧支 FFR > 0.75，那么在不施行进一步介入术的情况下也能获得极佳的临床结果。

十、优化多支血管性冠状动脉疾病的治疗以及 FAME 研究的结果

过去几年进行了 3 项大型研究，以探究最适合多支血管性冠状动脉病患者的治疗方法。这些研究对单用最佳药物治疗、PCI 与药物治疗联用以及冠状动脉搭桥术的价值分别进行了调研。这些研究包括 COURAGE（使用血运重建和优化的药物治疗评价所获得的临床结果）研究、SYNTAX（对比 TAXUS 药物洗脱支架与冠状动脉搭桥术在狭窄动脉治疗方面的作用）研究和 FAME 研究。COURAGE 研究对存在多支血管病变和中度冠状动脉疾病的患者单独采用优化药物治疗或联合使用 PCI 和药物治疗。裸金属支架用于大多数患者。SYNTAX 三支血管病变（3VD）研究仅入选三支血管病变患者并且仅使用药物洗脱支架。这些患者的患病程度要比 COURAGE 试验更为严重；并在这些患者中将仅植入药物洗脱支架并由标准血管造影指导的 PCI 与搭桥手术进行了比较。FAME 研究也主要在三支血管病变（但不涉及左主干狭窄）患者中将"标准血管造影术指导的 PCI+药物洗脱支架"疗法与"FFR 指导的多支血管 PCI+药物洗脱支架"疗法进行了比较。SYNTAX-3VD 和 FAME 研究的患者入选标准更宽，其中包括不稳定性心绞痛患者和非 ST 段抬高性心肌梗死患者以及左心室功能减退的患者；FAME 研究也包括以前接受过 PCI 的患者。根据诸如 DEFER 和 FAME 等研究得出的结果，欧洲心脏病学会在最近发布的治疗指南中已将在多支血管 PCI 中使用 FFR 升级为 Ia 类建议。介入术后测定 FFR FFR 在评价 PCI 结果方面的作用尚未得到充分研究。PCI 术后 FFR 与再狭窄率之间已经表现出负相关。成功植入支架后，一个充分释放的支架两侧不应存在明显的充血梯度。反过来说并不一定正确；如果存在疑问，那么血管内超声扫描或光学相干断层成像是一种用来确定支架释放情况的较好方法。最后，充血性压力回撤记录是一种用来分析支架近端或远端残余病变的范围和显著性的有用工具，可提供大量相关信息。

十一、FFR 的缺陷和隐患

存在几种与 FFR 测定相关的隐患以及几种 FFR 测定会得出不可靠结果并由此不应使用该测定的临床情况。其中最重要的临床情况是患者处在 ST 段抬高性心肌梗死的急性期。对大多数病例而言，在因急性心肌梗死而进行紧急 PCI 期间，综合考虑患者症状、心电图和血管造影最有可能确定罪犯病变。此外，血栓栓塞形成、心肌顿抑、急性缺血性微血管功能障碍以及其他因素使实现完全微血管扩张的过程有所不同。因此，FFR 测定对 ST 段抬高性心肌梗死的急性期没有作用。几天后（通常认为 5 天足够）就能按照常规方法使用 FFR。关于 FFR 能否在紧急 PCI 期间用来评估极远端病变的血流动力学严重程度这一问题最近已得出答案。从技术的角度来看，进行 FFR 测定时需要密切注意几种隐患。最重要的两种隐患是充血效果欠佳（会低估狭窄严重度）和与导引导管相关的问题。大号导引导管可能会干扰最大血流量；侧面有孔的导引导管可能会影响近端冠状

动脉压力并干扰冠状动脉内给用腺苷。一旦操作者能够熟练进行 FFR 测定，这类情况就能容易识别并轻松加以避免。

十二、结论

FFR 是导管室内的一种必备工具，可在几乎所有择期临床和血管造影术中辅助做出是否进行血运重建的决定。借助目前面市的现代设备，FFR 测定可简单、快速且安全地进行并且该方法即使不节省医疗费用也具有成本效益。FFR 尤其支持功能性完全血运重建的方式（即：对缺血病变植入支架并对非缺血病变进行药物治疗）。通过对不明确狭窄和多支血管病变系统性使用 FFR，PCI 将来能成为一种明显更有效且更好的治疗方法。

浙江大学医学院附属第二医院　　王建安

第六节　FFR 在心脏功能学评价研究的进展

一、FFR 对冠状动脉临界病变的评价

冠状动脉造影显示冠状动脉狭窄 40% ～ 70%，称为冠状动脉临界病变。由于冠状动脉造影在评价狭窄病变的解剖形态学特点上，尤其是狭窄病变的生理功能学意义上存在局限性，对于临界病变治疗策略的选择多依赖于运动平板试验、负荷心肌核素显像以及负荷超声心动图检查等无创检查。研究显示，FFR 与无创缺血评价具有良好的相关性，对于临界病变的评价优于以上检查。DEFER 研究是评价 FFR 在临界病变中应用价值的重要试验，该研究是一个国际多中心前瞻随机性研究，历时 5 年。研究将冠状动脉造影示血管狭窄 50% ～ 70% 的 325 例患者根据 FFR 结果分为 3 组：延迟组：FFR ≥ 0.75，延迟经皮冠状动脉介入治疗（Percutaneous Coronary Intervention，PCI）；PCI 组：虽 FFR ≥ 0.75，仍实施 PCI；对照组：FFR ＜ 0.75，行 PCI 治疗。观察的主要终点是：2 年随访无心血管事件生存率，次要终点是：5 年随访的心血管事件率。结果显示，12 月及 24 月的无心血管事件生存率延迟组和 PCI 组相似（分别为 92% vs. 89% 和 89% vs. 83%），但明显优于对照组（12 月时 80%，24 月时 72%）。5 年的随访结果相似，无心血管事件生存率在延迟组和 PCI 组间差别无统计学意义（80% vs. 73%，P=0.52），但明显优于对照组（63%，P=0.03）；心源性死亡和急性心肌梗死的复合终点发生率在延迟组和 PCI 组间无显著差异（3.3% vs. 7.9%，P=0.21），但显著低于对照组（15.7%，

P=0.003）；前两组间心绞痛发生率相似，但低于对照组（*P*=0.028）。随访分析显示 FFR < 0.75 的临界病变患者的心源性死亡和急性心肌梗死的年发生率 < 1%，PCI 并不能使其进一步降低。因此，DEFER 研究显示，FFR 对于临界病变血运重建方案的制定具有非常重要的指导作用，对于 FFR > 0.75 的患者延迟行 PCI 是安全的。2009 年的 ACC/AHA PCI 指南上就提出，对于临界病变，FFR 可以作为无创性功能检查的替代方案，判断并指导冠状动脉病变是否需要干预。

二、FFR 在分叉病变中的应用

分叉部位的血流方式为层流与涡流并存的血流模式，这一血流模式使得分叉部位易发生粥样硬化斑块沉积和血小板活化，导致血栓发生。由于解剖结构的复杂性，分叉病变的功能评估较常规病变更加困难。冠状动脉造影受参照血管直径、投照体位、血管角度等因素的影响，常常不能准确估测病变程度；而 OCT 检查费用昂贵且不能准确反映血流动力学的改变，难以常规应用。Sarno 等对 20 例接受 PCI 的分叉病变进行 FFR 和定量冠状动脉造影（Quantitative Coronary Angiography，QCA）比较，Pearson 相关分析结果显示主支血管常规 QCA 软件测定和 FFR 的相关性较好（*r*=0.52，*P* < 0.02），而分支血管只有三维 QCA 测定软件和 FFR 的相关性较好（*r*=0.67，*P* < 0.002），提示常规 QCA 对分支病变的功能估计存在不足。FFR 可以用来评价分叉病变功能学意义以及是否需要血运重建，可以更好地反映解剖学狭窄和心肌灌注区域之间的关系。

Koo 等对血管直径 > 2.0mm、狭窄程度 > 50% 的 97 例 PCI 患者的 FFR 及 QCA 资料进行了比较，目的是评价 FFR 指导下罪犯分支血管内植入支架的功能学获益情况。该研究共入选了 110 例分叉病变的患者，分叉病变的分支血管处理采用必要时支架植入术，对 97 例患者测量了分支的 FFR。如果 FFR < 0.75 则对分支进行干预，分支干预后及 6 月后重复测量 FFR。研究显示，FFR 与狭窄程度负相关，FFR < 0.75 的患者狭窄程度均 > 75%。术后 6 月随访发现干预组分支的 FFR [(0.86±0.05)～(0.84±0.01)，*P*=0.4)] 与未干预组分支的 FFR [(0.87±0.06)～(0.89±0.07)，*P*=0.1)] 均没有改变。分支功能性狭窄（FFR < 0.75）的发生率为 8%。与其他无 FFR 指导的分叉病变患者相比，术后 9 月随访的心血管事件发生率没有差异（4.6% *vs.* 3.7%，*P*=0.7）。该研究表明 FFR 指导分支血管必要时支架术是可行和可靠的。

三、FFR 在多支、弥漫病变中的应用

由于多支血管病变患者的冠状动脉解剖存在个体差异，包括核素显像在内的各种负荷试验难以准确定位罪犯血管，而 FFR 的测定理论上可以更好地进行功能学评价，它可将影响心肌灌注的冠状动脉病变精确到某支血管的某个病变水平。FAME 研究是一项大

规模的多中心、前瞻性研究，共入选 1005 例多支血管病变的患者，随机分为造影指导组和 FFR 指导组。在造影指导组，所有造影血管直径狭窄 > 50% 的病变均置入药物洗脱支架，而在 FFR 指导组中，所有病变均行 FFR 测定，仅对 FFR < 0.80 的病变植入药物洗脱支架。结果显示，与造影指导组相比，FFR 指导组不仅减少了植入支架数量和对比剂用量，降低了治疗费用和住院时间，同时也减少了 1 年主要不良心血管事件（Major Adverse Cardiovascular Events，MACE）的发生率（13.2% vs. 18.3%，P=0.02）。而 FAME 研究 2 年的随访结果与 1 年时结果相似，且 FFR 指导组进一步降低了心肌再梗死率（6.1% vs. 9.7%，P=0.03），进一步支持了 FFR 在多支血管病变的治疗策略选择中具有重要的临床意义。

目前一些学者认为血管内压力的降低和总的斑块负荷相关，有大约 10% 的弥漫性病变患者虽然没有严重的狭窄也会出现心肌缺血。De Bruyne 等研究证实，血管造影下呈弥漫性病变但无局限性狭窄的冠状动脉，其压力随血管的延伸逐渐降低，最终导致心肌缺血。应用 FFR 技术可以判断每个血管的每个节段是否存在缺血，帮助术者为此类病变制定合理的治疗方案。运用压力导丝回撤技术，可以连续记录全血管段 FFR，如果 FFR 曲线存在明显"跳跃"，表明该处局限病变是造成缺血的主要因素；相反，如果没有发现"跳跃"，提示无法通过局部干预提高血管供血能力。同时，支架植入术后由于上、下端病变，可能增加并发症，也不主张全血管段植入支架，这类患者可能优化药物治疗和密切随访更有益。

四、FFR 对左主干及开口病变的评价

由于左主干血管粗短，与导管位置、成角和分支血管重叠等原因，造影在左主干造成的误差明显高于其他三支血管，其中一项以 FFR 为"金标准"的研究显示：4 个非常有经验的介入医生对左主干病变程度的判定准确度均没有达到 50%。Hamilos 等研究显示，在 QCA 测量的直径狭窄率 < 50% 的左主干病变中，23% 的病变 FFR < 0.80，QCA 测量的狭窄率与 FFR 相关性差（$r=0.1$，$P=0.016$）。由于冠状动脉造影技术本身的局限及左主干的解剖特殊性，尤其对于左主干弥漫病变，无法准确评估狭窄程度，而 FFR 可在左主干病变的评价中发挥功能性意义。Hamilos 等对 213 名左主干病变患者进行 FFR 指导下的策略选择，对 FFR ≥ 0.8 的患者（$n=138$）进行药物治疗，而 FFR < 0.8 的患者进行冠状动脉旁路移植术（Coronary Artery Bypass Grafting，CABG）治疗，平均随访 5 年，5 年生存率和无事件生存率两组间无明显差异。

五、FFR 的局限性

FFR 为冠状动脉粥样硬化性心脏病介入治疗提供了生理学功能的依据，但不能评价病变的解剖，不能识别易损斑块，提供微循环功能信息和冠状动脉血流改变的绝对严重程度。在左心室肥厚或弥漫性冠状动脉病变的患者，由于最大充血反应受限导致冠状动

脉血流和压力阶差的增加程度受限，易低估 FFR 和狭窄程度。微血管和外膜血管的狭窄同时存在时，测定 FFR 的同时需要采用冠状动脉内多普勒技术测定血流速度和血流储备以阐明微血管病变的情况。

河北医科大学第二医院　傅向华　白世茹

第七节　压力导丝操作要点

一、FFR 的意义

冠状动脉内血流速度可以准确反映出心肌获得的血流量，冠状动脉造影可准确判断对于直径狭窄＜ 30% 或 ≥ 80% 的狭窄的功能意义，但对于直径介于 30% ～ 70% 的冠状动脉狭窄的生理功能严重程度评价的准确性有一定的限制。目前，临床上还没有直接测量心肌血流量的方法。冠状动脉血流量等于血管横截面积与平均流速的乘积，在血管横截面积相对恒定的状态下，流速的变化可反映冠状动脉血流量的变化。临床上现多采用压力导丝测量跨狭窄病变压力阶差或采用 Doppler 导丝直接测量冠状动脉血流速度来间接反映心肌血流量的变化。

随着技术的进步和方法的改善，现通过压力导丝测量跨狭窄压力阶差来评价狭窄病变的意义成为可能。

冠状动脉压力测量的理论基础：正常冠状动脉由近端向远端传导时，无压力阶差产生，即冠状动脉近端到远端压力恒定。在最大充血状态下，心肌血流量与冠状动脉灌注压呈正比。灌注压是狭窄远端血管内的平均压，而不是跨狭窄的压力阶差。因此，最大充血状态下准确测量冠状动脉狭窄远端血管内压力，能间接评价狭窄病变。

压力导丝 Pressure WireTM (Radi Medical System, Sweden) 和 WavewireM (Endosonics Inc., Rancho Cordava, CA) 的特征与常规 PCI 导丝类似，有较好的操控性和柔韧性，可替代常规 PCI 导丝。压力导丝的外径细小，使用时并不增加狭窄的严重程度。导丝前端 3cm 软头的末端有压力感受器，导丝的内芯为电子导线，末端可自行拆装。感受器的工作压力范围为 30 ～ 300mmHg，频率范围 0 ～ 200Hz。信号经传导界面与普通的压力监测系统相连，其压力曲线和主动脉压力曲线同时显示在监视屏上。

血流分数储备的定义是最大充血状态下病变血管远端的血管内压力与狭窄近端压力的比值，冠状动脉内压力由压力导丝测得。通过压力测定获得的血流储备参数包括心肌血流储备分数、冠状动脉血流储备分数和侧支循环血流储备分数。计算公式如下：

$$FFR= (Pd-Pv) / (Pa-Pv)$$

在心肌最大充血状态下，其阻力达到最小而接近常数，故此公式忽略了阻力。Pa、Pd、Pv 分别代表充血期的平均主动脉压力，远端冠状动脉平均压力，中心静脉压力。由于中心静脉压力接近于零，故此公式可进一步被简化成：

$$FFR=Pd/Pa$$

Pa 可经诊断性或导引导管测得，Pd 需用末端带有压力感受器的直径为 0.014" 的压力导丝测量（送压力导丝通过病变，使感受器位于狭窄病变的远端）。因此，在进行诊断或介入治疗操作时，监测 FFR 较为容易。

FFR 的优点：①狭窄的特异性指标。在静息状态下，每个人的基础心肌血流量都存在着一定的差别，因为 FFR 实为在最大血流相测量，避免了静态血流的影响，所以它是显示管狭窄严重程度的特异性指标，不受个体差异影响，即在所有患者正常值都应该为 1。②重复性好，FFR 在两次测量间的变化系数明显小于 CFR。③不受血流动力学参数变化的影响。心率、血压和心肌收缩力的变化对 FFR 的测量无明显影响。④可用于三支血管病变的患者。⑤包括了侧支循环血流量。心肌血流量包括狭窄冠状动脉的前向血流量和侧支循环的血流量。⑥便于临床应用。在诊断和介入导管操作中很容易进行测量。即"导丝 + 注射器 =FFR"。

FFR 也有它的局限性：①微血管病变：微血管病变存在时，"正常心肌最大血流量"实际上是不正常的，FFR 反应的只是心外膜狭窄病变对已降低的心肌最大血流量的影响，此时测得的 FFR 可能被高估。故 FFR 本身并不能评价微血管病变。②冠状动脉窃血：由于在静脉给予血管扩张剂时窃血现象更明显，而冠状动脉内给药作用不明显，所以为准确地评价由狭窄血管提供侧支的心肌区域的侧支血流储备分数，应静脉给予血管扩张剂。侧支血流分数并不受冠状动脉窃血的影响。③冠状动脉痉挛：有冠状动脉粥样硬化的患者，在运动或其他一些张力的作用下，冠状动脉会发生反常的血管收缩，FFR 不能评价这种病理现象。

所有的正常冠状动脉，FFR 的正常值都应为 1，在冠状动脉造影显示临界狭窄（狭窄 30% ～ 70%）的血管，若 FFR < 0.75 则提示狭窄有明显的血流动力学意义，可导致严重的心肌缺血；而 FFR ≥ 0.75 的病变预后好，每年导致死亡或心肌梗死的风险 < 1%，不宜行 PCI 治疗。PTCA 后 FFR 恢复≥ 0.90，造影无明显夹层提示即刻结果理想，0.75 ≤ FFR < 0.90 提示 PTCA 成功但结果不理想。支架术后 FFR 应恢复正常，即 FFR 应≥ 0.95。

压力导丝的使用方法和注意事项：每一条压力导丝在使用前均应进行零点调试和定标，这一过程一般需要 1 ～ 2 分钟。这一过程完成后，将压力导丝沿诊断管或导引导管送入冠状动脉内，使之感受器的位置在被评价病变的近端，通过上校微调导管压力换能器的高度，使导管和压力导丝测得压力相等。若最初两者相差 10mmHg 以上，建议撤除导丝重新校对压力导丝。在两者压力相等或仅差 1 ～ 2mmHg 时，推送导丝通过病变，使感受器位于狭窄远端的病变内，同时记录两条压力曲线及其平均压力。为准确记录主动脉压力，建议使用 6F 或 7F 的导管，若使用大直径或带侧孔的导管，应将其后撤离开冠状动脉口，以免嵌顿诱发压力降低或假性正常化导致 FFR 被高估或低估。此外，应从"Y"形连接器撤除导丝的导引针并关紧"Y"形连接器。评价冠状动脉开口病变时最好静脉给予血管扩张药物。在实际操作中，还应该注意各种因素造成的压力偏差，怀疑有偏差或偏差较明显时，应重新校对压力导丝。

对于有经验的心血管介入医师来说，在诊断和治疗性介入操作中使用压力导丝都是安全的。应用腺苷等扩张冠状动脉的药物后很少出现不良反应，即使出现，一般也很轻微，通常在停药后 1～2 分钟消失。在多数病例中压力导丝可代替常规 PTCA 导丝使用。已有研究表明，冠状动脉内压力导丝测量安全可行，并发症发生率较低，其短暂窦停搏、冠状动脉痉挛和室颤的发生率分别为 1.7%、2%、0.2%。

二、最大充血相的诱发和常用药物

1. 冠状动脉内罂粟碱

冠状动脉内注射罂粟碱被认为是诱发冠状动脉和心肌最大充血的金标准，可使正常冠状动脉的血流速度增加到静息时的 4～6 倍。常用剂量在左冠状动脉为 12～15mg，右冠状动脉为 8～10mg，快速静脉注射，在给药后 30～60 秒达高峰，持续时间为 30～60 秒。不良反应包括短暂 QT 间期延长和 T 波异常，偶可见多形性室性心动过速。罂粟碱与离子型造影剂合用易发生混浊，故应避免与离子型造影剂合用，应与真正的非离子型造影剂合用。

2. 冠状动脉内注射腺苷或 ATP

冠状动脉内注射腺苷是非常安全的，其半衰期短，允许在几分钟之内重复使用。ATP 有与腺苷类似的性质。腺苷的常用剂量为左冠状动脉 0.2～0.4mg/ 次，右冠状动脉 0.15～0.30mg/ 次，充血相仅持续 5～15 秒，30 秒左右消失，常不能达到稳定状态。偶有短暂的房室阻滞发生。一部分人不能获得最大充血状态，有高估 FFR 的可能性。

3. 静脉内注射腺苷和 ATP

通过中心静脉注射腺苷可在 1～2 分钟获得稳定的最大充血状态，几乎在所有的患者或冠状动脉均能获得最大充血相，并获得理想的回撤曲线。其作用在停药后 1 分钟内消失，便于重复使用。常用剂量为 0.14～0.16mg/（kg·min），很少诱发明显的房室传导阻滞，患者可有类似心绞痛的胸痛，但并不严重。不能用于有阻塞性肺疾病的患者。也可用 ATP 替代腺苷，ATP 在体内被代谢成腺苷后起效，较少发生胸部不适。用法、用量、作用高峰时间和消失时间及注意事项均与腺苷相同。

4. 静脉输注双嘧达莫

静脉内输注双嘧达莫 0.56mg/kg，4 分钟可诱发持续的充血效应，但许多患者不能获得最大充血相。将剂量提高至 0.75mg/kg，可使绝大部分患者获得最大充血相，但常伴有明显的低血压或发生其他不良反应。用药后充血作用可持续 20 分钟左右，故不利于在短期内重复使用。

5. 其他

静脉或冠状动脉内给予硝普钠，可作为一种有潜力的微循环扩张剂，适用于存在严重阻塞性肺疾病或心脏传导异常的患者。

吉林大学第四医院　潘洪涛

第八节　血管内成像及压力导丝在分叉病变中的应用

欧洲分叉俱乐部关于冠状动脉分叉病变的定义是指冠状动脉狭窄毗邻和（或）累及重要分支血管的开口。分叉病变占所有冠心病介入治疗的 8%～ 20%。每一个分叉病变都有其独特的分叉角度、血管尺径、斑块分布等特征，因此"没有两个分叉病变是完全一样的"。目前的分类方法多依赖血管造影，而由于自身的限制，血管造影往往无法明确斑块的分布与体积。对于一些能明显影响治疗技术合理应用和预后的重要参数，血管造影无法提供更详尽的信息，如：血管狭窄的严重程度、血管的直径、病变的长度及在主支及边支血管的位置、斑块的形态及组成（钙化、脂质核心及纤维帽的厚度等）、狭窄导致的血流动力学改变等。

如何更多地获取关于病变的信息，更好地全面评价病变，改进病变的治疗策略、优化治疗过程，改善治疗预后，是目前冠心病介入治疗的发展方向，也是分叉病变介入治疗中应当充分考虑的问题。血管内超声（intravascular ultrasound，IVUS）和光学相干成像（optical coherence tomography，OCT）技术为了解斑块的分布、性质，对血管直径、狭窄程度、支架贴壁情况和支架植入后的形态都能够详细检测，为分叉病变的优化治疗提供了更详尽的信息。压力导丝检测的血流储备分数（fractional flow reseve，FFR）为冠状动脉狭窄导致的血流动力学意义提供了更多信息，这有可能改变分叉病变的治疗策略，因此在分叉病变中的应用也受到关注。本文就其临床应用价值进行介绍，以期有所裨益。

一、IVUS 在分叉病变中的应用

IVUS 用于一些分叉病变患者的评价，尤其是一些造影显示不清的左主干病变。IVUS 能更真切地显示斑块的形态并能排除一些由于伪影、钙化或痉挛而被误认为是边支血管狭窄的情况，避免不必要的双支架术的应用。IVUS 显示边支开口＞ 50% 的狭窄的弥漫性病变是边支闭塞的高危因素。IVUS 的应用可以帮助医生做出最佳治疗策略的选择，降低双支架的使用和改善预后。

1. IVUS 在左主干分叉病变中的应用

IVUS 的应用可降低分叉病变，尤其是左主干分叉病变的远期病死率。IVUS 可对左主干病变的严重程度做出准确的判断。以 IVUS 成像下左主干最小直径 2.8mm 和最小截面积 5.9mm^2 为截切值，具有最佳的敏感性和准确性，与功能性检查 FFR<0.75 具有良好的相关性。在一组 758 例左主干病变的研究中，发现 IVUS 应用能降低左主干病变 4 年的病死率。主要的原因是 IVUS 降低了 DES 应用后的极晚期支架血栓发生率。在 MAIN-COMPARE 研究中，IVUS 降低了左主干病变 3 年的死亡率（6% *vs.* 13.6%，*P*=0.063；HR，0.54；*P*=0.061）。

2. IVUS 在非左主干分叉病变中的应用

一般来说，IVUS 的研究主要用于排除分叉局部支架的贴壁不良。常规应用 IVUS 指导的分叉病变介入治疗的证据较少。Costa 等分析了 IVUS 指导下的 40 例分叉病变介入治疗（均采用 Crush 技术）发现，不完全挤压（边支支架贴壁不良或主支支架分叉近端的贴壁不良）在非左主干分叉中发生率为 60%。作者认为，在大多数采用 Crush 治疗的分叉病变中，最小支架截面积出现在边支口部，这是边支口部再狭窄率高的原因。

3. 虚拟组织学（VH）在分叉病变中的应用

采用 VH 研究左主干分叉病变斑块的组成发现，前降支分叉部位的斑块具有更大的坏死核心，而分叉远端钙化更为明显。相反，在非左主干分叉病变中，更多的坏死核心见于分叉近端。而仅在右冠与锐缘支分叉处，分叉近端血管钙化多于分叉远端。这些结果的原因可能与不同的解剖部位、剪切力及血管结构相关。研究显示，不同的斑块性质存在于左主干、前降支和非左主干分叉部位。在一组 30 例患者的 103 个分叉病变的成像研究中，分别采用 VH 及 OCT 成像，发现分叉病变边支开口的近端边缘，坏死核更为明显，而薄纤维帽同样出现在此区域。坏死核心的占比从近端向远端逐渐降低（16.8% *vs.* 13.5%，*P*=0.01），而纤维帽的厚度却依次增加 [(130±105) μm *vs.* (151±68) μm，*P*=0.05]，薄纤维帽主要分布在近段（15/34，44.1%），然后是分叉病变内（14/34，41.2%），在远段很少（5/34，14.7%）。

二、OCT 在分叉病变中的应用

OCT 能够提供近乎组织学的高分辨率在体图像，是血管内成像技术的突破。OCT 的成像光纤能发射近红外波长（1.250～1.350nm）的光源；它在不断回撤和旋转中采集光的反射信号。在 ODESSA 研究（主要是评价 DES 及 BMS 重叠部修复情况的研究）亚组中，分析分叉病变中直径超过 1.5mm 的边支血管发现，采用不同治疗术式时边支口部的内皮覆盖情况明显不同。分析了 61 个分叉病变治疗后 6 个月的边支口部支架内皮覆盖状态，发现 PES 支架组无内皮覆盖发生率最高，为 60.1%，SES 为 17.0%，ZES 为 13.2%，BMS 为 12.3%。而在边支开口的对面，SES 无覆盖率最高，为 14%，PES 为 3.8%，ZES 为 1.5%，BMS 为 0。

在另一项研究中，31 例分叉病变，17 例为简单支架术，14 例为 T 支架或 culotte 支架。内皮覆盖不全多出现在边支口部，而两组支架贴壁不良没有明显差别，可能是复杂支架组均采用了对吻扩张。

总体而言，OCT 往往会发现分叉病变部位的支架贴壁不良。但这些发现是否与临床预后相关目前不明确。如果 OCT 指导的介入治疗因改善支架贴壁能够降低临床不良事件的发生，则其有可能被推荐为优化介入治疗的常规手段。

三、压力导丝在分叉病变中的应用

在采用必要时边支支架植入策略的过程中，术者需要决定主支支架植入后，边支血管是否需要支架植入。边支血管口部的狭窄程度可采用造影肉眼评估、定量造影评估、TIMI 血流评估、血管内成像的评估（IVUS/OCT）和 FFR 的评估。FFR 提供的狭窄特异性生理参数反映了狭窄的功能意义及下游心肌的血供。在主支血管植入支架后，被封闭的边支血管狭窄程度与 FFR 相关性很低。采用二维的定量造影评价狭窄程度受到血管重叠、短缩和不规则放大的干扰。Nordic III 分叉病变研究中边支 FFR 亚组分析发现，造影高估了 75% 的患者边支狭窄的程度，且在主支植入支架后 8 个月，边支狭窄无明显功能意义。这种造影与功能评价不匹配的原因，可能是由于多体外投照无法全面观察口部病变，也可能是由于口部病变均较短，降低了其对血流动力学的影响。

在一项研究中，主支血管植入支架，对吻扩张后，当边支血管 FFR < 0.75 时才需要进一步治疗，6 个月的随访发现，FFR 指导组的预后与造影指导组相当。然而，FFR 指导组无一例边支植入了支架。

FFR 压力导丝比常规导丝僵硬，通过支架网眼进入边支非常困难。边支血管的 FFR 检测延长了治疗时间、需要更多的耗材（如微导管等），易于引发夹层等并发症。目前的策略是确保边支血流为 TIMI 3 级。FFR 仅推荐用于对吻扩张后结果依然不满意者。对于这些患者，FFR 可确定是否需要进一步介入治疗，避免不必要的复杂支架术的应用。

四、结 论

随机对照研究及注册研究表明，对于大多数分叉病变，主支植入支架结合必要时边支血管支架植入是一线治疗策略。选择性使用 IVUS、OCT、FFR 等有助于选择适当的治疗策略，优化分叉病变的介入治疗，改善患者的预后。

首都医科大学附属北京安贞医院　赵　林　郭成军

第十一章 导丝操作相关并发症

第一节 前向开通慢性完全闭塞病变导丝的选择与操作技巧

冠状动脉慢性完全闭塞病变（chronic total occlusion，CTO）手术成功率相对较低，为 50% ～ 80%，技术难度很大，术中并发症多，术后再狭窄发生率高，因此被认为是经皮冠状动脉介入领域最大的困难和挑战。导丝无法通过闭塞病变是手术失败的主要原因（占 63% ～ 92%），而导丝能否通过 CTO 病变与导丝的选择及操作有很大的关系。常用的开通 CTO 病变的技术包括前向导丝开通技术与逆向导丝开通技术，但目前流行的趋势是利用所有可行的方法（包括前向导丝、逆向导丝及真腔到真腔穿透或再进入真腔，根据病变特征选择这些方法进行及时和适当的转换）开通闭塞血管的"杂交"技术，以最大限度地提高开通成功率及保证手术的安全性。通常情况下，开通 CTO 病变首选前向导丝技术，因为通常相对安全；而逆向导丝技术只应用于前向导丝技术失败后的次要选择，因为它手术操作时间长，射线暴露量大，应用对比剂多且易出现并发症。因此，正确选用前向导丝是 CTO 病变介入治疗成功的关键，本节就 CTO 前向技术的导丝选择及操作做一综述。

一、CTO 的病理学改变

血管腔内阻塞通常由动脉粥样硬化斑块和陈旧性血栓两种组织构成，通常闭塞段两端存在纤维帽。超过 3 个月的 CTO 其动脉壁开始负性重构，早期重构常伴有阻塞中段的纤维化。长期 CTO 病变中，血栓的机化构成了病变中段的松软成分。这种硬组织与软组织交替的病变阻塞形式可诱发生成直径约 200μm 的新生微孔道。一些文献认为这些新生孔道贯通 CTO 两端而存在，如孔道足够大则利于导丝通过；另外一些文献则认为这些微孔道与血管外膜的滋养血管相连，导丝沿着这些微孔道易插入夹层。上述两种形式的微孔道很可能并存。

二、根据闭塞时间及病变特点选择导丝

通常根据闭塞病变的时间和解剖结构选择不同的导引钢丝。导丝首先要有一定的硬度，否则无法穿过坚硬的闭塞段病变，但如果导丝太坚硬，又很容易造成血管穿孔。因此，选择的导丝应该能在阻塞的病变中灵活旋转，又不易进入内膜下，远端光滑易穿过CTO病变两端的纤维帽。

若闭塞时间小于6个月时，病变纤维化程度低，一般选用中等硬度导丝如NS、Runthrough、Pilot50、Miracle 3.0等；若闭塞段呈残端鼠尾状，且存在微通道或软组织的病变，一般选用0.014"低硬度的亲水或/和缠绕型导丝，导丝头段逐渐变细（0.009"），如Fielder XT导丝及头端变细的Runthrough导丝；若闭塞时间大于6个月时，复杂病变、长病变或使用夹层再穿透技术时可以考虑使用中等硬度（4～6g）缠绕型非头端变细的0.014"的导丝，如Pilot 150/200、Miracle 3.0、Miracle 4.5等，尤其是Pilot 200在长病变、复杂病变及迂曲病变中应用时均有优异的表现；当闭塞病变有较硬的纤维帽而远端血管走行方向比较明确时，需要采取穿透技术穿透近端纤维帽及复杂病变，穿过时，选择头端非缠绕型且逐渐变细（0.009"）的硬导丝，如Miracle 6.0、Miracle 12、Cross-IT 200/300/400、Conquest/Conquest Pro12等。前述导丝多数为缠绕型导丝，而Pilot系列导丝为亲水涂层超滑导丝，通过性非常好，但是应用时导丝几乎没有任何触觉反馈，因此操作导丝时对术者的手法要求较高，要求对病变远端的方向掌握较好，否则容易进入夹层。

根据我们的经验，多数CTO病变首选Pilot50导丝，该导丝属于较软的亲水涂层超滑导丝，容易通过CTO病变的微孔道，对于残端鼠尾状、无分支或无明显桥侧支的，或扭曲成角、迂曲严重的CTO病变为首选导丝，但该导丝较滑，同时触觉反馈较差，因此要求术者有较多的经验及较好的手感，同时应严密观察导丝头端的形状及走行，发现异常时应反复多体位投照确认方向，但该导丝对于病变近端有分支、病变较硬或合并钙化、长病变等则不建议选用，因较易进入分支或不易突破硬纤维帽。此时可考虑使用Miracle 3～6的导丝，尤其是同侧或对侧有明确的逆冠指引方向同时病变较短时，甚至可以考虑使用Conquest/Conquest Pro应用"穿破"的技术扎破纤维帽，再换用Pilot 50等较滑的导丝来综合开通病变，但使用较硬的导丝时一定要慎重，一定要多体位反复造影确认血管走行方向，否则极易造成血管穿孔而引起严重后果。

特殊病变的特殊操作手法：① CTO近端有分支发出：最好选用硬导丝，尖端塑成相对直而长的J形（30°小角度，J头长度>参考血管直径1/4～1/3），以防止导丝尖端

脱垂于分支。可试用分支球囊技术：即分支内插入一软导丝和扩张的小球囊占据分支开口，以防止导丝进入分支，并增加导丝穿透力。②多条桥侧支：须特别小心，尽量避免用硬导丝和球囊辅助技术。因新生孔道非常易损，不可逆性破坏前向动脉血流则可导致心肌缺血。可选用软或中软导丝（Floppy，Traverse，BMW，Choice PT graphic，PT Intermedial，Wisdom 及 Whisper 等），做成很小的 J 形头以试图进入中心孔道，避免进入可能连接血管外膜的偏心孔道导致夹层或穿孔。借助轻柔、微细、娴熟的旋转操作，有时导丝可能通过桥侧支处原先血栓机化所形成的微孔道进入远端血管真腔。

三、导丝的操作手法

导丝的塑性：可将导丝穿过引导器外用手指轻轻塑性：导丝头端 1mm 内 30°～45°的小弯，有时根据血管的走形在距头端 10～15mm 内偶尔需要第二小弯，若是选择硬导丝进行内膜穿透时则在导丝头段 2～3mm 做个锐角。术者操作导丝的手法主要包括"钻"与"穿透"技术。所谓"钻"，即操作导丝时采用旋转导丝的同时缓慢向前推送导丝，需时刻注意控制导丝前进的幅度；而"穿透"则主要选择较硬的导丝，如 Conquest/Conquest Pro 导丝，精确控制导丝头端运动，以穿透病变坚硬的纤维帽，一旦穿过最硬的病变，则应多体位造影，确定导丝的正确方向或立即更换较软的导丝达到病变远端以防止血管穿孔的发生。在操作导丝时术者可用双手或右手，前者是左手推送右手旋转导丝，后者是右手同时推送及旋转导丝，来回往复，小心操作。

四、导丝的操作技术

1. 单一导丝穿透技术

应逐渐增加导丝头端的硬度，从稍软的导丝开始。操作导丝的基本原则是细心、缓慢和准确。当导丝接触到 CTO 病变时会有阻力突然增大的异常感觉，而导丝尖端通过病变或动脉壁时会有阻力突然减小或消失的感觉。如果确认前进方向正确而导丝无法突破时，可以更换较硬的导丝，突破病变纤维帽再更换软导丝继续前进至远端血管真腔。适用于闭塞段较短（＜20mm），近端纤维帽及远端血管走形均清楚时。

2. 平行导丝技术

无论术者如何小心，都不能完全避免导丝进入血管假腔，如果第一根导丝进入血管假腔，此时可以保留原导丝在假腔内作为指引，选用另一根导丝从其他方向进入真腔。

3. 分支技术

假如闭塞病变内存在分支血管时可以应用此技术，调整导丝进入分支真腔后以球囊扩张，恢复分支血管的前向血流，然后回撤并调整导丝方向尝试通过闭塞病变。但该技术有可能造成夹层或血管穿孔，从而增加术中风险与病变开通的难度。当闭塞病变近端存在分支血管时也可以应用此技术，将一根导丝放入分支血管内，使用较小的球囊，在低压力下打开，将血管开口封堵，此时再用另一根导丝尝试开通 CTO 病变，以防止导丝反复进入分支血管。

4. 内膜下技术

包括 STAR 技术等。所谓 STAR 技术是指当导丝不慎进入血管假腔后或人为造成内膜下撕裂，导丝可以在假腔内前行通过闭塞段，然后在血管远端再重新进入真腔，然后在内膜下空间行球囊扩张并植入支架，所安放的支架覆盖血管真腔 - 假腔 - 真腔的技术。该技术的缺点是术中血管穿孔破裂、血管夹层、远端血管及分支血管丢失等并发症发生率较高，远期再狭窄率亦较高，因此主要应用于使用其他技术（包括传统方法或逆行导丝技术）无法进入血管真腔同时远端血管没有病变的病例。

5. 血管内超声指导下的 CTO 开通技术

血管内超声的主要作用包括帮助识别闭塞病变的起始情况（包括导丝穿刺入口及方向、CTO 病变的特点及长度）、在血管假腔内寻找真腔、确认导丝的走行位置及方向等。同时术中也可以根据 IVUS 检查的病变特点帮助选择合适的导丝。当闭塞病变以机化的斑块组织为主时，可以选用中等硬度导丝 Miracle 3.0 ～ 4.5，而 IVUS 显示 CTO 病变以钙化组织为主时，则可以选用 Miracle 6.0 ～ 12，Conquest/Conquest Pro，Cross-IT 系列的头端缠绕型结构导丝。

五、增加前向导丝通过闭塞病变的其他因素

1. 选择强支持力的导引导管

首先是导引导管的形状，开通 CTO 病变时，首选支撑力强的导引导管，这是因为 CTO 病变多数闭塞时间较长，因此纤维帽及管腔内血栓机化同时伴有较多的钙化，而闭塞段较长血管迂曲时管腔内的阻力尤其大，这时即便导丝通过病变，如果导引导管的支撑力不够好，球囊与支架也很难通过病变，导致手术失败，因此一定要选用支撑力很强的导引导管如 EBU、XB、Amplatz 及 RCA 等；其次是导引导管的直径，直径越大，管腔越粗，支撑力越强，也可利用子母导管增加支撑力；最后是操纵导引导管的手法，必要时在保证安全的情况下，可以酌情使用深插、不同的球囊锚定等技术来提高导引导管的支撑力。

2. 应用预扩张球囊或小的 OTW 球囊支撑技术

增加导丝的支撑力，使调整导丝的方向更容易，这种方法现在较少应用，最好用微导管。

3. 利用微导管增加导丝的支撑力且为交换导丝提供方便

Finecross 微导管头端外径仅 1.8F，小于 Transit、Progreat 等以往常用的微导管（外径 2.0 ～ 2.2F），因此与导丝结合紧密，内有 PTFE 涂层，在更有效地提高导丝的支撑力的同时可减少导丝前进的阻力；Finecross 微导管外面有亲水涂层，尖端柔软，通过迂曲

病变的能力强，CTO 病变近端血管走行迂曲时，CTO 专用导丝因为硬度大，通常不易通过迂曲病变，即便勉强通过也会因为扭矩传递与支撑力的下降而影响导丝的操控，此时微导管可以帮助导丝通过迂曲病变，而 Finecross 微导管在目前所有的微导管中通过能力最强；应用 Finecross 微导管还有利于提升导引导丝的方向操控性，通过暴露的导丝长度来精确调整导丝头端的弯曲程度从而调整导丝头端的活动范围和幅度，尤其适合闭塞处有分支血管，闭塞段为平头的病变以及闭塞段前或后血管明显迂曲的 CTO 病变，此时应用 Finecross 微导管可以精确控制方向，减少进入分支血管的可能；同时应用微导管后，导丝的硬度与导丝露出微导管的长度直接相关，当露出微导管的导丝头端较短，较露出较长时，硬度可以呈数倍地增高，因此可以随时根据病变情况调整导丝露出微导管的长度，从而改变导丝的穿透力，使既往相对软的 Pilot 50 导丝也可以获得较大的穿透力，以集中力量突破坚硬的纤维帽，使很多闭塞时间较长、钙化明显的病变也可以用 Pilot 50 这样的软导丝成功开通，但需要注意的是在前进方向不明确时应谨慎注意导丝不要贸然前进，以防进入夹层。实践证明，应用 Finecross 微导管后，CTO 病变开通率明显提高，平均手术时间显著缩短，减少了医护人员及患者的射线接触量。此外，传统方法中即便使用较硬的导丝如 Pilot 150/200、Miracle 3.0 及 Conquest 等，CTO 病变的开通率仍然较低，且增加了穿破冠状动脉的风险，而配合 Finecross 微导管时，可全程提高支撑力及控制导丝方向性。因此，应用相对较软而安全的导丝如 Pilot 50 配合利用 Finecross 微导管，术中极少出现穿透血管腔等并发症，降低了开通 CTO 病变过程中的风险，同时大大提高开通 CTO 病变的安全性，值得在临床推广。另外，Tornus 微导管也非常优秀，可用于硬的阻塞病变通道准备及通过病变，但有操作技巧。

　　总之，导丝的选择及操作技巧是前向开通 CTO 病变的基本步骤及关键环节。根据 CTO 闭塞时间及病变的解剖学特征选择不同硬度的导丝，采取不同的操作手法将前向导丝通过病变到达远端真腔；若单导丝不能成功，可采用双导丝技术或 IVUS 指导选择导丝选择或 CART 技术。若前向导丝不能成功，应及时转换为逆向导丝技术开通 CTO，提高手术成功率，减少手术并发症，最大程度地保证患者的安全性，改善其临床预后。

河南省人民医院　高传玉　朱中玉

第二节　根据慢性闭塞病变病理组织学选择导引导丝

　　导丝不能通过病变是慢性闭塞病变（Chronic total occlusion，CTO）经皮冠状动脉介入治疗（percutaneous coronary intervention，PCI）失败的最常见原因，其发生率约占

CTO 病变 PCI 失败原因的 73%。选择合适的导丝对于提高 CTO 病变成功率至关重要。以往多根据影像学 CTO 病变形态、闭塞长度、闭塞端有无分支血管选择中等硬度以上的导丝。随着对 CTO 病变不同阶段病理组织学不断深入理解，我们认为结合 CTO 病变特有的组织学结构选择合适的导丝，是 CTO 病变 PCI 成功的第一步。

一、CTO 病变病理组织学特征

Srivatsa 等研究发现冠状动脉造影提示完全闭塞病变中只有 22% 的 CTO 病理组织学检测证实完全闭塞，25% 的 CTO 病变狭窄程度为 90%～95%，24% 的 CTO 病变狭窄程度为 96%～98%，还有 29% 的 CTO 病变为 99% 狭窄，该研究进一步证实在闭塞段机化血栓中存在微孔道。Satoru 等尸检研究中再次证实，CTO 病变动脉粥样硬化斑块是伴有不同程度钙化的纤维斑块，而原管腔中主要是存在微孔道的机化血栓和疏松组织，微孔道直径平均约 200μm（图 11-1A）。Srivatsa 等研究发现，在闭塞时间较长的 CTO 病变中依旧存在疏松组织，这些特有的组织结构为 CTO 病变 PCI 行微孔道循径技术提供理论依据。动物实验研究发现，CTO 病变早期阶段，血管内微孔道逐渐增加，一旦 CTO 病变完全成熟后，血管内微孔道数目会逐渐减少，并且随着时间延长，内膜斑块钙化及纤维成分不断增多，微孔道消失，增加导丝通过 CTO 病变难度（图 11-1B）。

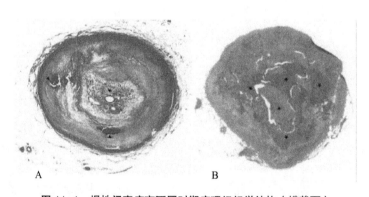

图 11-1　慢性闭塞病变不同时期病理组织学结构（横截面）

A：CTO 病变形成 1.5 年后在原管腔（*）内机化血栓中可见微孔道，箭头为纤维组织中的钙化灶；B：CTO 病变形成 5 年后在原管腔内可见较多钙化灶（*），微孔道消失。[Sumitsuji S，Inoue K，Ochiai M，et al. Fundcmentel wire tehnique and current standard stategy of percutaneous intervention for chrouic total occlusin with histopatholog：cal insights. JACC Cardiovasc Interv，2011，4（9）：941-951.]

CTO 病变的另一个显著特征是病变血管周围和病变内存在新生血管。Srivatsa 等对尸检研究发现，1 年内的 CTO 病变新生血管主要发生于血管外膜，称为滋养血管，其数量和直径随闭塞时间延长而增加。闭塞时间大于 1 年的 CTO 病变，血管内病变节段新

生血管数量增加，并与该部位心外膜滋养血管存在交通。动物实验研究发现血管闭塞
2 周时，闭塞段血管外膜大量新生微血管呈网状包绕动脉，继之心外膜微血管逐渐减
少，而闭塞段血管内新生血管明显增加，与血管长轴平行分布，闭塞 6 周时，其数量
和直径 [(198±16) μm] 均达到高峰，并有 85% 的血管内微血管与心外膜微血管呈直角相
连（图 11-2）。CTO 病变血管内微血管对于导丝成功通过病变至关重要，而导丝进入心
外膜血管可造成血管夹层或穿孔。

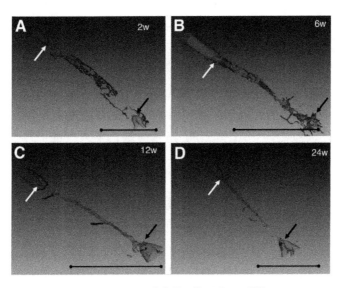

图 11-2　CTO 病变微血管形成 CT 影像

　　CTO 病变内微血管形成过程（A）2 周，（B）6 周，（C）12 周，（D）18～24 周。白色箭头指示 CTO
病变近端，黑色箭头指示 CTO 病变远端，病变血管内新生血管显示为红色；血管外滋养血管显示为蓝色。
[Strcuss BH， Seger A， Wrighe GA， et al. Microvesseis in chronie total occlusions：Pathways for successfal
guidewire crossing？ J Interv Cardiol, 2005，18（6）：425-436.]

二、根据 CTO 病变组织学特征选择正向 PCI 导丝

　　根据 CTO 病变组织学特征结合不同导丝基本结构性能选择合适的导丝行微孔道循
径技术是 CTO 病变正向 PCI 第一步。CTO 病变内微孔道直径为 100～500μm（平均
200μm），而冠状动脉造影不能识别直径小于 300μm 的微孔道，如选择导丝探寻 CTO
病变微孔道，应首先了解不同导丝的头端设计。头端锥形设计、直径小于 300μm 的导
丝更容易进入 CTO 病变微孔道。Pilot 系列、PT2 导丝、Whisper 系列、Fielder FC 和
Sion 导丝头端直径为 0.014"（355μm），Miracle 和 Progress 40、Progress 80、Progress
120 导丝头端直径分别为 0.0125"（317μm）和 0.012"（305μm），而 Fielder XT、
Conquest pro、Progress 140T、Progress 200T、Cross-IT 100-400XT 和 Gaia 系列头端为

逐渐变细的锥形设计，直径为 0.009" ~ 0.011"（230 ~ 279μm）更适合寻找冠状动脉造影不可视的微孔道。

如果冠状动脉造影见 CTO 病变闭塞端呈鼠尾状，可见微孔道（直径 > 300μm），正向 PCI 导丝可首选头端直径 0.014"（355μm）、操控灵活、通过病变能力较强的亲水涂层或聚合物涂层软导丝，如 Fielder FC（头端硬度 0.8g）、Pilot 50（头端硬度 2g）、Sion（头端硬度 0.7g）和 Sion blue（头端硬度 0.5g）等。探寻直径小于 300μm 的微孔道，即冠状动脉造影不可见微孔道的情况下，应在微导管辅助下首选头端锥形设计的 Fielder XT（头端硬度 0.8g）和 Cross-IT100（头端硬度 1.7g）导丝，这类导丝头端呈锥形，轴心直达缠绕圈顶端设计，直径为 0.009"，头端塑形记忆较好，有亲水涂层，推送力和操控性较好，便于通过 CTO 病变中直径小于 300μm 的微孔道及疏松组织。新近推出的 Gaia First 导丝头端直径 0.010"（250μm），头端硬度为 1.5g，导丝尖端为独特的双螺旋线圈结构，使该导丝具有良好的触觉反馈，同时导丝尖端采用 Core-to-tip 设计，加之有 SLIP- COAT 亲水涂层，不但改进了导丝尖端操控性能，消除 "Whip motion" 现象，同时增加导丝病变通过性，更适用于通过阻力较大、迂曲的 CTO 病变。

CTO 病变微孔道并非总是连续的，常被钙化或纤维斑块阻断，增加导丝通过 CTO 病变的难度。多层螺旋 CT 判断 CTO 病变钙化程度有助于 PCI 术中导丝选择，如果首选经微孔道循径的软导丝遇到阻力较大纤维斑块，不能通过病变，可根据病变钙化程度选择中等硬度以上的导丝，如 Pilot 150/200、Miracle 3 ~ 6 和 Gaia Second 等，但注意 Pilot 导丝触觉反馈较差，避免进入假腔。与 Pilot 和 Miracle 系列导丝相比，新型 Gaia Second 导丝头端呈锥形，无亲水涂层（直径 0.011"，279μm），尖端硬度 3.5g，更利于"刺"破 CTO 病变坚硬的纤维帽，同时表面亲水涂层和特有的螺旋线圈护套设计提高 Gaia Second 导丝病变通过能力和操控性。当 CTO 病变严重钙化，可选择非缠绕型、头端逐渐变细硬导丝行"穿"技术，如 Conquest/Conquest Pro、Progress200（头端直径 0.009"）等。刺破 CTO 病变近端纤维帽后，可更换软导丝继续在 CTO 病变内行微孔道循径技术，但要注意应用硬导丝时一定要多体位造影反复确认导丝走行方向，避免造成血管夹层甚至穿孔等严重并发症。

总之，CTO 病变 PCI 术前应首先经冠状动脉造影、CTA 和 MRA 分析 CTO 病变病理组织学特征。根据 CTO 病变病理组织学首选软导丝进行正向微孔道循径技术，必要时组合应用不同硬度导丝进行微孔道循径技术，避免过早应用强穿透力的硬导丝。

哈尔滨医科大学附属第一医院　李为民　薛竞宜

第三节 慢性完全闭塞病变正向技术导丝技巧

一、慢性完全闭塞病变介入治疗专用导丝分类和特点

慢性完全闭塞（chronic total occlusion, CTO）病变经皮冠状动脉介入治疗（percutaneous coronary intervention, PCI）时需要使用多种导引导丝。熟悉 CTO 专用导丝特点，结合病变特征选择合适的导引导丝，并掌握导丝操作要领对成功实施 CTO 病变 PCI 至关重要。

根据导引导丝表面涂层性质不同可将 CTO 导丝分为亲水涂层（或聚合物涂层）导丝和非亲水涂层导丝；根据头端形态不同，可分为直头导丝和锥头导丝（表 11-1）。

1. 亲水涂层导丝

亲水涂层导丝的优点是，易于通过松软的粥样硬化、纤维斑块及新形成的孔道，能以相对小的阻力通过迂曲病变血管，但触觉反馈较差，容易进入内膜下假腔而不被察觉。聚合物护套影响导丝头端塑形保持能力，且易滑入边支，故不适合闭塞段近端存在边支的 CTO 病变。亲水涂层导丝主要包括 Whisper 系列、Choice 系列、Pilot 系列、Progress 系列、Sion 系列和 Fielder 系列等。

（1）Pilot 系列导丝：包括 Pilot50、Pilot150 和 Pilot200 三种。均为直头设计，头端硬度分别为 2g、4g 和 6g，病变穿透能力逐级增强。头端为聚合物涂层，为轴心直达缠绕圈顶端（core-to-tip）设计，核芯为专利改良的强弹力不锈钢，流线型过渡椎体提升了导丝的扭矩传导、可操控性、支撑力和塑形保持能力（图 11-3）。

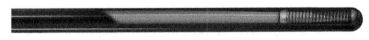

图 11-3 Pilot 系列导丝模式图

（2）Progress 系列导丝：Progress 系列导丝是 Abbott 公司研制的一新系列 CTO 导丝，包括 Progress 40、Progress 80、Progress 120、Progress 140T 和 Progress 200T，可视节段 3cm，头端直径分别为 0.012"（Progress 40、Progress 80、Progress 120）、0.0105"（Progress 140T）和 0.009"（Progress 200T）。Progress 系列导丝头端 5mm 为无涂层无护套裸露弹簧圈，能够提供良好的触觉反馈。中段 29.5mm 带亲水涂层的聚合物护套和呈流线型过渡的椎体核心为导丝提供良好的扭控能力和顺滑性（图 11-4，图 11-5）。目前认为，导丝的穿透力比头端硬度更能反映其通过病变的能力，穿透力 = 头端硬度 / 头端面积，单位以千克 / 平方英寸表示。Progress 系列导丝依据穿透力命名，其穿透力分别为 40 kg/inch^2、80 kg/inch^2、120 kg/inch^2、140 kg/inch^2、200 kg/inch^2。与 Progress 40、Progress 80、Progress 120 导丝相比，锥形头端的 Progress140T、200T 导丝能提供更强的穿透力和更小的头部阻力。

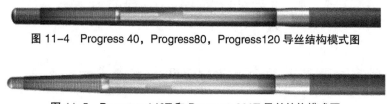

图 11-4　Progress 40，Progress80，Progress120 导丝结构模式图

图 11-5　Progress 140T 和 Progress 200T 导丝结构模式图

（3）Sion 系列导丝：Sion 系列导丝（Sion 和 Sion Blue）头端为复合核芯、双弹簧圈设计，外层弹簧圈由 6 根细钢丝缠绕而成，这种独特设计增强了导丝的扭矩传递能力，操控性好，同时具有极强的塑形保持能力，能够避免导丝旋转过程中，导丝头端"甩头"现象（Tip whip）（图 11-6）。Sion 导丝头端硬度仅为 0.7g，对血管损伤极小；亲水涂层部分长达 28 cm，能够大大降低导丝通过侧支血管的阻力。Sion Blue 导丝头端硬度更小，仅为 0.5g，且支撑力更好，头端 1.5cm 为硅涂层，近端为长度 18.5cm 的亲水涂层，尤适用于 CTO 病变逆向 PCI 时通过迂曲侧支血管。

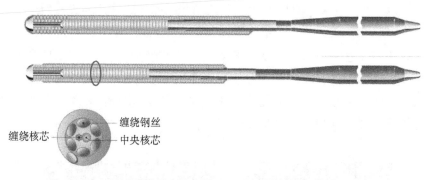

缠绕核芯　　缠绕钢丝　中央核芯

图 11-6　Sion 系列导丝（Sion 和 Sion Blue）结构模式及头端剖面图

（4）Fielder 系列导丝：主要包括 Fielder、Fielder FC 和 Fielder XT 等（图 11-7）。Fielder 和 Fielder FC 导丝头端直径 0.014"，外覆聚合物护套和亲水涂层，采用 core-to-tip 设计，较长平滑过渡的锥头核芯提高了扭矩传导能力；STIP COAT 亲水涂层技术使导丝通过性更好。Fielder 导丝头端硬度为 1.0g，而 Fielder FC 导丝头端硬度仅为 0.8g，但支撑力优于 Fielder 导丝。Fielder XT 导丝为锥形头端设计，头端直径为 0.009"，硬度为 0.8g，能够塑成更小的弯曲，且头端塑形记忆能力较好，常用于 CTO 病变前向 PCI 寻找并通过微孔道和逆向 PCI 时通过迂曲侧支血管使用。但 Fielder XT 导丝用于通过侧支血管时操作宜轻柔，避免锥形头端引起侧支血管损伤。新近上市的 Fielder XT-R 和 Fielder XT-A 头端直径均为 0.010"。与 Fielder XT 导丝相比，Fielder XT-R 和 XT-A 导丝头端经

过重新设计，导丝扭矩传导能力大幅度提高，头端硬度分别为 0.6g 和 1.0g。

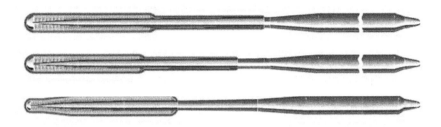

图 11-7　Fielder 系列导丝（Fielder、Fielder FC 和 Fielder XT）结构模式图

（5）Gaia 系列导丝：Gaia 系列导丝是 Asahi 公司出品的一新系列亲水涂层导丝，包括 Gaia Ⅰ、Gaia Ⅱ 和 Gaia Ⅲ 导丝，导丝头端硬度分别为 1.7g、3.5g 和 4.5g。Gaia 系列导丝 SLIP COAT 亲水涂层长度达 40mm。与其他导丝相比，Gaia 导丝出厂时头端已预塑形，头端塑形长度 1mm，塑形角度约为 45°。Gaia 导丝还具有较好的塑形保持能力，如对预塑形不满意，也可手工塑形。Gaia 导丝具有非常好的扭矩传导能力，有很好的操控性。

2. 非亲水涂层导丝

与亲水涂层导丝相比，非亲水涂层导丝具有更好的触觉反馈和可操控性，不易进入内膜下假腔和造成冠状动脉穿孔，但通过病变时阻力相对增加。主要包括 Miracle 系列、Conquest 系列和 Cross-IT 系列。

（1）Miracle 系列导丝：包括 Miracle 3、Miracle 4.5、Miracle 6、Miracle 9 和 Miracle 12，可视节段长度均为 110mm，头端硬度分别为 3g、4.5g、6g 和 12g，直径 0.014"，覆盖弹簧圈护套，并涂有疏水涂层，使导丝有较好的触觉反馈，提高了操控安全性（图 11-8）。采用单体核芯设计，核芯钢丝远端与导丝帽端直接相连，使操纵杆部推送力可直接传递至头端。尖端铂金弹簧圈与近端的不锈钢弹簧圈采用无缝接点缠绕技术，扭矩传递为 1 : 1，具有极好的扭控能力。Miracle 导丝更适用于闭塞病变近端有分支血管时和导丝从假腔寻找真腔操作。

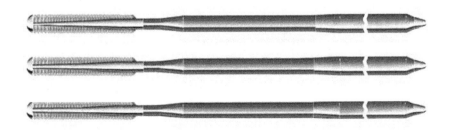

图 11-8　Miracle 系列导丝（Miracle 3，Miracle 6，Miracle 12）结构模式图

（2）Conquest 系列导丝：包括 Conquest、Conquest Pro、Conquest 12、Conquest Pro 12 和 Conquest Pro 8-20（图 11-9）。均为锥形头端设计，导丝头端硬度分别为 9g、9g、12g、12g 和 20g，可视节段长度均为 20mm，穿透力强，适于刺破坚硬的纤维帽，但操控性不如 Miracle 系列导丝，常作为其他硬头导丝尝试失败后选择。Conquest 导丝头端直径为 0.009"，推送杆和头端均为疏水涂层。Conquest Pro 和 Conquest Pro 12 导丝头端直径也为 0.009"，头端 1mm 无涂层，可在一定程度上抵消由于头端变细所导致的触觉反馈降低；其余部分为亲水涂层，顺滑性好，有利于导丝通过闭塞病变，可用于闭塞处有分支血管的 CTO 病变。Conquest Pro 8-20 导丝涂层类型与 Conquest Pro 相同，头端直径仅为 0.008"，头端硬度 20g，是目前头端最硬、最细的导丝，穿透力更强，尤适于闭塞时间长、纤维帽严重钙化的 CTO 病变。

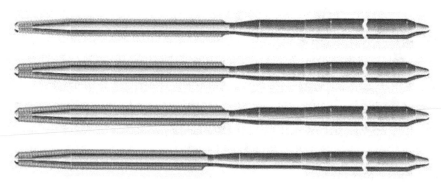

图 11-9　Conquest 系列导丝（Conquest、Conquest Pro、Conquest Pro 12 和
Conquest Pro 8-20）结构模式图

（3）Cross-IT 系列导丝：包括 Cross-IT 100XT、200XT、300XT 和 400XT（图 11-10）。核芯为 core-to-tip 设计，锥形头端直径为 0.010"，头端硬度逐级增强，分别为 2g、3g、4g 和 6g。头端可视节段长度均为 30mm，为疏水涂层。

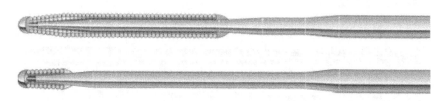

图 11-10　Cross-IT XT 系列导丝结构模式图

3. 长导丝

在 CTO 病变逆向 PCI 术中，当逆向微导管送至前向导引导管时，可送入超过 3M 的长导丝行前向 - 逆向轨道建立技术。常用的导丝包括长度为 3M 的 Fielder FC 导丝和 PT2

表 11-1 慢性完全闭塞病变常用导丝及特点

生产厂家	导丝	头端设计	头端直径	头端硬度	可视节段	穿透力(kg/inch^2)	核心材料	护套	涂层特点
Abbott	Cross-IT 100XT	CORE-TO-TIP; 锥形	0.010"/0.25mm	1.7g	3cm	20	不锈钢	无聚合物护套	亲水
	Cross-IT 200XT	CORE-TO-TIP; 锥形	0.010"/0.25mm	4.7g	3cm	60			
	Cross-IT 300XT	CORE-TO-TIP; 锥形	0.010"/0.25mm	6.2g	3cm	80			
	Cross-IT 400XT	CORE-TO-TIP; 锥形	0.010"/0.25mm	8.7g	3cm	110			
	Pilot50	CORE-TO-TIP; 直形	0.014"/0.36mm	1.5g	3cm+单标记	10	DURASTEEL 高强度不锈钢	全程聚合物护套	亲水
	Pilot150	CORE-TO-TIP; 直形	0.014"/0.36mm	2.7g	3cm+单标记	18			
	Pilot200	CORE-TO-TIP; 直形	0.014"/0.36mm	4.1g	3cm+单标记	26			
	Progress 40	CORE-TO-TIP; 直形	0.012"	4.8g	3cm	40	DURASTEEL 高强度不锈钢	中段聚合物护套	亲水(头端5mm无涂层)
	Progress 80	CORE-TO-TIP; 直形	0.012"	9.7g	3cm	80			
	Progress 120	CORE-TO-TIP; 直形	0.012"	13.9g	3cm	120			
	Progress 140T	CORE-TO-TIP; 锥形	0.0105"	12.5g	3cm	140			
	Progress 200T	CORE-TO-TIP; 锥形	0.009"	13.0g	3cm	200			
Asahi	Miracle3	CORE-TO-TIP; 直形	0.014"/0.36mm	3g	11cm	N/A	Asahi TruTorq 不锈钢	无聚合物护套	疏水
	Miracle4.5	CORE-TO-TIP; 直形	0.014"/0.36mm	4.5g	11cm	N/A			
	Miracle6	CORE-TO-TIP; 直形	0.014"/0.36mm	6g	11cm	N/A			
	Miracle12	CORE-TO-TIP; 直形	0.014"/0.36mm	12g	11cm	N/A			
	Conquest	CORE-TO-TIP; 锥形	0.009"/0.23mm	9g	20cm	N/A	Asahi TruTorq 不锈钢	无聚合物护套	混合(头端1mm无涂层，头端余为亲水涂层)
	Conquest Pro	CORE-TO-TIP; 锥形	0.009"/0.23mm	9g	20cm	146			
	Conquest Pro 12	CORE-TO-TIP; 锥形	0.009"/0.23mm	12g	20cm	195			

续表

生产厂家	导丝	头端设计	头端直径	头端硬度	可视节段	穿透力（kg/inch²）	核心材料	护套	涂层特点
	Conquest Pro 8-20	CORE-TO-TIP；锥形	0.008"/0.20mm	20g	17cm		Asahi TruTorq 不锈钢	无聚合物护套	混合（头端1mm 无涂层，头端余为亲水涂层）
Asahi	Fielder	CORE-TO-TIP；锥形	0.014"/0.36mm	1g	3cm	N/A	Asahi TruTorq 不锈钢	全程聚合物护套	亲水
	Fielder FC	CORE-TO-TIP；锥形	0.014"/0.36mm	0.8g	3cm	N/A			
	Fielder XT	CORE-TO-TIP；锥形	0.009"/0.23mm	0.8g	16cm	N/A			
	Sion	Composite Tip；直形	0.014"/0.36mm	0.7g	3cm	N/A	不锈钢	无聚合物护套	亲水
	Sion Blue	Composite Tip；直形	0.014"/0.36mm	0.5g	3cm	N/A	不锈钢	无聚合物护套	亲水
	Crosswire NT	Composite Tip；直形	0.014"/0.35mm	5.5g	2mm	N/A	镍钛合金	聚合物护套	亲水
Terumo	Runthrough NS ExtraFloppy	Composite Tip；直形	0.014"/0.35mm	0.4g	3mm	N/A	镍钛合金	无聚合物护套	亲水

注：数据来自文献报道及生产厂家宣传材料。穿透力＝头端硬度（kg）/头端面积（πr²），r 以英寸表示。

导丝，其外径均为 0.014"，不足之处在于与微导管之间摩擦阻力较大，不利于将导丝拉出体外。旋磨导丝长 330cm，头端 20mm 由不透 X 光的铂金制成，直径 0.014"；体部直径 0.009"，为不锈钢材质，光滑无涂层，因外径相对较小，降低了通过阻力。RG3 导丝长度也为 330cm，外径 0.010"，外覆亲水涂层，与微导管间摩擦阻力极小，尤其适用于前向 - 逆向轨道建立技术（图 11-11）。

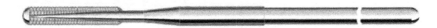

图 11-11　RG3 系列导丝结构模式图

二、慢性完全闭塞病变介入治疗前向 PCI 操作导丝选择和操作技术

1. 导丝头端塑形

CTO 病变可视管腔直径为 0 的血管。CTO 病变导丝头端塑形的最基本原则是导丝尖端塑成尽量短（1 ~ 2mm）的小弯（一般不超过 45°）。当闭塞血管管腔较大或近端血管显著迂曲时，可在距头端 3 ~ 6mm 处再塑一约 15°的大弯，尖端小弯用于指向病变的纤维帽，近端大弯用于调控导丝在血管中的行进路线。

2. 导丝选择

小样本病理组织学研究显示，约 60% 冠状动脉造影显示的 CTO 病变并非完全闭塞，在闭塞段内存在直径为 200 ~ 300μm 的微孔道。因此，许多术者首选锥形尖端的亲水涂层导丝如 Fielder XT 导丝，用于通过微孔道到达闭塞病变远端。也有学者认为，CTO 病变内存在疏松组织是锥形尖端的亲水涂层导丝能够通过的病理组织学基础。Fielder XT 导丝寻找微孔道或通过疏松组织时，导丝应左右旋转、轻柔前行，避免暴力推送使导丝进入内膜下。当 Fielder XT 导丝前行过程中头端遇到阻力明显打弯时，需回撤导丝，再小心旋转推送。

一旦锥形尖端的亲水涂层导丝前行中遇到阻力，提示 CTO 病变内不存在贯通的微孔道或疏松组织，应及时更换其他 CTO 导丝。可采取循序渐进法选择导丝，如首选 Miracle 3 导丝通过失败时，换用 Miracle 6 或 Miracle 12 导丝，如仍不能通过，再换用 Conquest 12 或 Conquest Pro 12 导丝再次尝试。对于闭塞时间较长、纤维帽严重钙化的 CTO 病变，Miracle 3 无法通过时，有经验的术者也可直接换用锥形尖端的硬导丝，如 Conquest 系列导丝等。

前向导丝通过 CTO 病变闭塞段时的操控策略可分"钻"、"穿"和"滑"三种。

"钻"是指操作时以相对较快速度的顺时针和逆时针旋转操作（不超过 180°），并轻轻推送。导丝头端可自动寻找并经纤维帽薄弱部位进入闭塞段。常选用 Miracle 系列导丝。导丝不能通过时，切忌暴力推送，否则极易进入内膜下，此时应立即更换头端硬度更大的导丝。操作时不宜单向过度旋转，避免导丝结构损坏甚至断裂。较硬导丝实施"钻"的策略，尤其是通过迂曲成角血管段时，需注意触觉反馈并观察头端弯曲形态避免进入假腔。

"穿"是指操作时比"钻"更用力地向前推送导丝以穿过坚硬的纤维帽，仅配合轻微旋转操作。常选用 Cross-IT 系列、Conquest 系列或 Progress 200T 导丝等。导丝头端塑形通常要小而短，需通过多投照角度甚至双侧造影确认导丝头端位置，精确控制导丝头端方向，单纯依靠触觉反馈并不可靠。

"滑"的技术时需要顺时针和逆时针旋转导丝同时配合轻柔推送，常选择亲水聚合物涂层导丝，如 Pilot 系列导丝。导丝头端弯度通常要小而长，该技术主要用于非钙化的 CTO 病变，尤其适合迂曲成角的血管段。由于导丝前进阻力极小且触觉反馈差，极易进入内膜下。

在硬导丝成功通过闭塞段进入远端真腔后，应及时更换为软导丝，以减少对血管壁的损伤。

3. 导丝操作技巧

CTO 病变导丝操作应配合使用微导管或 OTW 球囊。微导管在导丝操作中的作用主要是增加导丝支撑力同时便于交换导丝。微导管支撑导丝相当于导丝体部中心杆被增粗，能够显著增强导丝通过病变的能力。导丝行进过程中推送速度要缓慢，如见到导丝尖端明显弯曲，不可强行推送，应将导丝略回撤，调整方向后重新进入。导丝尖端阻力突然消失可能是通过了闭塞段进入远端血管真腔，也可能是穿透了血管壁。对于长闭塞段，导丝前进过程中应注意行多体位投照或对侧造影，以确保导丝始终走行在血管真腔。

判断导丝是否进入闭塞段远端血管真腔的方法：

（1）多体位投照或双侧造影证实导丝在闭塞段远端血管真腔。

（2）导丝进入闭塞段远端血管真腔时会有一种突破感，导丝推送阻力骤减，前行顺畅，导丝头端能够灵活转动，尖端塑形存在（不是变直）。

（3）导丝可进入相应分支且行进路径可重复。如导丝进入心包腔后，导丝行进无固定方向。

（4）可送入微导管或 OTW 球囊行超选造影。行超选造影时需先将注射器连接微导管或 OTW 球囊，耐心回吸直至可见持续血液回流方可注射造影剂，否则提示微导管或 OTW 球囊头端可能位于内膜下假腔，切忌用力注射造影剂，避免扩大夹层甚至引起血管破损导致手术失败。

4. 前向导丝操作技术

前向导丝操作技术包括平行导丝技术、导丝相互参照技术、STAR 技术、边支技术和 IVUS 指导的前向导丝技术等。

（1）平行导丝技术：当前向导丝进入内膜下假腔时，如仍用该导丝或换用新导丝尝试，极易再次进入同一假腔，引起假腔扩大甚至穿孔（图 11-12）。此时可采用平行导丝技术，即将该导丝保留在假腔作为标记，送入另一根导丝尝试通过其他路径进入远端血管真腔。该技术原理为：①以第一根导丝作为参照，有助于第二根导丝调整前进方向，更容易找到远端血管真腔，并节省造影剂用量；②第一根导丝可封闭近端假腔入口，避免第二根导丝再次进入；③第一根导丝有时可将迂曲成角的血管拉直，有助于第二根导丝通过病变进入远端血管真腔。实施平行导丝技术时，通常第二根导丝硬度应超过第一根导丝。第二根导丝头端塑形弯度应与前一根导丝不同，其于纤维帽穿入点也应与第一根导丝不同。为便于导丝操作并避免缠绕，建议在送入第二个根导丝时也使用微导管支持。因亲水涂层导丝易滑入内膜下间隙，不推荐使用。如闭塞段较短且平直，可选用锥形尖端的硬导丝。个别情况下，可能需要三根或三根以上导丝才能成功进入远端真腔。

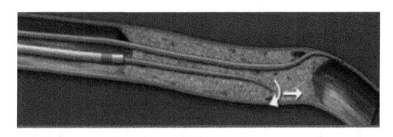

图 11-12　平行导丝技术 [引自 Godino C，Sharp AS，Carlino M，et al. Crossing CTOS-the tips，
tricks，and speciallst kit that can mean the difference between success and failure.
Catheter Cardiovasc Interv，2009，74（7）：1019-1046.]

　　（2）导丝相互参照技术：该技术衍生于平行导丝技术，可以作为平行导丝技术失败后的选择，即当第一根和第二根导丝均进入假腔时，以第二根导丝为参照，调控第一根导丝进入远端血管真腔，如仍不能进入真腔，再以第一根导丝为参照调控第二根导丝，如此反复交替，互为参照，调整各自方向直至其中一根进入远端血管真腔，也称"跷跷板"技术。导丝相互参照前行过程中，必要时需更换新导丝尝试。该技术有导致血管假腔进一步扩大甚至导致手术失败风险。

　　（3）STAR 技术：1987 年 Amman Bolia 等在外周血管闭塞病变介入治疗中首次报道了 STAR 技术。2005 年 Colombo 等率先将 STAR 技术应用于冠状动脉 CTO 病变 PCI。STAR 技术是指导丝由真腔进入血管内膜下假腔后，操作导丝经内膜下跨越闭塞段再进入远端血管真腔，经由真腔 - 假腔 - 真腔植入支架的技术。当血管发生闭塞时，血管壁血流减少，导致闭塞段动脉壁中层致密性降低，易于形成夹层，这是 STAR 技术的病理解剖学基础。起始的内膜撕裂可能是手术操作中形成，也可由 OTW 或微导管支撑较硬导丝人为造成。在内膜下明确可见假腔形成后，推送 OTW 球囊或微导管进入内膜下，交换亲水涂层软导丝，如 Fielder、Pilot 50 导丝等。导丝头端塑一明显 J 形弯，直径与动脉管壁相近或略大，J 形弯在内膜下推送过程中需维持环形前进，使假腔通道远端钝性分离。如软导丝不能维持环形直径，可更换较硬的亲水涂层导丝如 Pilot 150、Pilot 200 导丝等。当导丝进入闭塞病变远端后，再交换为较软的亲水导丝。导丝跨越闭塞段后，由于闭塞段远端相对健康血管壁内膜较薄，导丝常会自发穿透内膜进入远端血管真腔。如导丝不能自发进入远端血管真腔，可回撤导丝再寻找新的夹层通道和穿出点。如导丝进入远端分支血管，将该导丝保留在分支中，送入新亲水涂层导丝尝试进入远端血管真腔（图 11-13）。

STAR 技术通常会造成较长的内膜下通道，增加支架再狭窄率和血栓发生风险，因此，通常仅用于其他前向导丝技术失败后使用。STAR 技术不适合有重要分支血管的冠状动脉如前降支和有较大分支的回旋支。右冠状动脉近中段通常没有较大的分支血管，因此该技术更多用于右冠状动脉近中段闭塞病变 PCI。为确保内膜下导丝顺利穿透闭塞段远端血管内膜，要求闭塞段远端血管没有明显病变。

为避免 STAR 技术引起的长段内膜下支架植入，2012 年 Galassi 等提出 mini-STAR 技术，即在闭塞段起始部位尽量保证导丝行进在血管真腔，直至导丝不能保持在真腔进入内膜下时，再换用亲水涂层软导丝行 STAR 技术。Carlino 提出了 Contrast-induced STAR 技术，该技术要领为一旦内膜下假腔形成，通过微导管或 OTW 球囊于假腔内注射造影剂，如造影剂呈管状在内膜下向前延展，可将导丝通过造影剂延展形成的假腔通道送至闭塞段远端血管真腔。但如造影剂消散呈云雾状，提示造影剂渗漏，不宜继续实施该技术。

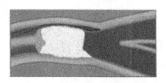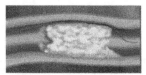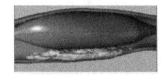

图 11-13　STAR 技术 [引自 Godino C，Sharp AS，Carlino M，et al. Crossing CTOS–the tips, tricks, and speciallst kit that can mean the difference between success and failure. Catheter Cardiovasc Interv，2009，74（7）：1019–1046.]

（4）边支技术：当闭塞段有分支发出，导丝不能通过闭塞段而进入分支血管时，可在确认导丝进入分支血管真腔后，使用 1.25 ～ 1.5mm 小直径球囊对边支开口行低压力球囊扩张（6 ～ 10atm），球囊扩张提供的腔隙以及引起的远端纤维帽构型改变有助于导丝通过进入主支血管远端真腔。为避免小球囊扩张造成局部斑块撕裂，增加导丝进入内膜下夹层风险，可采用 Tornus 导管沿边支导丝前行发挥扩张腔隙和改变远端纤维帽构型作用。Crusade 微导管为双腔微导管，具有一个端口和一个侧口，当导丝进入分支血管时可穿入 Crusade 微导管，前送微导管至分叉部位，使其侧口指向主支血管方向，再送入新导丝调控进入主支远端血管真腔。边支技术通常要求：①主支与边支血管夹角＜ 90°；②边支血管直径≥ 1.5mm。

（5）IVUS 指导的前向导丝技术：包括 IVUS 寻找导丝穿入点和 IVUS 指导进入假腔导丝调整入真腔技术。当 CTO 病变没有可视残端且闭塞处存在分支时，导丝往往难以穿透致密的纤维帽且易滑入分支血管，此时可将导丝送入分支血管，再送入 IVUS 导管寻找闭塞段近端纤维帽为导丝穿入点。此时，通常需要微导管或 OTW 球囊支撑较硬的锥形尖端导丝采用"穿"的技术。

当导丝进入内膜下反复尝试不能进入血管真腔时，可送入 1.5 ～ 2.0mm 球囊扩张内膜下假腔，再送入 IVUS 导管，根据 IVUS 影像找到该导丝由真腔进入假腔的转折点及血管真腔方向，在微导管支撑下送入另一根导丝在 IVUS 指导下调整向血管真腔方向，如该导丝再次进入内膜下假腔，可沿该导丝送入小直径球囊扩张后，再次送入 IVUS 导管寻找导丝由真腔进入假腔的转折点，重复上述过程，直至导丝进入远端血管真腔。采用 IVUS 指导的前向导丝技术通常需要 7F 以上直径导引导管。

三、慢性完全闭塞病变介入治疗逆向 PCI 导丝选择和操作技术

多数情况下，由于闭塞病变远端受血流剪切力较小，故远端纤维帽较近端纤维帽相对柔软，导丝易于通过。CTO 病变逆向 PCI 技术通常用于前向 PCI 失败，而又存在较好逆向侧支循环时。个别情况下，当冠状动脉造影提示前向 PCI 难度大如无明显残端、闭塞处有分支发出或存在较多桥侧枝而逆向侧枝条件非常好时，熟练的逆向 PCI 术者也可直接采用逆向技术。

1. 逆向导丝通过侧支血管时导丝选择和塑形

侧支血管选择是决定 CTO 病变逆向 PCI 成功与否的关键步骤之一。理想的侧支血管应当是平直、连续的，在超选造影下清晰可见。侧枝血管的直径、迂曲程度、是否存在分支血管、侧支血管与供血和受血血管之间的角度等都是决定逆向导丝能否通过侧支血管的重要因素。侧支血管形态呈螺旋状、存在分支，侧支与供血和受血血管之间呈锐角，或可视性差的心外膜侧支血管均不适合逆向 PCI。侧支血管开口应距 CTO 病变远端纤维帽至少 5 mm，以利于导丝操作时与远端纤维帽同轴。

为最大限度避免逆向导丝损伤侧枝血管，宜选择头端较软的亲水涂层导丝，如 Fielder、Fielder FC、Fielder XT、Sion、Sion Blue 和 Runthrough Extra Floppy 导丝等。逆向导丝还应提供足够的支撑力，否则在用力推送微导管或球囊导管时极易导致导丝、微导管或球囊导管扭结或打折，甚至诱发血管穿孔。Fielder FC 和 Fielder XT 导丝头端较 Fielder 导丝更柔软，但支撑力更强。对于纤细的间隔支侧枝（CC 0 ～ 1 级），可首选锥形尖端的 Fielder XT 导丝。对于迂曲的心外膜侧支血管，首选 Sion 和 Sion Blue 导丝，Sion Blue 导丝较 Sion 导丝头端更软，支撑力更强。

由于多数情况下侧支血管迂曲纤细，因此逆向导丝头端应尽可能塑成小弯

（<1.0mm）。锥形尖端的 Fielder XT 导丝由于其独特的焊接工艺能够塑成更小的弯曲，但操控时要轻柔，避免损伤侧枝血管。要想使导丝顺利通过侧支血管，微导管的辅助必不可少，尤其对于迂曲、纤细的侧支血管，微导管能够大大增强导丝的可操控性，提高通过侧支血管的安全性。经微导管超选造影有助于清楚显示侧枝血管情况和导丝所处位置。如造影时见到造影剂迅速消散，提示侧枝连接心室腔；如见到云雾状造影剂滞留，提示侧支血管破裂。

导丝行进于侧枝血管中时操作宜轻柔，不宜单方向过度旋转，应配合多角度投照确认导丝走向。如前进过程中出现室早，应及时回撤导丝。暴力推送或旋转导丝可能引起侧支血管损伤、破裂。

当亲水涂层导丝经逆向侧枝到达闭塞病变远端血管真腔时，可尝试使用该导丝通过闭塞病变。但多数情况下，由于此类导丝头端较软，无法通过闭塞段远端纤维帽，可通过微导管交换为头端较硬的导丝。有报道，Mircale 3 导丝能够逆向通过约 60% 的 CTO 病变。如 Miracle 3 导丝不能通过，可更换为头端更硬的导丝，如 Miracle 6、Miracle 9、Miracle 12 甚至 Conquest Pro 12 导丝等。

2. 逆向导丝技术分类及技术要点

逆向导丝技术包括逆向导丝通过技术、对吻导丝技术、屈指导丝技术、控制性前向和逆向导丝内膜下寻径技术（controlled antegrade and retrograde subintimal tracking technique，CART 技术）和反向 CART 技术（reverse CART technique）等。

（1）逆向导丝通过技术：导丝逆向通过侧枝血管后首先尝试逆向导丝通过技术。当逆向导丝通过 CTO 病变送入前向导引导管时，可前向送入 2.5mm 球囊于前向导引导管内扩张锚定住逆向导丝，推送逆向微导管至前向导引导管，建立前向 - 逆向导引导管之间的轨道。此时可退出逆向导丝，送入 3m 长导丝（首选 RG3 导丝）直至导丝尖端经前向导引导管尾端穿出，再沿该导丝前向送入球囊、支架完成 PCI。

当逆向微导管送入前向导引导管时，也可采用微导管对吻技术和前向导丝穿入逆向微导管技术等。

微导管对吻技术，即当逆向微导管送入前向导引导管时，前向送入另一根微导管，与逆向微导管在前向导引导管内行头对头对吻，再沿前向微导管送入导丝至逆向微导管内通过 CTO 病变，再回撤逆向微导管，完成 PCI。微导管对吻操作通常在前向导引导管弯曲处进行，此时两根微导管头端自动处于导引导管外侧缘，易于完成对吻操作。为辅助前向逆向微导管对吻，也可送入 2.5mm 球囊于两微导管头端扩张。

前向导丝穿入逆向微导管技术，即当逆向微导管送入前向导引导管后，前向送入导丝穿入逆向微导管内，通过 CTO 病变，余步骤同微导管对吻技术。要完成该技术操作需将逆向微导管置于前向导引导管头端弯曲段，此时逆向微导管和前向导丝将自动处于导引导管弯曲段的外侧缘，同时注意前向导丝头端塑形不宜过大。该技术可实现微导管对吻技术同样效果，又可节省一根微导管。

当逆向导丝通过 CTO 病变进入前向导引导管，但逆向微导管或 Corsair 不能送至前向导引导管时，也可采用前向微导管穿逆向导丝技术。该技术要点为在逆向导丝透过闭塞病变后，继续推送该导丝至前向导引导管头端弯曲段，再前送前向微导管穿过逆向导丝，沿该导丝前向推送微导管通过闭塞段后，再退出逆向导丝，沿前向微导管送入前向导丝，完成 PCI。该技术要求逆向导丝送入前向导引导管时头端没有发生严重变形，主要适用于闭塞段较软、无坚硬纤维帽及严重钙化的 CTO 病变。术中需选择有足够的支撑力的前向导引导管。

（2）对吻导丝技术：逆向导丝穿过远端纤维帽进入闭塞段内膜下假腔时，以该逆向导丝为路标，在微导管或 OTW 球囊支撑下前向送入导丝使之与逆向导丝对吻；两根导丝互为参照，在多体位投照指示下调整各自方向直至相遇。如任一投照角度显示两根导丝分离，应回撤导丝调整方向再次前行，直至前向或逆向导丝通过 CTO 病变至远端或近端血管真腔。

（3）屈指导丝技术：当对吻导丝技术失败时，可将逆向或前向亲水涂层导丝头端塑形为 J 形，推送该导丝造成内膜下钝性撕裂形成较大假腔，便于前向或逆向导丝通过进入远端或近端血管真腔的技术。屈指导丝技术通常使用头端较软的亲水涂层导丝，操作时需微导管或 OTW 球囊支撑。在行逆向导丝屈指技术时，导丝操作以前后推送为主，不宜旋转，避免导丝打折，甚至引起逆向导丝嵌顿并发症。

（4）CART 技术：指当对吻导丝技术失败时，可沿逆向导丝送入小直径球囊通过侧支血管后在 CTO 病变内膜下扩张，形成扩大的假腔空间，便于正向导丝穿入该假腔到达远端血管真腔的方法。球囊去充盈后需于内膜下略回撤留置以保持假腔空间开放。如小直径球囊通过间隔侧支时遇到阻力，可采用低压力（2～4atm）扩张，便于球囊通过。心外膜或心房支侧支血管弹性差，不能使用球囊扩张。

与 STAR 技术相比，CART 技术造成的内膜下撕裂多局限于闭塞段内，但需经侧支血管逆向送入球囊，甚至全程低压力扩张间隔侧支，有引起侧枝血管损伤甚至破裂的风险。

（5）反向 CART 技术：近年来，反向 CART 技术应用越来越广泛。当前向导丝和逆向导丝对吻技术失败时，沿正向导丝送入球囊在内膜下扩张形成局限假腔，再操控逆向导丝穿入扩大后的假腔，最终送入闭塞段近端血管真腔。与 CART 技术相比，反向 CART 技术无需经过侧枝循环逆向送入球囊导管，无需全程低压力扩张，在技术上更为方便，引起侧支血管损伤、穿孔的风险也较小，操作相对安全、简便。

实施 CART 和反向 CART 技术前，多体位投照下前向和逆向导丝相互接近、同向运动，是保障 CART 和反向 CART 技术用较小直径球囊扩张就能实现前向和逆向导丝顺利进入远端和近端血管真腔，并避免冠状动脉发生严重损伤、破裂的重要前提。即便没有

IVUS 指导，反向 CART 技术在右冠状动脉通常可使用直径达 2.5 ～ 3.0mm 球囊，在左冠状动脉可选择 2.0 ～ 2.5mm 球囊扩张。如逆向导丝仍不能顺利通过，可在 IVUS 指导下基于靶血管直径选择更大直径的球囊于前向逆向导丝最接近部位扩张。如 IVUS 提示前向和逆向导丝之间存在明显的钙化病变，可于没有明显钙化病变的位置行球囊扩张，便于逆向导丝通过，必要时需将逆向导丝更换为锥形尖端的硬导丝。

总之，熟练掌握上述导丝选择和操作技巧是安全有效地完成 CTO 病变 PCI 的重要保障。

哈尔滨医科大学附属第一医院　李　悦

第四节　CTO 病变导丝选择技巧与 PCI 实例

常用的开通 CTO 病变的技术包括前向导丝开通技术与逆向导丝开通技术。通常情况下，开通 CTO 病变首选前向导丝技术，逆向导丝技术只应用于前向导丝技术失败后的次要选择，但是有些患者的造影结果显示前向技术开通难度很大，如闭塞处为齐头且钙化较重，闭塞处有较大分支血管等，此时如闭塞处利用的侧支循环血管较好，可直接考虑行逆行导丝技术开通 CTO 病变。但必须强调，由于此方法有导致血栓形成或造成供者动脉血管夹层等灾难性事件的危险，因此，在应用逆向方法时，必须随时注意供者动脉的供血情况。常用前向导丝技术包括：单一导丝穿透技术、平行导丝技术、分支技术。内膜下技术包括 STAR 技术，血管内超声指导下的 CTO 开通技术等。

在 CTO 病变的介入治疗中，导引钢丝的选择与使用技巧是一个关键的技术。通常根据闭塞病变的时间和解剖结构选择不同的导引钢丝：闭塞时间小于 6 个月时，病变纤维化程度低，一般选用中等硬度的导丝如 Pilot 50、Miracle 3 等；闭塞时间大于 6 个月时，首选 Pilot 150、Miracle 3、Miracle 4.5 等；当闭塞病变有较硬的纤维帽而远端血管走行方向比较明确时，可以考虑使用 Miracle 6、Miracle 12、Cross-IT XT200/300/400、Conquest/Conquest Pro 等。前述导丝多数为缠绕型导丝，而 Pilot 系列导丝为亲水涂层超滑导丝，通过性非常好，但是应用时导丝几乎没有任何触觉反馈，因此操作导丝时对术者的手法要求较高，要求对病变远端的方向掌握较好，否则容易进入夹层。

病例 1：平行导丝技术

60 岁老年男性，严重的间断胸痛，无 AMI 病史。

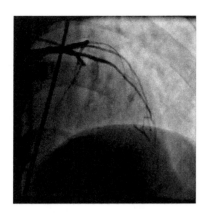
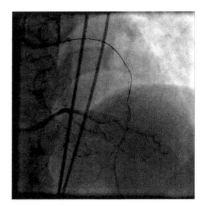

图 11-14 Pilot 50 导丝走在夹层

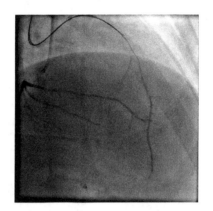

图 11-15 病例 1 示意图

选用另一根导丝 Miracle 3 ，前进后走在假腔，保持 Miracle 3 在原位，Pilot 50 向前探索真腔，两根导丝交替参照前进，最后 Miracle 3 走在真腔达到血管远端。

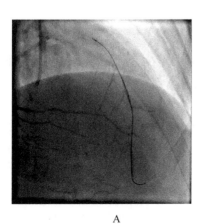
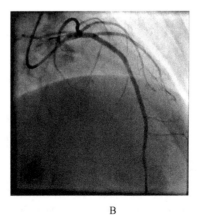

A

B

图 11-16 病例 1 示意图

经验：

1. CTO 病变多存在坚硬的纤维帽和岛状的纤维钙化灶，因此无论如何小心，导丝仍很容易进入血管内膜下，若退出导丝再反复前送，则很容易反复进入同一假腔，并可能将假腔扩大，甚至造成血管穿孔。

2. 平行导丝技术将原导丝留在假腔中做标志，透视下操纵第二根导丝探索真腔，减少了进入假腔的危险，减少了对比剂的用量。

3. 如闭塞段较直或远端有坚硬的纤维帽，则可选择尖端锥形缠绕型导丝如 Conquest；如病变段血管迂曲，则可选择尖端圆形缠绕型导丝如 Miracle 系列；第二根导丝通常应选择比第一根导丝硬度更大的导丝。

4. 第二根导丝尖端塑型角度应略大于第一根导丝，同时注意多角度反复投照，导丝应谨慎前进，如两根导丝均进入假腔且无法调整进入真腔时，可考虑使用第三根导丝。

病例 2：前降支无残端 CTO

52 岁老年男性，急性心肌梗死病史 5 年，前降支无残端病变。

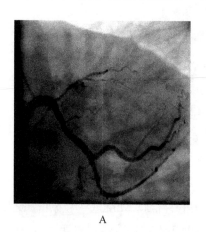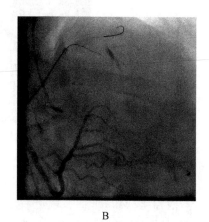

A   B

图 11-17　病例 2 示意图

选用 Cross-IT 100，Progress 120 导丝无法前进，依次换用 Cross-IT200 及 Cross-IT300 导丝，这次方向似乎正确，但导丝前端阻力很大，无法前进，决定行股动脉穿刺并行右冠逆向造影，结果发现导丝走行方向错误。

经验：

1. 对于无残端 CTO 病变，首先要反复多体位投照，尽量根据逆冠或侧支循环明确远端方向，可以首选中度硬的导丝多方向探寻，此时对术者手感要求较高。

2. 如实在没有线索，可考虑边支放入 IVUS 探头等方法帮助寻找 CTO 病变开口，本例也曾尝试 IVUS 探头，但因左主干末端太粗，IVUS 不能看到血管壁，因此未能成功。

3. 本例借助右冠造影明确远端方向后逐渐调整导丝硬度，最后用硬导丝穿透病变后，更换较软的 Rinato 导丝。

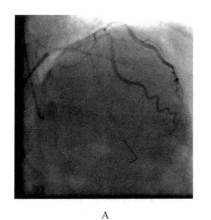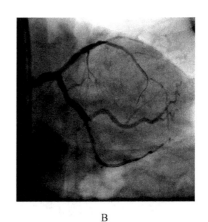

A　　　　　　　　　　　　　　　　　　B

图 11-18　病例 2 示意图

4. 此种病变前向方法不成功，亦可考虑使用逆行导丝技术开通病变；也可考虑应用冠状动脉 CT 帮助明确血管走向及血管壁钙化迂曲等情况，作为术者的参考。

5. 本类病变的难点在于方向不明确，闭塞段纤维帽一般又较硬，因此需选择较硬的导丝，从而增加了穿出血管的机会，因此对术者的识图能力，导丝塑形技巧及手感均有较高的要求。

病例 3：迂曲 CTO 病变

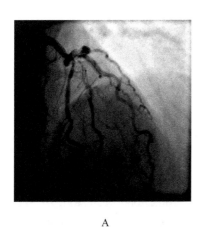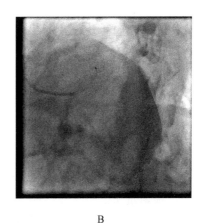

A　　　　　　　　　　　　　　　　　　B

图 11-19　病例 3 示意图

选用 6F EBU3.75 的强支撑导引导管，应用 Finecross MG 微导管，并依次换用 Pilot 50、Cross-IT 100XT、Progress 120 等导丝，小心将微导管向前推进。最后用 progress 120 导丝穿过纤维帽。

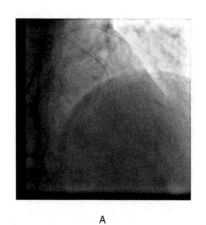 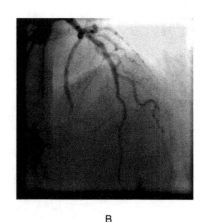

A   B

图 11-20 病例 3 示意图

经验：

1. 迂曲病变的患者往往同时合并大动脉迂曲，对于本例患者选择 EBU3.75 的强支撑力的导引导管，是成功的主要原因之一。

2. Pilot 50 及 Cross-IT100 无法穿过纤维帽的情况下，选择 Progress 120 丝成功穿过纤维帽，该导丝穿透力较强，不易误入分支，较少导致穿孔，比较适合此类病变。

3. 对于扭曲病变，可使用微导管并谨慎推进微导管至最前端，有利于减弱扭曲力，增加导丝的可操控性，提高手术成功率。

吉林大学第二医院　赵　雷

第五节　CTO 病变导引导丝的选择及操作技巧

ACC/AHA 最新定义的慢性完全闭塞病变（chronic total occlusion, CTO）为闭塞时间≥3 个月的病变。根据是否存在前向血流，又可将慢性完全闭塞病变分为慢性功能性闭塞（前向血流 TIMI1 级）和慢性完全性闭塞（前向血流 TIMI0 级）。CTO 病变是冠心病患者的常见病变，约占全部冠状动脉造影检查确诊为冠心病患者的 1/3，CTO 病变较为复杂，开通 CTO 病变是目前冠心病介入治疗领域面临最大的挑战，对介入治疗术者的技术水平要求高，但手术成功率低，并发症、再狭窄及再闭塞的发生率较高，存在一定的死亡率。

　　随着介入器械的改进、经验的积累及对CTO病变理论的新认识，近年来CTO成功率有所提升。许多大型国际介入中心CTO的成功率大于90%，与之相比，虽然国内几家大型CTO中心的成功率超过90%，但总体成功率尚有待进一步提高。CTO手术失败多因导丝无法通过病变（占80%）、球囊不能通过或不能扩张病变（特别是前向技术，占20%）。完全闭塞时间长、闭塞端末端没有断端（齐头闭塞）、具备丰富的桥侧支、闭塞段长、闭塞端有多个分支开口、同一支血管存在多节段闭塞、闭塞病变近端扭曲钙化、远端血管病变细小等都是导致介入治疗失败的常见原因。下面仅就CTO病变中导引导丝的选择及导丝操作技巧谈谈个人体会。

　　CTO病变的一个显著特征是病变内或病变血管周围广泛存在（> 75%）新生血管，包括位于血管外膜和中膜外层的滋养血管、位于粥样斑块内的血管新生及微血管的形成，微血管的直径为100 ~ 200μm，有时可达500μm，其走行方向与闭塞血管平行，导引导丝只有通过这些微孔道到达闭塞病变远端的血管腔，才有可能进行成功的PCI治疗，故导丝的选择及操作尤为重要。

　　慢性完全闭塞病变，是对导丝调节能力、通过能力和传送能力等的综合性平衡。需要操作性强、通过病变能力好、尖端硬度选择范围宽的导丝。导引导丝的设计包括尖端设计、护套设计及核芯钢丝设计。CTO导丝尖端设计多为锥形头端，其内部结构为Core-to-tip形式的设计，随导丝标号的增加，其尖端硬度逐渐增强，锥形尖端的直径一般在0.010" ~ 0.008"，Lake Region公司针对CTO病变专门设计的导丝REGATTA HS，其楔形头端的最小外径为0.005"。锥形头端有利于进入微孔道，从而提高手术成功率。临床常用的导丝护套设计分为两大类：弹簧圈护套和聚合物护套。弹簧圈护套设计帮助术者获得良好的尖端触觉反馈，同时增强了导丝的可视性，如Abbott Vascular公司的CROSS IT系列导丝、ASAHI公司的Miracle及Conquest系列导丝以及Cordis公司的Shinobi导丝。其不足是增加了导丝与病变间的摩擦力，不利于严重钙化、扭曲及闭塞病变的通过。聚合物护套设计弥补了这一不足，使导丝表面光滑，减少了导丝的通过阻力，但是它不能提供良好的头端触觉反馈。这一类的代表导丝有PT2系列导丝、Pilot系列、Whisper系列及Cross NT系列导丝等。核心钢丝的设计决定了导丝的主要性能特征——导丝的支持力、头端的硬度、导丝走向的可控性及其扭矩的传送能力。核芯钢丝主要成分为镍钛合金或不锈钢，由塑形段、过渡段和支撑段三部分组成。导丝利用其尖锐的锥形尖端"刺"破闭塞近端坚硬的纤维帽并顺利"穿"越闭塞段到达远端，以提高CTO病变介入治疗的成功率。这一类导丝的尖端硬度大，操控性、头端触觉反馈和扭控反应良好，但因导丝坚硬，因而不适用于严重扭曲血管病变。操作过程中还应避免血管穿孔。导引导丝选择顺序为先软后硬，硬度逐渐增加。不同的术者有自己不同的操作习惯及手法，具体选择缠绕型导丝还是亲水涂层导丝因人而异。

　　CTO术中导引导丝的操作技巧分述如下。

(1) 导引导丝头端进行正确塑型：要根据血管病变特点（断端特征）、病变血管直径、闭塞血管段走行方向、主支与分支血管成角的大小进行塑弯，一般塑小、大双弯，小的尖端弯度有利于寻找真腔、导丝调控、由假腔入真腔。

(2) 正确推送导引导丝，术者要左右手密切配合，旋转和轻柔推送导丝前进，同时密切观察导丝头端走向，一个体位不能明确导丝走向是否正确时，要多体位投照，导丝前进不能有任何阻力，"无阻力前进"是前向推送导丝的关键。可选用以下几种导丝技术：①单导丝技术：从稍软的导丝开始，逐渐增加导丝头端的硬度，如能确认前进方向正确而导丝无法突破时，可以更换较硬的导丝，突破病变纤维帽后再更换为软导丝继续前进直至远端血管真腔。②平行导丝技术：如果第一根导丝进入血管假腔，此时可以保留原导丝在假腔内作为指引，选用另一根导丝从其他方向进入真腔。③分支技术：当闭塞病变近端存在分支血管及（或）闭塞病变内存在分支血管时可以应用此技术，调整导丝进入分支真腔后以球囊扩张，挤压近端纤维帽或恢复分支血管的前向血流，然后再调整导丝方向尝试通过闭塞病变。不过该技术有可能造成夹层或血管穿孔，增加术中风险与降低病变开通率。④内膜下寻径技术包括 STAR 技术、反向 STAR 技术等。此种技术的缺点是术中血管穿孔破裂、血管夹层、远端血管及分支血管丢失等并发症发生率较高，远期再狭窄率亦较高。⑤ IVUS 指导下的 CTO 开通技术：IVUS 的主要作用是帮助识别闭塞病变的起始情况（包括导丝刺入口及方向、CTO 病变的特点及长度）、确认导丝的走行位置及方向、在血管假腔内寻找真腔等，术中还可以根据 IVUS 检查病变的特点选择合适的导引导丝。对于 CTO 病变，缠绕型导丝头端硬度大、具有较好的操控性、扭转力和触觉反馈，适于穿透坚硬的纤维化、钙化的 CTO 病变。亲水涂层导丝适用于较为疏松、存在较多微孔道的 CTO 病变，缺点是易进入内膜下的假腔，在逆向开通 CTO 病变时有较好的通过侧支血管的能力。一般可通过观察导丝头端形态、头端摆动是否灵活、导丝是否能进入远端不同血管分支内、通过微导管造影、对侧血管造影等方法来确定导丝远端是否在血管真腔内，对侧造影更为准确。与非闭塞病变不同，CTO 病变导丝的操作切记不能快速推送、快速旋转及过度旋转。如果不能确定导丝在血管真腔内，则不要进行球囊预扩张，导丝到达远端血管真腔后，可直接球囊预扩张或配合使用微导管更换柔软尖端导丝后再进行球囊预扩张。可根据病变特点、导丝通过病变的难易选择不同外径及长度的预扩张球囊，我们的经验是从小外径、短长度、通过能力好的球囊开始，再顺序换用大外径、长球囊进行预扩张，有的病变可能需要使用高压球囊、双导丝球囊或者切割球囊。

(3) 导丝送至冠状动脉远端后，PCI 全过程应监视导丝尖端位置，不要有张力，尤其是硬导丝和超滑导丝，很容易致血管末稍穿孔，致心包填塞。我们一般都更换为柔软尖端导丝，以减少并发症。

我国冠心病介入治疗的例数在逐年增加，2013 年 PCI 数量已超过 45 万例，如何才能提高 CTO 病变的开通率是广大介入医生面临的现实问题，手术器械的改进、病理学研究的进展无疑会提高手术的成功率，但介入医生精确掌握各种导引导丝结构特点和特性、正确选择和规范操作导引导丝才是介入治疗成功的关键因素。导引导丝的操作要细心、耐心！

吉林省人民医院　刘和平

第六节　慢性闭塞病变介入治疗新技术与进展
——一款专门为 CTO 设计的导丝

冠状动脉 CTO 病变成功 PCI 后可缓解心绞痛症状、改善左心室功能、提高远期生存率。但 CTO 病变接受 PCI 者占全部 PCI 病例的 10% ～ 15%。CTO 病变接受 PCI 比例偏低的主要原因是技术上存在难点，文献报道即刻成功率在 50% ～ 80%，远低于其他病变PCI，且其术后再闭塞和再狭窄发生率高。CTO 病变被认为是目前 PCI 领域最大的障碍和挑战。近年来通过各国心脏介入专家的深入交流与广泛合作，在 CTO 专用器械研发、PCI 手术技巧以及 CTO 影像诊断等方面都取得了很大的进展。

导丝选择是影响 CTO 病变 PCI 成败的关键。理想的 CTO 导丝应当具有一定硬度，在闭塞段中可被灵活旋转，不易进入内膜下，易穿过 CTO 病变两端的纤维帽，但目前尚无任何一种用于 CTO 完美无缺的导丝。影响导丝性能的主要特征包括硬度、头端形状、涂层性质等，不同材质和结构的导丝在 PCI 术中表现出的扭矩反应、触觉感受、推进力、支持力、可操控性、尖端塑形和记忆能力也大相径庭。近年通过 CTO 介入专家和器械厂家的共同努力，研发出许多新型的 CTO 专用导丝，如 ASAHI 公司近期推出 Gaia 系列导丝，力求为医生提供最为得心应手的"武器"，进一步提高 CTO 病变的治疗成功率。针对 CTO 病变的特点，Gaia 系列导丝采用了独具匠心的设计，从而具备了出色的操控性，是一款专门为 CTO 设计的导丝。

1. Gaia 系列导丝的基本结构

导丝总长度 1900mm，不透射线螺旋线圈护套长度 150mm，SLIP- COAT 亲水涂层段长度 400mm，PTFE 涂层段长度 1500mm。Gaia 系列导丝的基本结构为尖端、中间段、推送杆段。Gaia 系列导丝包括 Giai First 和 Giai Second 二款导丝，Giai First：头端直径 0.010"、推送杆直径 0.014"， Giai Second ：头端直径 0.011"、推送杆直径0.014"（图 11-21）。

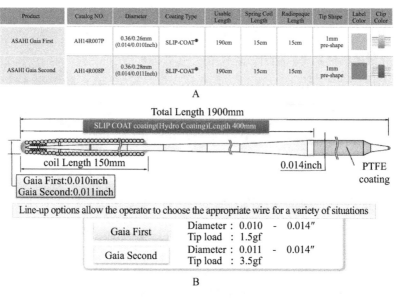

Product	Catalog NO.	Diameter	Coating Type	Usable Length	Spring Coil Length	Radiopaque Length	Tip Shape	Label Color	Clip Color
ASAHI Gaia First	AH14R007P	0.36/0.26mm (0.014/0.010Inch)	SLIP-COAT®	190cm	15cm	15cm	1mm pre-shape		
ASAHI Gaia Second	AH14R008P	0.36/0.28mm (0.014/0.011Inch)	SLIP-COAT®	190cm	15cm	15cm	1mm pre-shape		

A

Total Length 1900mm

SLIP COAT coating(Hydro Coating)Length 400mm

coil Length 150mm

Gaia First:0.010inch
Gaia Second:0.011inch

0.014inch

PTFE coating

Line-up options allow the operator to choose the appropriate wire for a variety of situations

Gaia First	Diameter : 0.010 - 0.014″ Tip load : 1.5gf
Gaia Second	Diameter : 0.011 - 0.014″ Tip load : 3.5gf

B

图 11-21　Gaia 系列导丝

2. Gaia 系列导丝尖端设计

不同的头端设计，决定头端的操控性和柔韧性，以应对各种不同的病变。Gaia 系列导丝尖端采用独特的复合芯设计，即双螺旋线圈结构。外层螺旋线圈长度 150mm，内层螺旋线圈位于导丝尖端，长度 Giai First 和 Giai Second 不同，Giai First 内层螺旋线圈位于导丝尖端中间段，Giai Second 螺旋线圈位于导丝尖端远端与导丝的帽端连接。独特的双螺旋线圈复合芯设计，由多个特殊结构和技术构成，包括线材技术、钢丝成形技术、扭矩技术，使导丝头端的扭矩性、耐弯曲性、耐压缩性、复原性等性能得到了极大的提高，利于传递扭力至远端、提高接头强度、提供良好的操控性（图 11-22）。

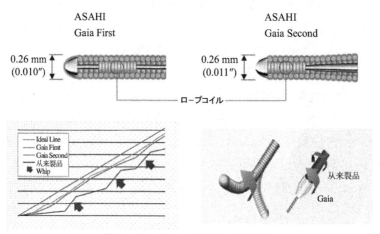

图 11-22　Gaia 系列导丝尖端设计

头端呈锥形，锥形头端直径 0.010"（Giai First）～ 0.011"（Giai Second），Giai First
头端有 SLIP- COAT 亲水涂层，直形段 15mm，锥形段 30mm，尖端硬度 1.5gf；Giai
Second 头端无亲水涂层，为裸露头端，直形段 6mm，锥形段 30mm，尖端硬度 3.5gf。此
设计同时保持尖端的灵活性和对病灶的穿透能力，有利于导丝利用其尖锐的锥形尖端"刺"
破闭塞近段坚硬的纤维帽并顺利"穿"越闭塞段到达远端，以提高 CTO 病变介入治疗的
成功率。导丝头端塑型是成功操控导丝的关键步骤，ASAHI Gaia 系列导丝在头端 1mm
处预成形弯，角度＜ 45°。Gaia 系列导丝尖端采用 Core-to-tip 设计，核芯钢丝直达导丝
的帽端，改进了导丝的尖端的操控性能，增加了尖端硬度，消除了"Whip motion"现象，
适于通过阻力较大、弯曲的病变和经支架网孔穿入边支血管的操作。

3. 导丝护套的设计

Gaia 系列导丝护套采用螺旋线圈护套（Coil）的设计。此设计帮助术者获得良好的
尖端触觉反馈，同时增强了导丝的可视性。其不足是增加了导丝与病变间的摩擦力，不
利于严重钙化、扭曲及闭塞病变的通过。为降低导丝表面的摩擦力，改善器械间的相互
作用，提高导丝在血管中的跟踪性，Gaia 系列导丝表面进行亲水涂层处理，使导丝具有
出色的顺滑性，大大降低了导丝与血管和病变之间的摩擦力，不仅使之易于在闭塞病变
中穿行，也大大增强了导丝的扭控性（图 11-23）。

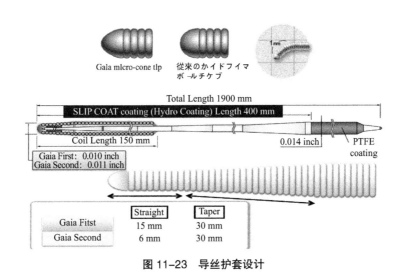

图 11-23　导丝护套设计

4. 核芯钢丝的设计

核芯钢丝决定了导丝的主要性能特征——导丝的支持力、头部的硬度、导丝走向的
可控性及其扭矩的传送能力。ASAHI Gaia 系列导丝核芯钢丝贯穿整个导丝全长，在远
端呈阶梯式过渡段，高强度不锈钢核芯和 Core-to-tip 头端设计使导丝具有出色的扭控反
应、耐用性和头端塑形保持能力。导丝核芯从距头端 120mm 处开始呈流线形过渡，避免

了脱垂点的产生，尽可能减少了导丝打折，并提供可靠的导丝操控性，使扭矩传递接近1∶1，同时提高了导丝的跟踪性和导丝远段的支撑力。

核芯钢丝过渡段的长短及形态决定了导丝的不同特性。Giai Second 短过渡段的设计获得了稳定的支持力，但降低了导丝的顺应性；Giai First 长过渡段的设计增加了导丝的顺应性及跟踪性，更容易通过极度扭曲的血管及侧支血管。

治疗 CTO 病变时导丝的基本操作为"钻行、穿行、滑行"三种技术，ASAHI Gaia 系列导丝的独特设计将三种技术集于一身，堪称"组合拳"产品，Giai First 适用于"滑行法"或"钻行法"，Giai Second 因具有"针尖样"的头端，则更适宜穿刺纤维帽。相信 ASAHI Gaia 系列导丝的出色性能，必将成为攻克 CTO 病变的有力武器，帮助临床医生达到"心之所向，行之所至"的境界，为中国的 CTO 病变患者带来福音。

湖北省武汉亚洲心脏病医院　苏　晞

第十二章 病例分享

第一节 慢性完全闭塞无残端病变1例

【病史】患者，女，68岁，2年前活动时出现心前区疼痛，呈轻微闷痛，范围约手掌大小，无明显放散，伴胸闷、气短，持续约数分钟后含服"消心痛"可缓解。此后患者上述症状反复发作，且于活动后加重。2周前患者于静息状态下再次出现上述症状，性质部位同前，程度较前加重，发作频率较前增加，伴胸闷、气短。高血压病史3年，糖尿病病史2年。临床诊断：缺血性心脏病、不稳定型心绞痛、心功能I级。高血压病3级（极高危险组）、2型糖尿病。

【冠状动脉造影】左冠状动脉及右冠状动脉分布走形正常，前降支开口闭塞（图12-1A，图12-1B）；从开口发出的第一对角支近段10%～20%狭窄，回旋支中段约80%狭窄，远端血流TIMI Ⅲ级。右冠中段30%～40%狭窄，远段后三叉前20%～30%狭窄，远端可见良好的侧支循环向前降支供血区分布（图12-1C）。

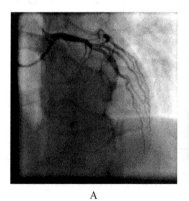

A

B

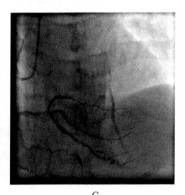

C

图12-1 病例示意图

【PCI 策略】决定对前降支及回旋支行 PCI 术，该病例特点前降支为齐头慢性完全闭塞（CTO）病变，关键是确定前降支开口，回旋支为简单病变不再赘述。

【PCI 过程】选择 6F EBU3.5 导引导管到左冠开口，以 Fincross 导管作支撑，选择 Pilot 50 导丝通过前降支开口闭塞至远端（图 12-2A），选择 1.5mm×15mm Sprinter Legend 球囊（图 12-2B）对前降支近中段病变处分别以 14atm、14atm、16atm 扩张，造影见前降支显影，前降支近中段长病变，最窄处约 90% 狭窄。应用微导管及交换导丝交换出 PILOT 50 导丝，重新选择 Rinato 导丝通过前降支近中段狭窄至远端，选择 Rinato 导丝送入第一对角支至远端保护对角支，选择 3.5mm×30mm 的 Resolute 支架植入前降支近段狭窄处，支架完全覆盖病变，以 10atm 扩张，造影见支架扩张欠充分。选择 3.0mm×24mm 的 Resolute 支架植入前降支中段狭窄处接近段支架，支架完全覆盖病变，分别以 14atm、16atm 扩张，造影见支架扩张充分，狭窄病变完全解除。选择 3.5mm×15mm Dura star 后扩张球囊置入前降支近段支架与中段支架交接处及前降支近段支架内，分别以 12atm、14atm、16atm、16atm 扩张，造影见支架扩张充分，狭窄病变完全解除，远端血流 TIMI Ⅲ级，未见夹层（图 12-2C）。患者无任何不适，生命体征平稳，结果满意。

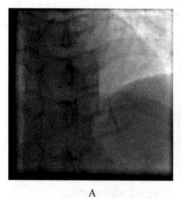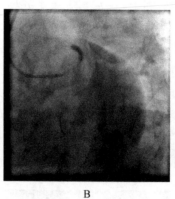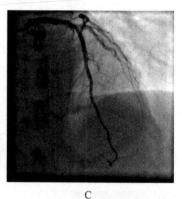

A   B   C

图 12-2　病例示意图

【术后总结】该病例选择亲水涂层导丝 PILOT 系列，这类导丝容易"滑"过较为疏松、存在较多微孔道的 CTO 病变。亲水涂层导丝尖端弯度要小且长，无第二弯曲。操作这类导丝时应同时进行尖端旋转和推送动作，此类导丝几乎无触觉反馈，容易发生穿孔等并发症，初学者应谨慎使用。该病变为前降支开口病变，选择球囊时应选择尖端软而外形较小、推送力强、跟踪性及灵活性较好的球囊如 Sprinter 球囊。

吉林大学第二医院　刘　斌　武军铎

第二节 前降支开口CTO病变1例

【病史】患者，男，58岁。因阵发性心前区疼痛半年，加重1周入院。该患者于半年前无明显诱因出现心前区疼痛，性质为闷痛，持续3～5分钟，服用硝酸甘油或休息后缓解；1周前，患者再次出现上述症状，性质同前，程度加重，发作逐渐频繁。既往：否认高血压、糖尿病病史。辅助检查：入院前心脏冠状动脉成像CT显示左前降支管壁见多发混合斑块形成，部分管腔几乎闭塞。左回旋支管壁见多发混合斑块形成，管腔不同程度变窄，最窄处狭窄率60%～70%。右冠状动脉远段管壁见非钙化斑块形成，管腔变窄，最窄处狭窄率70%～80%。入院心电图：大致正常。葡萄糖8.12mmol/L。总胆固醇2.84mmol/L，高密度脂蛋白胆固醇0.69mmol/L，低密度脂蛋白胆固醇0.82mmol/L，载脂蛋白A1 104.7mg/dl，余化验未见明显异常。心脏彩超示左心室舒张功能减退。临床诊断：缺血性心脏病、不稳定型心绞痛、心功能I级。

【冠状动脉造影】LAD开口闭塞，LCX中段狭窄约30%，RCA近段狭窄30%～40%，远端可见向前降支的侧支供应（图12-3）。

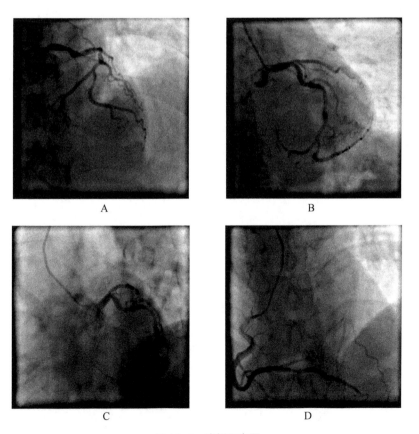

A   B

C   D

图12-3 病例示意图

【PCI 策略】LAD 开口病变为 CTO 病变，选择强支撑导引导管并选择相关 CTO 导丝及球囊。

【PCI 过程】选择 6F EBU 3.5 导引导管顺利到达左冠状动脉开口，选择 rinato 导丝顺利到达回旋支进行保护，在 FineCrosss 微导管支撑下，选择 CrossIT 100 导丝多次尝试未能通过前降支开口病变，撤出 CrossIT 100 导丝，换用 CrossIT 200 导丝多次尝试后仍未能顺利通过前降支开口闭塞病变，撤出 CrossIT 200 导丝，换用 CrossIT 300 导丝后未能通过前降支开口闭塞病变，撤出 CrossIT 300 导丝，换用 conquest pro 导丝未能通过前降支开口闭塞病变（图 12-4），由于患者为前降支开口闭塞病变，造影无法确定前降支开口位置，应用 IVUS 检查以辅助确定前降支开口位置，选择 rinato 导丝进入中间支，沿中间支 Rinato 导丝将血管内超声导管探头送至中间支行 IVUS 检查后明确前降支开口位置（图 12-5、图 12-6），在微导管支撑下，选择 Conquest pro 导丝顺利通过前降支开口闭塞病变，为明确导丝是否在真腔内，局部 1% 利多卡因麻醉后穿刺右侧股动脉，应用 6F TIG 造影导管行逆行造影示导丝位于真腔内（图 12-7、图 12-8），跟进微导管，撤出 conquest pro 导丝，换用 PILOT 50 导丝顺利到达前降支远端，跟进微导管，撤出 PILOT 50 导丝，选择 Runthrough 导丝顺利到达前降支远端（图 12-9），撤出微导管，选择 1.25mm×15mm Eyujin 球囊置于前降支闭塞病变处，以 14 ～ 16atm 扩张，造影见闭塞病变开通，选择 Rinato 导丝进入对角支进行保护，选择 2.0mm×20mm B.Braun 球囊置于前降支近段狭窄病变处，以 12 ～ 20atm 扩张，造影见狭窄病变略解除，选择 2.5mm×20mm B.Bruan 球囊置于前降支近段狭窄病变处，以 12 ～ 14atm 扩张（图 12-10、图 12-11、图 12-12），选择 2.75mm×25mm Buma 支架置于前降支中段狭窄病变处，以 8atm 扩张，造影见支架扩张略不充分，选择 2.5mm×15mm Buma 支架置于前降支远段狭窄病变处，以 14atm 扩张，造影见支架扩张充分，选择 3.0mm×33mm EXCEL 支架置于前降支近段狭窄病变处，以 10atm 扩张，造影见支架扩张充分，选择 2.75mm×15mm Dura star 后扩张球囊置于前降支中段支架扩张不充分处，以 14 ～ 18atm 扩张，造影见支架扩张充分，狭窄病变完全解除（图 12-13）。

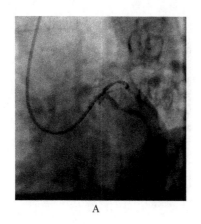
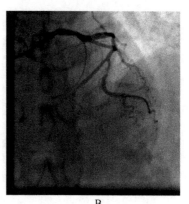

A   B

图 12-4　病例示意图

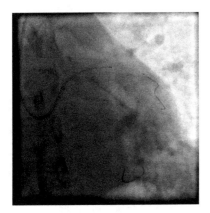

图 12-5 IVUS 寻找开口

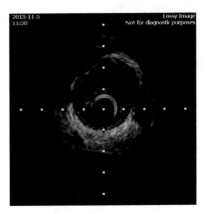

图 12-6 IVUS 确认开口

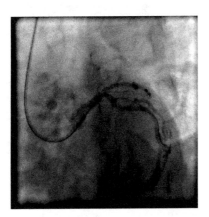

图 12-7 寻找到开口后调整导丝方向

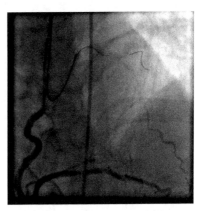

图 12-8 逆行造影示导丝位于真腔内

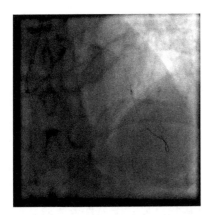

图 12-9 导丝顺利通过前降支至远端

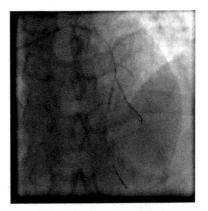

图 12-10 球囊扩张

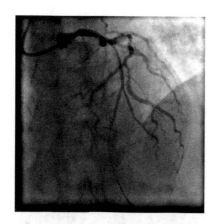

图 12-11 球囊扩张后

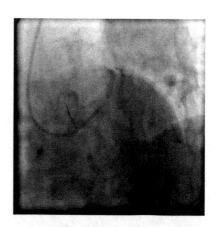

图 12-12 植入支架

【术后总结】从造影图像判断该病变属于钙化病变，纤维帽较硬，导丝不易通过，故选择 CrossIT 及 Conquest pro 导丝。这类导丝尖端的弯度要小而短，需要精确控制导丝尖端的运动，仅轻微地旋转导丝，比"钻"更加用力地向前推送导丝。CrossIT、Conquest 系列导丝属于尖端锥形的缠绕型导丝，可控性强，可通过穿刺操作"穿"入纤维帽，因此适用于断端无残端的较硬和伴有桥侧支的 CTO 病变。此类导丝触觉反馈差，易进入夹层，因此导丝一旦通过病变并确定在真腔后及时更换导丝，防止进入夹层。

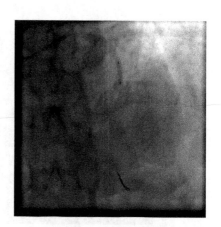

图 12-13 后扩球囊

吉林大学第二医院　刘　斌　武军铎

第三节　前降支开口 CTO 合并左主干病变 1 例

【病史】患者，男，77 岁，因阵发性心前区疼痛 3 年，加重 1 周入院。3 年前活动时出现心前区疼痛，呈轻微闷痛，范围约手掌大小，无明显扩散，伴胸闷、气短，持续约数分钟后含服"消心痛"可缓解。此后患者上述症状反复发作，且于活动后加重。1 周前患者于静息状态下再次出现上述症状，性质部位同前，程度较前加重，发作频率较前增加，伴胸闷、气短。心电图：正常心电图。心脏彩超：二尖瓣轻度反流，左心室舒张功能减退。胸部正侧位：慢性支气管炎、主动脉硬化。总胆固醇 7.29mmol/L，低密度脂蛋白胆固醇 3.69mmol/L，余化验未见明显异常。临床诊断：缺血性心脏病、急性冠状动脉综合征、心功能 Ⅱ 级、高脂血症。

【冠状动脉造影】LM 末段 80% ～ 90%，LAD 近段闭塞，远端 TIMI 血流 0 级。LCX 近段中段长，最狭窄处 80% ～ 90%，远端 TIMI 血流Ⅲ级。RCA 远段狭窄 60% ～ 70%，向 LAD 远段发出侧支循环，远端 TIMI 血流Ⅲ级（图 12-14）。

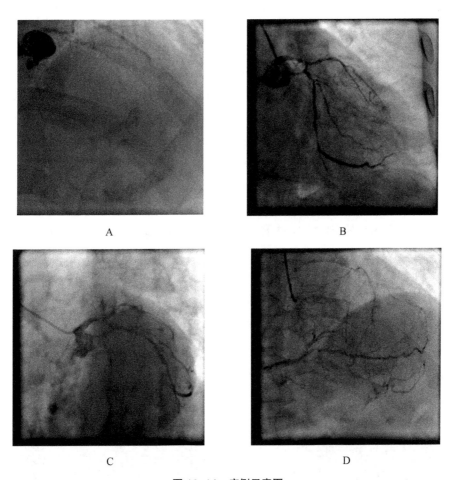

图 12-14　病例示意图

【治疗策略】该患者为老年男性，建议患者家属首先行冠状动脉旁路移植术（coronary artery bypass graft，CABG），但患者家属拒绝，决定行 PCI 治疗，开通 LAD，并对 LCX 行 PCI 治疗。

【PCI 过程】7F EBU3.75 导引导管到达左冠状动脉开口后，选择 Runthrough 导丝送入回旋支进行保护，在 Finecross 微导管辅助下，先后选择 Miracle 3、Miracle 6 难以通过 LAD

闭塞段，选择 Conquest Pro 通过前降支闭塞段，交换另一根 Runthrough 导丝通过闭塞段后到达前降支远段，选择 1.25mm×15mm 的 Sprinter 球囊对前降支近段及中段以 12atm 进行扩张，由于钙化严重该球囊破裂，选择 1.5mm×20mm 的 Ryujin 球囊对前降支近段及中段以 12atm 进行扩张，由于钙化严重该球囊破裂，选择 2.25mm×15mm 的 Empira 球囊对前降支近段及中段以 20atm 进行扩张，选用 BRAUN 2.5mm×15mm 球囊对回旋支严重病变以 10atm 进行预扩张，选择 2.5mm×15mm 的 Empira 球囊对前降支近段及中段以 24atm 进行扩张，在回旋支球囊锚定技术下，选择 2.25mm×30mm 的 Resolute 支架植入前降支中段严重病变处，以 14atm 扩张，造影见支架扩张充分，选择 2.5mm×20mm 的 BUMA 支架植入前降支近段严重病变处，造影证实支架定位准确，以 10atm 扩张，造影见支架扩张欠充分，选择 3.0mm×35mm 的 BUMA 支架置于回旋支近段及左主干严重病变，以 12atm 扩张，造影见支架扩张欠充分。交换导丝后将第三根 Runthrough 导丝再次进入前降支到达远端，选择另一个 1.5mm×15mm 的 Ryujin 球囊对前降支近段内以 18atm 进行扩张，选择 2.25mm×15mm 的 Empira 球囊对前降支近段以 12atm 进行扩张，造影见扩张不满意，选择另一根 2.5mm×15mm 的 BRAUN 球囊对前降支近段以 14atm 进行扩张，选择 2.25mm×15mm 的 Empira 球囊对回旋支近段以 12atm 进行扩张，造影见扩张满意，选择 2.5mm×15mm 的 BRAUN 球囊对回旋支近段以 14atm 进行扩张，最后将 3.0mm×15mm 的 BRAUN 球囊定位于回旋支口部及近段，经 2.5mm×15mm 的 BRAUN 球囊定位于前降支口部及近段，同时以 14atm 进行对吻扩张，造影见支架扩张满意，远端血流 TIMI Ⅲ级。送入光学相干断层显像导管，扫描后发现各支架贴壁良好，但是左主干覆盖不完全，选择 3.5mm×10mm 的 BUMA 支架植入左主干严重病变处，造影证实支架定位准确，以 14atm 扩张，造影见支架扩张充分，远端血流 TIMI Ⅲ级（最终造影结果见图 12-15）。

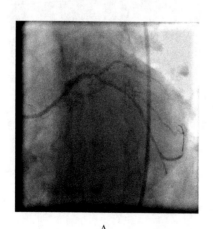
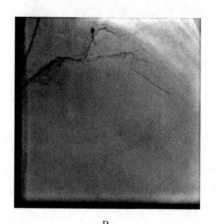

A   B

图 12-15　病例示意图

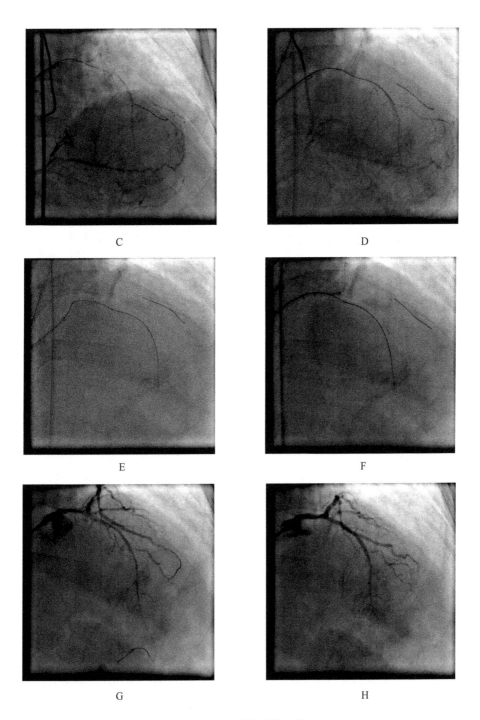

图 12-15 病例示意图（续）

【术后总结】该病变为 LAD 开口闭塞病变，且合并 LM 严重狭窄。选择 Miracle 系列导丝无法通过 LAD 闭塞段，Miracle 系列导丝属于非亲水缠绕型 CTO 专用导丝，其尖端硬度包括 3g、4.5g、6g 和 12g 四种型号，可以根据病变特点选择不同尖端硬度的导丝，这种导丝的优点是可控性非常好，"钻"病变的能力非常强，易掌握、安全性高，因此目前许多术者将这类导丝作为 CTO 病变的首选导丝。这类导丝操作时应注意：

1. 导丝尖端的弯曲应较短（大约 2mm），角度在 45°～60°；有时导丝近端有第二个弯曲，15°～30°。

2. 操作导丝时应前向及反向旋转导丝，同时轻轻向前推送导丝。

3. 应时刻注意控制导丝操作的幅度，并从中等硬度的导丝开始使用。

对于该病变的球囊选择总结：血管直径无法估测时，应选择直径为 1.25～1.5mm 的球囊扩张，对于重度钙化病变应选用高压非顺应性球囊（如 Empira 球囊）。对于导丝通过较困难且病变较硬，宜选用外形较小、尖端短而硬的单标记球囊，如 Ryujin 球囊。对于闭塞病变迂曲或闭塞段血管近段迂曲的宜选用尖端软而外形较小、推送力强、跟踪性及灵活性均较好的球囊如 Sprinter 球囊。该病变上述三种球囊均有使用，但由于钙化严重导致 Sprinter 球囊及 Ryujin 球囊在预扩张时均破裂。

吉林大学第二医院　刘　斌　武军铎